浙江省普通高校"十三五"新形态教材项目

药事合规管理

（供药学类、中医药类、药品与医疗器械类、公共卫生与管理类等专业用）

万仁甫　编著

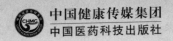

中国健康传媒集团

中国医药科技出版社

内容提要

本教材为"浙江省普通高校'十三五'新形态教材项目"之一，全书内容包括导学及药事组织及人员资质管理、药品监督管理、药品辨识、药品信息管理、药品注册管理、药品生产合规管理、药品经营合规管理、医疗机构药事管理、疫苗管理、中药管理、特殊管理药品的管理、药品知识产权保护13个项目，侧重于药事管理法律法规、部门规章及规范性文件的遵守与应用，强调了违法违规的法律风险，具有合规性、实务性、政策性、时效性等特点。

本教材是普通高等学校药学类、中医药类、药品与医疗器械类、公共卫生与卫生管理类等相关专业高职高专学生《药事管理与法规》《药事法规》或《药事管理》等课程的通用教材，也可作为医药企业员工培训教材。

图书在版编目（CIP）数据

药事合规管理/万仁甫编著. — 中国医药科技出版社，2021.7

浙江省普通高校"十三五"新形态教材项目

ISBN 978-7-5214-2509-3

Ⅰ.①药…　Ⅱ.①万…　Ⅲ.①药政管理－高等学校－教材　Ⅳ.①R951

中国版本图书馆CIP数据核字（2021）第106588号

美术编辑　陈君杞
版式设计　友全图文

出版　**中国健康传媒集团** | 中国医药科技出版社
地址　北京市海淀区文慧园北路甲22号
邮编　100082
电话　发行：010-62227427　邮购：010-62236938
网址　www.cmstp.com
规格　889×1194mm $\frac{1}{16}$
印张　18 $\frac{3}{4}$
字数　549千字
版次　2021年7月第1版
印次　2024年1月第3次印刷
印刷　大厂回族自治县彩虹印刷有限公司
经销　全国各地新华书店
书号　ISBN 978-7-5214-2509-3
定价　**58.00元**

获取新书信息、投稿、为图书纠错，请扫码联系我们。

本教材是"浙江省普通高校'十三五'新形态教材项目"之一,是国家精品资源共享课程《药事法规》的建设成果。为了便于高职高专院校贯彻"项目导向、任务驱动"的项目化教学,本教材设置了包括导学及药事组织及人员资质管理、药品监督管理、药品辨识、药品信息管理、药品注册管理、药品生产合规管理、药品经营合规管理、医疗机构药事管理、疫苗管理、中药管理、特殊管理药品的管理、药品知识产权保护十三个项目内容。全书在结构安排上,以项目、任务划分教学单元,编排体系便于课堂理论教学和岗位工作任务实训的实施,并有助于高职高专院校在相关课程项目化教学的开展。为减少教材的文字量,充分利用互联网技术,在每一个项目中设置了配套的教学用PPT和练习用的目标检测二维码,方便教学者使用。每个学习任务以"导学情景"引导正文内容,以"基础知识"简介基本理念及概念,以法定要求或合规要求呈现法律法规条文,在"法律风险"展示药事活动中违法违规的法律后果,以"知识拓展"引导学有余力的学生深入学习药事管理与法规的理论,以"目标检测""技能训练"巩固与强化学习效果。

本教材主要内容侧重于药事管理法律法规、部门规章及规范性文件的遵守与应用,具有合规性、实务性、政策性、时效性等特点。因此,本教材的内容选取、结构设置、编写体例均尽量符合高职高专学校项目化教学的要求;在教材编写过程中,力求各个项目内容与具体的典型工作任务体现"课程内容与职业标准对接、教学过程与生产过程对接、职业教育与终身教育对接、专业与产业对接"的要求。具体内容着眼于学生专业群和就业岗位群的实际需要,实用有用够用、准确明晰,摒弃传统的理论阐释,及时反映我国现行药品法律法规在药品研发生产经营使用监管等药事活动中符合性地运用,强调违法违规的法律风险,促进学法、知法、敬畏法律的守法合规意识的养成。

本教材涉及的药事法规进行了及时的更新,收入或部分选用了2020年《中华人民共和国刑法修正案(十一)》、2019年修订的《中华人民共和国药品管理法》、2019年颁布的《中华人民共和国疫苗管理法》、2020年修订的《药品注册管理办法》《药品生产管理办法》《药物临床试验质量管理规范》《生物制品批签发管理办法》《中药注册分类及申报资料要求》《生物制品注册分类及申报资料要求》、2019年修订的《执业药师职业资格制度规定》和《执业药师职业资格考试实施办法》等药事法规的最新内容。

本书编写过程中参考了药事管理学等相关课程及其教材建设的众多成果,在此一并表示感谢!因编写时间较紧、水平有限,教材中的疏漏之处,敬请同行和读者批评指正(联系邮箱renfuw@163.com)。

编　者
2021年7月

本书习题集

导　学

PPT

📖 **学习目标**

知识目标

1. **掌握**　药事管理、药事法规、法务管理、合规管理、法律风险的基本含义。

2. **熟悉**　管理的含义、基本职能、药事、全面质量管理的含义，药事法规的效力等级与适用规则。

3. **了解**　6S管理法，以及行政管理、经营管理、生产管理、质量管理、法务管理、合规管理之间的关系。

技能目标

4. 学会运用PDCA、6S法进行简单的管理。

5. 初步养成敬畏法律、守法合规、全面质量管理、风险管控意识。

📋 **导学情景**

情景描述：

某年12月中旬，某医药高等专科学校毕业生专场招聘会胜利召开。体育馆内省内外397家企业正在招贤纳士，一同学正在思考某制药企业招聘面试官的提问："如何处理企业利润最大化追求与药事管理合规性要求之间的矛盾？"

任务一　药事管理

"自由、平等、公正、法治"是社会主义核心价值观在社会层面的凝练。法治是治国理政的基本方式，"国无法不治，民无法不立"，它通过法制建设来维护和保障公民的根本利益，是实现自由平等、公平正义的制度保证。依法执政是依法治国的关键，"法无授权不可为、法定职责必须为"，政府及其工作部门应当依据权力清单，向社会全面公开政府职能、法律依据、实施主体、职责权限、管理流程、监督方式等事项。市场主体守法合规从业，"法无禁止皆可为"，实现"科学立法、严格执法、公正司法、全民守法"的法治目标。

一、管理

管理，通常指为保证一个单位全部业务活动而实施的一系列计划、组织、协调、控制和决策的活动。具体而言，管理是指通过计划、组织、领导、控制及创新等手段，结合人力、物力、财力、信息等资源，以期高效地达到组织目标的过程。从依法合规的角度来看，管理则是指在法律授权的范围内，以符合法律或准则的决策，协调、控制一定范围内的行为活动，实现它所要达到的目标。

管理职能通常分为计划、组织、领导和控制四项基本职能。计划就是确定组织未来发展目标以及实现目标的方式。组织则是服从计划，并反映着组织计划完成目标的方式。领导是运用影响力激励员工以便促进组织目标的实现。同时，领导也意味着创造共同的文化和价值观念，在整个组织范围内与员工沟通组织目标和鼓舞员工树立起谋求卓越表现的愿望。控制是对员工的活动进行监督，判定组织是否正朝着既定的目标健康地向前发展，并在必要的时候及时采取矫正措施。后来有学者认为人员配备、协调、激励、创新等也是管理的职能。

任何一种管理活动都必须由管理主体、管理客体、组织目的、组织环境或条件四个基本要素构成。管理主体即管理者，通过别人来完成工作，做决策、分配资源、指导别人的行为来达到工作的目标。管理人员指在一个组织中负责对人力、金融、物质和信息情报等资源进行计划、组织、领导和控制的人员。管理人员可分为高层、中层、基层三个不同的层次。管理人员根据不同的领域可分为生产、市场营销、财务、人事、行政等类型管理人员。管理人员需要扮演人际关系、信息情报、决策三方面的角色，为此，必须具备概念性技能、技术性能力、人际关系技能三种主要管理技能。不同层次的管理者对这三种管理技能有不同的要求。

行政管理（administration，management）是运用国家权力对社会事务的一种管理活动。也可以泛指一切企业、事业单位的行政事务管理工作。行政管理根据组织类型的不同，可分为公共行政与私部门行政。公共行政是以政府为核心的公共部门行政。私部门行政则以企业为主的行政管理。

经营管理（operating and management）是对企业整个生产经营活动进行决策、计划、组织、控制、协调，并对企业成员进行激励，以实现其任务和目标的一系列工作的总称。

生产管理（production management）对企业生产系统的设置和运行的各项管理工作的总称，又称生产控制。其内容包括：①生产组织工作。即选择厂址，布置工厂，组织生产线，实行劳动定额和劳动组织，设置生产管理系统等。②生产计划工作。即编制生产计划、生产技术准备计划和生产作业计划等。③生产控制工作。即控制生产进度、生产库存、生产质量和生产成本等。生产管理的目的就在于，做到投入少、产出多，取得最佳经济效益。生产管理的目标在于高效、低耗、灵活、准时地生产合格产品，为客户提供满意服务。

质量管理（quality management）是指在质量方面指挥和控制组织的协调活动。它是管理的一部分，通常包括制定质量方针，确定质量目标，进行质量策划、质量控制、质量保证和质量改进等活动。比如说，为了保证产品质量，需要对原材料、劳动工具、生产者的劳动技艺等提出相应的要求。近现代质量管理的发展大体经历了质量检验、统计质量管理、全面质量管理三个阶段。

二、全面质量管理

全面质量管理（total quality management，TQM ），是指在企业中所有部门、所有组织、所有人员都以产品质量为核心，把专业技术、管理技术、数理统计技术集合在一起，建立起一套科学严密高效的质量保证体系，控制生产过程中影响质量的因素，以优质的工作最经济的办法提供满足用户需要的产品的全部活动。这里所讲的质量，不仅指产品质量，还包括工作质量、管理体系运行的质量。药事管理中的质量管理规范，如药物非临床研究质量管理规范（good laboratory practice，GLP）、药物临床实验质量管理规范（good clinical practice，GCP）、药品生产质量管理规范（good manufacturing practice，GMP）、药品经营质量管理规范（good supplying practice，GMP）是全面质量管理理念在药事活动中研发、生产、经营环节上的应用与体现。

进行全面质量管理必须要做到"三全"，即：①内容与方法的全面性。不仅要着眼于产品的质量，而且要注重形成产品的工作质量，注重采用多种方法和技术进行质量管理，包括科学的组织管理工作、各种专业技术、数理统计方法、成本分析、售后服务等。②质量控制的全过程性。即对市场调查、研究开发、设计、生产准备、采购、生产制造、包装、检验、贮存、运输、销售、为用户服务等所有过程都进行质量管理。③参与对象的全员性。即企业全体人员包括领导人员、工程技术人员、管理人员和工人等都须参加质量管理，并对产品质量各负其责。这也是TQM的三个主要特点。

全面质量管理是指一个组织以质量为中心，以全员参与为基础，目的在于通过顾客满意和本组织所有成员及社会受益而达到长期成功的管理途径。全面质量管理在制度上表现为质量管理规范（如ISO质量标准体系、GMP、GSP），在监督方面表现为质量管理规范符合性检查（如药品飞行检查），在实施程序上表现为PDCA循环，在作业现场管理上表现为6S管理。

PDCA（plan do check action的简称）管理循环是全面质量管理最基本的工作程序，即计划、执行、检查与处理，亦称戴明（W. E. Deming）循环。PDCA循环工作程序的四个阶段，顺序进行，组成一个大圈。每个部门、小组都有自己的PDCA循环，并都成为企业大循环中的小循环。阶梯式上升，循环前进。P阶段（plan）的主要内容是通过市场调查、用户访问、国家计划指示等，摸清用户对产品质量的要求，确定质量政策、质量目标和质量计划等。D阶段（do），是实施P阶段所规定的内容，如根据质量标准进行产品设计、试制、试验、其中包括计划执行前的人员培训。C阶段（check），主要是在计划执行过程中或执行之后，检查执行情况，是否符合计划的预期结果。A阶段（action），主要是根据检查结果，采取相应的措施。这四个阶段还可分为八个步骤（图1）。

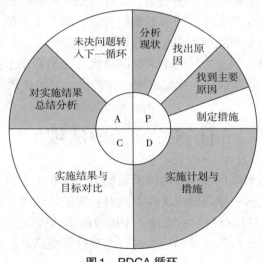

图1　PDCA 循环

6S管理法是全面质量管理的基础，源于日本，通过规范现场、现物，营造一目了然的工作环境，培养员工良好的工作习惯，其最终目的是提升人的品质。其主要作用是："现场管理规范化、日常工作部署化、物资摆放标识化、厂区管理整洁化、人员素养整齐化、安全管理常态化"。6S包括：①整理（SEIRI），将工作场所的任何物品区分为有必要和没有必要的，除了有必要的留下来，其他的都消除掉。目的：腾出空间，空间活用，防止误用，塑造清爽的工作场所。②整顿（SEITON），把留下来的必要用的物品依规定位置摆放，并放置整齐加以标示。目的：工作场所一目了然，消除寻找物品的时间，整整齐齐的工作环境，消除过多的积压物品。③清扫（SEISO），将工作场所内看得见与看不见的地方清扫干净，保持工作场所干净、亮丽的环境。目的：稳定品质，减少工业伤害。④清洁（SEIKETSU），维持上面3S成果。⑤素养（SHITSUKE），每位成员养成良好的习惯，并遵守规则做事，培养积极主动的精神（也称习惯性）。目的：培养有好习惯，遵守规则的员工，营造团队精神。⑥安全（SECURITY），重视全员安全教育，每时每刻都有安全第一观念，防范于未然。目的：建立起安全生产的环境，所有的工作应建立在安全的前提下。

> **点滴积累**
>
> 1.6S管理法主要作用是："现场管理规范化、日常工作部署化、物资摆放标识化、厂区管理整洁化、人员素养整齐化、安全管理常态化"。
> 2.6S包括：①整理；②整顿；③清扫；④清洁；⑤素养；⑥安全。

三、药事管理

药事是指与药品的研制、生产、流通、使用、价格、广告、信息、监督等活动有关的事项。药事管理（pharmacy administration）系指药事行政，即药事的治理、管理和事务的执行。药事管理包括药事公共行政和药事私部门行政。药事公共行政在我国称为药品监督管理（drug supervision）或药政管理（drug administration），是国家政府的行政机关，运用管理学、经济学、法学等学科的理论与方法，依据国家的政策、法律，运用法定权力，为实现国家制定的医药卫生工作的社会目标，对药事进行有效治理的管理活动。具体涉及到药事管理体制的建立、药事法律法规规章制度的制定与完善、药品标准的制定、药品注册、药品生产经营的许可、药品认证、药品稽查、对违法违规行为的处罚等等。药事私部门行政，即药事单位的管理，如药品生产企业的生产经营管理、药品经营企业的经营管理、医疗机构的药房管理。需要强调的是，尽管药品生产经营企业是经济组织，以经济效益为导向追求利润最大化，但是由于药品的特殊性，这些药事组织必须把药品和药品生产经营全过程的质量管理放在首位，把社会效益放在第一位。

任务二 药事法规

法律体系是指由国家制定或认可，并由国家强制力保证实施，具有普遍效力和严格程序的行为规范体系。在我国，正式的法律渊源或法律形式有：宪法性法律、法律、行政法规、地方性法规、规章、民族自治法规、特别行政区的法律、中国政府承认或加入的国际条约。

药事管理法律体系是调整与药事活动相关的行为和社会关系的法律规范的总和，包括与药事管理有关的法律、行政法规、规章、规范性文件等。

广义的药事法规通常指的就是药事管理法律体系中所有的法律、法规、规章及规范性文件的总称。狭义的理解，药事法规，仅指药事行政法规，是指国务院制定颁布的调整药事活动的行为规范。

一、药事法律

药事法律是指由全国人大及其常务委员会制定的单独的药事管理法律。目前有《药品管理法》《疫苗管理法》。《刑法》《中医药法》《产品质量法》《广告法》《商标法》等法律中均有若干条款与药事管理有关。

《中华人民共和国药品管理法》于1984年9月20日由中华人民共和国第六届全国人民代表大会常务委员会第七次会议通过，自1985年7月1日起施行。这是我国第一部全面、综合性的药事法律,《药品管理法》的制定、颁布具有划时代的意义,标志我国药品监督管理工作进入法制化阶段,使药品监督管理工作有法可依,依法办事。它的颁布施行有利于发挥人民群众对药品质量监督的作用,使药品经济活动在法律的保护和制约下健康地发展。2019年8月26日第十三届全国人民代表大会常务委员会第十二次会议审议通过《药品管理法》修订案,自2019年12月1日开始实施。

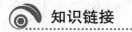 **知识链接**

法律条款的结构组成

一部法律由章、节、条、款、项、目组成。

法律规范的"条",又称"法条",是组成法律规范的基本单位。一部法律,都是由若干法条组成的。法律规范的"条",是法律规范对某一个具体法律问题的完整规定。

"款"是"条"的组成部分。在一般情况下,每一款都是一个独立的内容或是对其前一款内容的补充表述。"款"的表现形式为条中的自然段,每个自然段为一款。"款"前不冠以数字以排列其顺序。款前均无数字。

"项"是以列举的形式对前段文字的说明。含有项的法条,其前段文字中一般都有"下列"二字或相应的文字表述。"项"前冠以数字以对列举的内容进行排列。

"目"隶属于项,是法律规范中最小的单位。"目"的特性与作用与"项"相似,不同的是项对条或款的列举式说明,而"目"是对项的列举式说明。"目"的前面冠以阿拉伯数字,并在阿拉伯数字后加点。

《最高人民法院关于引用法律、法令等所列条、款、项目顺序的通知》中规定:引用法律、法令等的条文时,应按条、款、项、目顺序来写,即"条"下为"款","款"下为"项","项"下为"目"。

表0–1 《药品管理法》第九十八条的结构组成

法律条款结构			具体的法律条款
第九十八条	第一款		禁止生产(包括配制,下同)、销售、使用假药、劣药
	第二款		有下列情形之一的,为假药
		第一项	(一)药品所含成分与国家药品标准规定的成分不符
		第二项	(二)以非药品冒充药品或者以他种药品冒充此种药品
		第三项	(三)变质的
		第四项	(四)药品所标明的适应证或者功能主治超出规定范围
	第三款		有下列情形之一的,为劣药
		第一项	(一)药品成分的含量不符合国家药品标准
		第二项	(二)被污染的药品
		第三项	(三)未标明或者更改有效期的药品
		第四项	(四)未注明或者更改产品批号的药品
		第五项	(五)超过有效期的药品
		第六项	(六)擅自添加防腐剂、辅料的药品
		第七项	(七)其他不符合药品标准的药品
	第四款		禁止未取得药品批准证明文件生产、进口药品;禁止使用未按照规定审评、审批的原料药、包装材料和容器生产药品

二、药事法规

狭义的药事法规是由国务院制定、发布的药事管理行政法规。如：《中华人民共和国药品管理法实施条例》《麻醉药品和精神药品管理条例》《易制毒化学品管理条例》《医疗用毒性药品管理办法》《放射性药品管理办法》《中药品种保护条例》《野生药材资源保护管理条例》《关于建立城镇职工基本医疗保险制度的决定》等。

三、药事规章

药事规章是由国务院部委依照法定职权和程序，制定、修订、发布的药事管理规章。如《药品注册管理办法（2020年修订）》《药品流通监督管理办法》《药品经营质量管理规范》《药品说明书和标签管理规定》《药品生产监督管理办法（2020年修订）》《药品生产质量管理规范（2010年修订）》《药品广告审查办法》《药品不良反应报告与监测管理办法》《药品类易制毒化学品管理办法》等。药事规章以局令或部令颁布，数量多、涉及广、内容细、修订快。

在实际的药事管理领域还存在大量的规范性文件。狭义的规范性文件是行政机关制定的、具有普遍约束力的除行政法规和规章外的文件总称，一般表现为通知、公告、决定等，通常由具有规章制定权的行政机关以文件形式发布实施的体系化的相关规定，与规章具有同等效力。药事管理规范性文件种类庞杂、数量巨大、内容广泛，起着重要的作用，在我国虽然不属于法的正式渊源，但具有普遍的约束力，是药事行政主体和相对人在药事活动中必须遵循的行为规则。如《药品经营质量管理规范实施细则》《处方药与非处方药流通管理暂行规定》《麻醉药品、第一类精神药品购用印鉴卡管理规定》《执业药师职业资格制度规定》等。

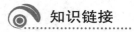 **知识链接**

我国现行主要的药事法律、法规与规章

一、法律

1. 《中华人民共和国药品管理法》（1984年9月20日颁布，2019年8月26日修订，2019年12月1日起施行）

2. 《中华人民共和国疫苗管理法》（2019年6月29日颁布，2019年12月1日起施行）

3. 《中华人民共和国中医药法》（2016年12月25日颁布，2017年7月1日起施行）

二、行政法规

1. 《中华人民共和国药品管理法实施条例》（2002年9月15日起施行）

2. 《麻醉药品和精神药品管理条例》（2005年11月1日起施行）

3. 《易制毒化学品管理条例》（2018年9月18日起施行）

4. 《中药品种保护条例》（1993年1月1日起施行）

5. 《放射性药品管理办法》（1989年1月13日起施行）

6. 《医疗用毒性药品管理办法》（1988年12月27日起施行）

7. 《野生药材资源保护管理条例》（1987年12月1日起施行）

三、行政规章

（一）药品监督管理

1. 《国家食品药品监督管理总局立法程序规定》（总局令第1号，2013.12.01）

2. 《食品药品行政处罚程序规定》（总局令第3号，2014.06.01）

3. 《药品医疗器械飞行检查办法》（总局令第14号，2015.09.01）

4. 《食品药品投诉举报管理办法》（总局令第21号，2016.03.01）

（二）药品研制

1. 《药品注册管理办法》（总局令第27号，2020.07.01）

2. 《药物非临床研究质量管理规范》（总局令第34号，2017.09.01）

3. 《药物临床试验质量管理规范》（2020年第57号公告，2020.07.01）

（三）药品生产

1. 《药品生产质量管理规范》（卫生部令第79号，2011.03.01）

2. 《药品生产监督管理办法》（总局令第28号，2020.07.01）

3. 《药品召回管理办法》（局令第29号，2007.12.10）

4. 《生物制品批签发管理办法》（总局令第33号，2020.12.11）

（四）药品经营

1. 《药品经营质量管理规范》（总局令第28号，2016.07.13）

2. 《药品流通监督管理办法》（局令第26号，2007.01.31）

3. 《处方药与非处方药分类管理办法（试行）》（局令第10号，1999.06.18）

4. 《药品进口管理办法》（局令第4号，2003.08.18与海关总署联合发布）

（五）药品使用

1. 《药品不良反应报告和监测管理办法》（卫生部令第81号，2011.07.01）

2. 《处方管理办法》（卫生部令第53号，2007.02.14）

3. 《医疗机构制剂配制质量管理规范（试行）》（局令第27号，2001.03.13）

4. 《医疗机构制剂注册管理办法（试行）》（局令第20号，2005.06.22）

5. 《医疗机构制剂配制监督管理办法（试行）》（局令第18号，2005.04.14）

6. 《医疗机构药品监督管理办法（试行）》（国食药监安〔2011〕442号，2011.10.11）

7. 《医疗机构药事管理》（卫医政发〔2011〕11号，2011.01.30）

（六）药品信息

1. 《直接接触药品的包装材料和容器管理办法》（局令第13号，2004.07.20）

2. 《药品说明书和标签管理规定》（局令第24号，2006.03.15）

3. 《药品、医疗器械、保健食品、特殊医学用途配方食品广告审查管理暂行办法》（局令第21号，2019.12.24）

4. 《药品广告审查发布标准》（国家工商总局局令第27号，2007.03.03与SFDA联合发布）

5. 《互联网药品信息服务管理办法》（局令第9号，2004.07.08）

（七）中药管理

1. 《中药材生产质量管理规范（试行）》（局令第32号，2002.04.17）

2. 《进口药材管理办法》（局令第9号，2020.01.01实施）

四、药事管理与法规的关系

(一)药事法律关系

法律关系是在法律规范调整社会关系中形成的人们之间的权利与义务关系。药事法律关系则是指国家机关、企事业单位、社会团体、公民个人在药品研发注册、生产经营、药学服务和药品监督管理等药事活动中,依据药事法律规范所形成的权利与义务关系。药事法律关系由主体、客体、内容和法律事实构成。

药事法律关系主体系指法律关系的参加者,在法律关系中一定权利的享有者和一定义务的承担者,如国家机关、药品生产企业、药品经营企业、医疗机构、公民个人。法律关系客体是指法律关系主体之间的权利和义务所指向的对象,如药品、人身、精神产品、行为结果。药事法律关系内容是指主体之间的法律权利和义务,是法律规范的行为模式在实际的社会生活中的具体落实,是法律规范在社会关系中实现的一种状态。如《药品管理法》规定,生产药品,必须经省级药品监督管理部门批准发给许可证,还规定了申请、审批程序及违反者应承担的法律责任。法律事实是指法律规范所规定的、能够引起法律关系产生、变更和消灭的客观情况或现象,可分为法律事件和法律行为两类。如制售假药行为产生行政法律关系或刑事法律关系,还可能产生民事法律关系。

(二)药事立法

药事立法是指由特定的国家机关,依据法定的权限和程序,制定、认可、修订、补充和废除药品管理法律规范的活动。药事立法须依据法定的程序,才能保证立法具有严肃性、权威性和稳定性。我国现行立法程序大致可划分为法律草案的提出、法律草案的审议、法律草案的通过、法律的公布四个阶段。

根据我国宪法及立法法的规定,立法权限见表0-2。

表0-2 我国法律形式及其立法机构表

法律形式	立法机构
法律	全国人大及其常委会
行政法规	国务院
地方性法规	省、直辖市人大及其常委会
部门规章	国务院各部委
地方政府规章	省、自治区、直辖市和较大的市人民政府

(三)药事法规的效力等级和适用规则

在药事活动中,不同的药事法律规范对同一事项如果存在不同的规定,会引起法律适用之间的冲突,根据我国宪法和立法法的规定,药事法律规范的效力等级和适用应当遵循以下规则。

1. 药事法规效力等级的一般规则 宪法具有最高的效力等级。法律的效力高于行政法规,行政法规的效力高于地方性法规和地方政府规章。地方性法规的效力高于本级和下级地方政府规章。上级地方政府规章的效力高于下级地方政府规章。

部门规章之间、部门规章与地方政府规章之间具有同等效力,在各自的权限范围内施行。部门规章与地方政府规章对同一事项规定不一致,由国务院提出裁决。

地方性法规与部门规章对同一事项规定不一致,不能确定如何适用时,由国务院提出意见,由国务院决定或由全国人大常委会裁决。

2．药事法规冲突的适用规则 上位法优于下位法（适用于不同机关制定的法律规范之间的冲突）。根据效力等级的一般规则，法律位阶高的规范优于法律位阶低的规范。如《药品管理法》优于部门规章《药品流通监督管理办法》。

特别法优于一般法（适用于同一机关制定的类似内容法律规范的冲突）。特别规定、特别条款或专门规定与一般规定、一般条款或普通规定不一致的，优先适用特别规定、特别条款或专门规定。如对于药品广告事项，《药品管理法》与《广告法》就同一问题规定不一致的，优先适用《药品管理法》。

新法优于旧法（适用于同一机关制定的法律规范的新旧冲突）。在药事法规中，当新的法律规范与旧的法律规范规定不一致，应当适用新的规定。如《药品管理法》（2019年修订）优于《药品管理法》（2001年修订）。但还应考虑"法不溯及既往"的原则，即法律规范原则上不适用于其生效前发生的事件和行为，但为了保护行为人的合法权益而作的特别规定除外。

任务三　药事合规管理

一、基础知识

（一）合规管理的含义

合规，是指企业及其员工的经营管理行为符合法律法规、监管规定、行业准则和企业章程、规章制度以及国际条约、规则等要求。合规风险，是指企业及其员工因不合规行为，引发法律责任、受到相关处罚、造成经济或声誉损失以及其他负面影响的可能性。合规管理，是指以有效防控合规风险为目的，以企业和员工经营管理行为为对象，开展包括制度制定、风险识别、合规审查、风险应对、责任追究、考核评价、合规培训等有组织、有计划的管理活动。合规风险与法律风险在广义上含义基本一样。简单地说，法律风险是指企业经营行为违法而招致的法律责任。为降低法律风险，药事组织须加强法律事务管理。法律事务管理是指将具体的法律法规规定与企业具体情况相结合，将法律规定依据企业实际情况详细分解并制定细致的管理制度，使得形成的管理制度在完全符合法律规定的前提下作到符合企业经营实际和切实有效并便于执行。

（二）建立健全合规管理体系的原则

1．全面覆盖 坚持将合规要求覆盖药事活动各业务领域、各部门、各级子企业和分支机构、全体员工，贯穿决策、执行、监督全流程。

2．强化责任 把加强合规管理作为企业主要负责人履行推进法治建设第一责任人职责的重要内容。建立全员合规责任制，明确管理人员和各岗位员工的合规责任并督促有效落实。

3．协同联动 推动合规管理与法律风险防范、监察、审计、内控、风险管理等工作相统筹、相衔接，确保合规管理体系有效运行。

4．客观独立 严格依照法律法规等规定对企业和员工行为进行客观评价和处理。合规管理牵头部门独立履行职责，不受其他部门和人员的干涉。

二、合规管理职责分工

（一）决策层的合规管理职责

（1）批准企业合规管理战略规划、基本制度和年度报告。

（2）推动完善合规管理体系。

（3）决定合规管理负责人的任免。

（4）决定合规管理牵头部门的设置和职能。

（5）研究决定合规管理有关重大事项。

（6）按照权限决定有关违规人员的处理事项。

（二）管理层的合规管理职责

（1）根据决策层决定，建立健全合规管理组织架构。

（2）批准合规管理具体制度规定。

（3）批准合规管理计划，采取措施确保合规制度得到有效执行。

（4）明确合规管理流程，确保合规要求融入业务领域。

（5）及时制止并纠正不合规的经营行为，按照权限对违规人员进行责任追究或提出处理建议。

也可以设立合规委员会，与药事组织法治建设领导小组或风险控制委员会等合署，承担合规管理的组织领导和统筹协调工作，定期召开会议，研究决定合规管理重大事项或提出意见建议，指导、监督和评价合规管理工作。

（三）合规管理负责人主要职责

药事组织相关负责人或总法律顾问可担任合规管理负责人，主要职责包括：

（1）组织制订合规管理战略规划。

（2）参与企业重大决策并提出合规意见。

（3）领导合规管理牵头部门开展工作。

（4）向决策层汇报合规管理重大事项。

（5）组织起草合规管理年度报告。

（四）法务部/合规部主要职责

法律事务机构或其他相关机构为合规管理牵头部门，组织、协调和监督合规管理工作，为其他部门提供合规支持，主要职责包括：

（1）研究起草合规管理计划、基本制度和具体制度规定。

（2）持续关注法律法规等规则变化，组织开展合规风险识别和预警，参与企业重大事项合规审查和风险应对。

（3）组织开展合规检查与考核，对制度和流程进行合规性评价，督促违规整改和持续改进。

（4）指导所属单位合规管理工作。

（5）受理职责范围内的违规举报，组织或参与对违规事件的调查，并提出处理建议。

（6）组织或协助业务部门、人事部门开展合规培训。

（五）业务部门合规管理的主要职责

业务部门负责本领域的日常合规管理工作，按照合规要求完善业务管理制度和流程，主动开展合规风险识别和隐患排查，发布合规预警，组织合规审查，及时向合规管理牵头部门通报风险事项，妥善应对合规风险事件，做好本领域合规培训和商业伙伴合规调查等工作，组织或配合进行违规问题调查并及时整改。

三、合规管理重点

（一）重点方面

药事组织应当根据外部环境变化，结合自身实际，在全面推进合规管理的基础上，突出重点领域、重点环节和重点人员，切实防范合规风险。应当加强对以下重点领域的合规管理：①药品质量：完善质量体系，加强过程控制，严把各环节质量关，提供优质产品和服务；②市场交易：完善交易管理制度，严格履行决策批准程序，建立健全自律诚信体系，突出反商业贿赂、反垄断、反不正当竞争，规范资产交易、招投标等活动；③安全环保：严格执行国家安全生产、环境保护法律法规，完善企业生产规范和安全环保制度，加强监督检查，及时发现并整改违规问题；④供应商及客户：对重要原辅包、设施设备供应商、委托生产商开展合规调查，通过签订合规协议、要求作出合规承诺等方式促进商业伙伴行为合规；⑤药品知识产权：及时申请注册知识产权成果，规范实施许可和转让，加强对商业秘密和商标的保护，依法规范使用他人知识产权，防止侵权行为；⑥劳动用工：严格遵守劳动法律法规，健全完善劳动合同管理制度，规范劳动合同签订、履行、变更和解除，切实维护劳动者合法权益；⑦财务税收：健全完善财务内部控制体系，严格执行财务事项操作和审批流程，严守财经纪律，强化依法纳税意识，严格遵守税收法律政策。

（二）重点环节

加强对以下重点环节的合规管理。

1. 制度制定环节　强化对规章制度、质量管理体系文件的合规审查，确保符合法律法规、监管规定等要求。

2. 药品经营决策环节　严格落实重大决策、重大合同决策制度，大额资金管控制度，细化各层级决策事项和权限，加强对决策事项的合规论证把关，保障决策依法合规。

3. 药品生产运营环节　严格执行合规制度，加强对重点流程的监督检查，确保生产经营过程中照章办事、按章操作。

（三）重点人员

加强对以下重点人员的合规管理：

1. 管理人员　促进管理人员切实提高合规意识，带头依法依规开展经营管理活动，认真履行承担的合规管理职责，强化考核与监督问责；

2. 重要风险岗位人员　根据合规风险评估情况明确界定重要风险岗位，有针对性加大培训力度，使重要风险岗位人员熟悉并严格遵守业务涉及的各项规定，加强监督检查和违规行为追责；

3. 关键岗位人员　将合规培训作为关键岗位人员任职、上岗的必备条件，确保遵守法律法规等相关规定。如有国外药品生产经营活动或分支机构的，海外人员或涉外人员也是重点人员。

应当深入研究投资所在国法律法规及相关国际规则，全面掌握禁止性规定，明确海外投资药品经营行为的红线、底线；健全海外合规经营的制度、体系、流程，重视开展项目的合规论证和尽职调查，依法加强对境外机构的管控，规范经营管理行为。定期排查梳理海外药品生产经营业务的风险状况，重点关注重大决策、重大合同、大额资金管控和境外子企业公司治理等方面存在的合规风险，妥善处理、及时报告，防止扩大蔓延。

四、合规管理运行

（1）建立健全合规管理制度。制定全员普遍遵守的合规行为规范，针对重点领域制定专项合规管理制度，并根据法律法规变化和监管动态，及时将外部有关合规要求转化为内部规章制度。

（2）建立合规风险识别预警机制。全面系统梳理经营管理活动中存在的合规风险，对风险发生的可能性、影响程度、潜在后果等进行系统分析，对于典型性、普遍性和可能产生较严重后果的风险及时发布预警。

（3）加强合规风险应对。针对发现的风险制定预案，采取有效措施，及时应对处置。对于重大合规风险事件，合规委员会统筹领导，合规管理负责人牵头，相关部门协同配合，最大限度化解风险、降低损失。

（4）建立健全合规审查机制。将合规审查作为规章制度制定、重大事项决策、重要合同签订、重大项目运营等经营管理行为的必经程序，及时对不合规的内容提出修改建议，未经合规审查不得实施。

（5）强化违规问责，完善违规行为处罚机制。明晰违规责任范围，细化惩处标准。畅通举报渠道，针对反映的问题和线索，及时开展调查，严肃追究违规人员责任。

（6）开展合规管理评估，定期对合规管理体系的有效性进行分析，对重大或反复出现的合规风险和违规问题，深入查找根源，完善相关制度，堵塞管理漏洞，强化过程管控，持续改进提升。

（7）加强合规考核评价，把合规经营管理情况纳入对各部门和所属企业负责人的年度综合考核，细化评价指标。对所属单位和员工合规职责履行情况进行评价，并将结果作为员工考核、干部任用、评先选优、薪资待遇等工作的重要依据。

（8）强化合规管理信息化建设，通过信息化手段优化管理流程，记录和保存相关信息。运用大数据等工具，加强对经营管理行为依法合规情况的实时在线监控和风险分析，实现信息集成与共享。

（9）建立专业化、高素质的合规管理队伍，根据业务规模、合规风险水平等因素配备合规管理人员，持续加强业务培训，提升队伍能力水平。高风险品种、特殊管理的药品生产储运经营应当明确合规管理机构或配备专职人员，切实防范合规风险。

（10）重视合规培训，结合法治宣传教育，建立制度化、常态化培训机制，确保员工理解、遵循企业合规目标和要求。积极培育合规文化，通过制定发放合规手册、签订合规承诺书等方式，强化全员安全、质量、诚信和廉洁等意识，树立依法合规、守法诚信的价值观，筑牢合规经营的思想基础。建立合规报告制度，发生较大合规风险事件，合规管理牵头部门和相关部门应当及时向合规管理负责人、分管领导报告。合规管理牵头部门于每年年底全面总结合规管理工作情况，形成年度报告。

五、合规管理的价值

从管理学的角度来看，法律法规实际上是一种管理制度，法律法规的内容即是要求对于特定的事项采取特定的方式去办理或者禁止办理特定的事项，否则即被受到特定的处罚。

药事法规是国家通过立法产生的关于药品管理工作的法律、行政法规、部门规章等法规文件的总称。在法律条文中规定了办理特定事项的法定资质条件、法定要求以及程序步骤，从而有条不紊地规范人们的行为。在药事活动中，无论是药品监督管理部门还是药品研发、生产、经营企业与使用单位，所有涉及药品研制、生产、经营、使用、监督管理的单位或个人都必须严格遵守和认真执行药事法规中的规定和要求。

药事管理必须符合法律法规的要求。一方面要求药品监督管理行政部门必须依法监管药品，即依照法定授权在职责范围内执法，做到"法无授权不可为，法定职责必须为"；另一方面要求药品生产经营企业守法合规，即依法管理自身的生产经营活动，即以特定法律内容来作为最基本和最简单的管理制度来管理药品研发、生产、经营行为。药事组织要实现有效管理并达到好的治理效果，行稳致远，则必须实行法务管理，开展药事合规管理。

药事合规管理就是药事组织以有效防控合规风险为目的，以企业和员工经营管理行为为对象，开展包括制度制定、风险识别、合规审查、风险应对、责任追究、考核评价、合规培训等有组织、有计划的管理活动。比如，制药企业按药品生产质量规范（GMP）生产药品，药品质量必须符合国家药品标准等。

表面上看，医药企业依法合规开展药事活动，履行法定义务，追求社会效益优先，承担社会责任必然会导致成本的增加，这与企业追求利润最大化相矛盾。然而，研究表明，企业的社会责任与经济绩效之间存在着正相关的关系。企业虽然为守法合规付出了一定的成本，在短期内也许收益不明显，但它为企业降低了法律风险，提升了质量保证水平，带来的信誉、品牌和企业形象等无形资产对于企业长期经济利益起到的巨大促进作用是不可忽视的。相反，如果企业违反法律或道德的行为一旦公之于众，企业将名誉扫地，企业原有的客户、投资者、供应商等资源随之丢失，甚至被吊销许可证关门倒闭，造成严重的法律风险，如长春长生生物科技有限公司因冻干人用狂犬病疫苗生产存在记录造假等违法行为导致的法律责任追究。

课堂互动

2006年，"齐二药"事件导致了13人死亡的严重后果，其发生的原因主要是：某经销商将工业原料二甘醇假冒丙二醇以每吨6000多元价格销售给了齐齐哈尔第二制药有限公司，而该厂又在未经检验的情况下将这种二甘醇错当成丙二醇使用在了亮菌甲素注射液中。而当时进口丙二醇的单价为每吨1.7万元。

如何处理企业利润最大化追求与药事管理合规性要求之间的矛盾？

总之，药事法规是药事管理的最为基本的制度要求，药事管理最低的目标必须达到药事法规的基本要求。基于此，每一个现代的药学人员应当养成"学法、知法、守法、用法"的法治意识，依法从业、依法合规地从事药品研究开发、生产、经营、流通、使用等药事活动。

【技能训练】

一、实训目的

查询药事法规。

二、实训要求

查询检索我国药事法规，选取其中最新10个，了解其基本情况，如法规名称、立法机关、颁布时间、施行时间、条款数量，附件等。

三、实训内容

以3~5人为小组，登录国家药品监督管理局网站（http://www.nmpa.gov.cn），查询、检索我国药事法规，有代表性地选取10个（即法律、法规、规章、地方性法规、地方政府规章），列出其名称、立法机关、颁布时间、实施时间、条款数量，比较其效力等级。

四、实训评价

各小组将实训成果制成表格，老师予以批阅，记录为平时成绩。

项目一　药事组织及人员资质管理

PPT

📖 **学习目标**

学习目标

1. **掌握**　药事组织法定机构及关键岗位合规要求；药学职称、执业药师考试科目及报考条件、药学职业道德。
2. **熟悉**　药学职称等级、药师功能、执业药师业务规范。
3. **了解**　我国药事组织概况及其法定机构的设置与职责。

技能目标

4. 学会药学职业生涯规划。
5. 初步养成厚德守法合规的药学职业素养。

📋 **导学情景**

情景描述：

医药人宣誓仪式上，全体师生在典礼上举起右手，庄严宣誓：

"我立志献身崇高的医药事业，心怀祖国重托，情系人民健康，以仁爱之心，秉济世之志，恪守药德，精研药术！我一定明大德，守公德，严私德，厚药德。做到敬畏生命，敬业奉献，诚实守信，厚朴守正，严守药规，精益求精，为祖国医药事业发展和人类健康奋斗终生！以上誓言，源于心，践于行。"现在请各位同学默读一遍。

任务一　药事组织

一、药事组织类型

药事组织种类主要包括：药学教育、科研组织，药品生产、经营组织，医疗机构药事组织，药品管理行政组织，药学社团组织等。

1. **药学教育、科研组织**　药学教育组织的主要功能是为维持和发展药学事业培养药师、药学家、药学工程师、药学企业家和药事管理干部。包括高等药学教育、中等药学教育和药学继续教育机构。

药学科研组织的主要功能是研究开发新药、改进现有药品以及围绕药品和药学的发展进行基础研究，提高创新能力，发展药学事业。包括独立的药物研究机构和企业或高等院校附设的药物研究院所（室）。

2. **药品生产、经营组织**　药品生产企业是指生产药品的专营企业或者兼营企业。药品生产企业是依法成立的、从事药品生产活动、给社会提供药品、具有法人资格的经济组织。根据所生

· 15 ·

产药品的种类不同可分为：以生产化学原料药及制剂为主的化学药品生产企业、以中成药为主的中药生产企业、中药饮片生产企业以及近些年发展起来的以基因工程产品为主的生物制药生产企业。根据我国药品管理法的法定要求，药品生产企业必须依法取得药品生产许可证。

药品经营企业是指经营药品的专营企业或者兼营企业。根据药品销售对象不同，药品经营企业分为药品批发企业和药品零售企业。药品零售连锁企业是指经营同类药品，使用统一商号的若干个门店，在同一总部的管理下，采取统一采购配送、统一质量标准、采购与销售分离，实现规模化管理经营的组织形式。药品零售连锁企业由总部、配送中心和若干个门店组成。另外，有些药品经营企业同时还是基本医疗保险定点药店。根据我国药品管理法的法定要求，药品经营企业必须依法取得药品经营许可证。

知识链接

药品经营企业根据法定的经营方式分类

药品批发企业是指将购进的药品销售给药品生产企业、药品经营企业、医疗机构的药品经营企业。

药品零售企业是指将购进的药品直接销售给消费者的药品经营企业。

3. **医疗机构药事组织** 医疗机构药事组织的主要功能是通过采购药品、调配处方、配制制剂、提供用药咨询等活动，以保证患者安全、有效、合理用药。这类组织的基本特征是直接给患者供应药品和提供药学服务，其侧重于用药的质量和合理性而不是为营利进行自主经营。该类组织为取得医疗机构执业许可证的医疗机构内设组织，无须另外单独取得法定的行政许可证件。

4. **药品管理行政组织** 药品管理行政组织是指政府机构中管理药品和药学企事业组织的国家行政机构。它代表国家对药品和药学事业组织进行监督管理，制定宏观政策，对药事组织发挥引导作用，以保证国家意志的执行。具体涉及药品管理的行政组织主要有药品监督管理部门、卫生行政部门、中医药管理部门、发展与改革宏观调控部门、人力资源和社会资源保障部门等相关部门。

5. **药学社团组织** 在药学工作中，药学社团组织发挥了统一行为规范、监督管理、对外联系、协调等作用。20世纪以来，政府加强了对药品和药学事业的法律控制以后，药学社团组织成为药学企事业组织、药学人员和政府机构联系的纽带，发挥着协助政府管理药事的服务作用，因此它的功能是行业、职业的管理。我国的药学社会团体主要包括中国药学会和与药学有关的各种协会（如：中国执业药师协会、中国医药教育协会等）。

（1）中国药学会 中国药学会（Chinese Pharmaceutical Association，CPA）成立于1907年，是中国最早成立的学术团体之一，是由全国药学科学技术工作者自愿组成依法登记成立的学术性、公益性、非营利性的法人社会团体，是党和政府联系我国药学科学技术工作者的桥梁和纽带，是国家推动药学科学技术和民族医药事业健康发展、为公共健康服务的重要力量。

（2）中国药师协会 中国药师协会，原名为中国执业药师协会（China Licensed Pharmacist Association，CLPA），成立于2003年3月。其宗旨致力于加强药师队伍建设与管理，维护药师的合法权益；增强药师的法律、道德和专业素质，提高药师的执业能力；保证药品质量和药学服务质量，促进公众合理用药，保障人民身体健康。

（3）中国医药教育协会 中国医药教育协会是经中华人民共和国民政部批准的国家一级协

会，成立于1992年7月。是全国唯一的一个医药教育学术性社团组织，其主管部门是国务院国有资产监督管理委员会。

二、我国药品监督管理机构

药品监督管理部门的主要功能是以法律授予的权力，对药品运行全过程的质量进行监督管理，确保向社会提供的药品合格，并依法处理违反药品管理法律、法规和规章的行为。2018年国家机构改革，组建国家药品监督管理局，不再保留国家食品药品监督管理总局，由国家市场监督管理总局管理。主要职责是负责药品、化妆品、医疗器械的注册并实施监督管理。

我国现行药品监督管理机构分为行政监督机构和技术监督机构。药品行政监督机构包括国家药品监督管理局，省、自治区、直辖市药品监督管理局，地市级药品监督管理部门和县区级药品监督管理部门。药品技术监督机构包括国家药品监督管理局的直属技术机构和各级食品药品检验机构。

1. 国家药品监督管理局　国家药品监督管理局的主要职责是负责药品、化妆品、医疗器械的注册并实施监督管理。

2. 省、自治区、直辖市药品监督管理局　省、自治区、直辖市药品监督管理局是省人民政府综合监督药品、保健品、化妆品、医疗器械安全管理和负责全省药品监督管理的直属机构。

3. 市、区、县市场监督管理局　负责药品经营销售等行为的执法，由市县市场监管综合执法队伍统一承担。

4. 国家药品监督管理局直属机构　国家药品监督管理局的直属机构主要有：中国食品药品检定研究院、国家药典委员会、药品审评中心、药品评价中心（国家药品不良反应监测中心）、药品审核查验中心、国家中药品种保护审评委员会、信息中心、执业药师资格认证中心、中国医药国际交流中心等。

表1-1　国家药品监督管理局部分直属机构职责

单位名称	主要职责	单位网址
中国食品药品检定研究院	承担药品注册审批检验及其技术复核工作；负责进口药品注册检验及其质量标准复核工作；承担药品安全相关的监督检验、委托检验、抽查检验以及安全性评价检验检测工作；负责药品进口口岸检验工作；承担生物制品批签发等相关工作	http://www.nifdc.org.cn
国家药典委员会	编制《中国药典》及其增补本；组织制定和修订国家药品标准以及直接接触药品的包装材料和容器、药用辅料的药用要求与标准等	http://www.chp.org.cn
药品审评中心	负责对药品注册申请进行技术审评	http://www.cde.org.cn
药品评价中心（国家药品不良反应监测中心）	承担全国药品不良反应、医疗器械不良事件监测与评价技术工作	http://www.cdr-adr.org.cn
国家中药品种保护审评委员会	组织国家中药保护品种、保健食品的技术审查和审评工作	http://www.zybh.gov.cn
执业药师资格认证中心	承担执业药师资格考试、注册、继续教育等专业技术业务组织工作	http://www.cqlp.org

5. 其他相关部门　其他相关部门的职责如下：

（1）国家卫生健康委员会　主要职责是拟订国民健康政策，协调推进深化医药卫生体制改革，组织制定国家基本药物制度。

（2）中医药管理部门　负责指导民族医药的理论、医术、药物的发掘、整理、总结和提高工作；组织开展中药资源普查，促进中药资源的保护、开发和合理利用；参与制定中药产业发展规划、产业政策和中医药的扶持政策，参与国家基本药物制度建设。

（3）国家医疗保障局　主要职责是拟订医疗保险、生育保险、医疗救助等医疗保障制度的政策、规划、标准并组织实施，监督管理相关医疗保障基金，完善国家异地就医管理和费用结算平台，组织制定和调整药品、医疗服务价格和收费标准，制定药品和医用耗材的招标采购政策并监督实施，监督管理纳入医保支出范围内的医疗服务行为和医疗费用等。

（4）市场监督管理部门　药品生产和经营企业的工商登记、注册；负责药品广告的监督。

（5）工业和信息化管理部门　拟定和实施生物制药产业的规划、政策和标准；承担医药行业管理工作；承担中药材生产扶持项目管理和国家药品储备管理工作；配合药品监督管理部门加强对互联网药品广告的整治。

（6）商务管理部门　研究制定药品流通行业发展规划、行业标准和有关政策；逐步建立药品流通行业统计制度，推进行业信用体系建设；指导行业协会实行行业自律，开展行业培训。

三、国外药品监督管理组织

1. **美国药品监督管理机构**　美国联邦政府卫生与人类服务部（Department of Health and Human Services，HHS）下设食品药品管理局（Food and Drug Administration，FDA），负责全国食品、人用药品、兽用药品、医疗器械用品、化妆品等的监督管理。在国际上，FDA被公认为世界上最大的食品与药物管理机构之一。

2. **日本药品监督管理机构**　日本《药事法》授权厚生省为药品管理的主管机构。厚生省设中央药事委员会、药务局等部门。

3. **欧盟药品监督管理机构**　欧盟负责药品事务的政府机构是欧洲联盟药品化妆品管理部门（Pharmaceuticals & Cosmetics，European Union，PC），负责对欧洲药品评价局（European Agency for the Evaluation of Medicinal Products，EMEA）进行指导。EMEA下设人用药委员会和兽用药委员会。

4. **世界卫生组织**　世界卫生组织（World Health Organization，WHO）是联合国的专门机构，1948年4月7日宣告成立，同年6月24日正式成立。WHO有关药品方面的事务由"诊断、治疗和康复技术处"管理。

任务二　关键岗位资质合规要求

一、药学职称基础知识

职称制度是我国专业技术人员人事管理的基础制度，其中包括专业技术职务资格制度和专业技术职务聘任制度。专业技术资格需要专业技术人员具备担任某一专业技术职务的学术技术水平，并通过考试、评审等方式获得。而专业技术职务则实行聘任制，只有取得专业技术资格的人员才能聘任相应的专业技术职务。

（一）药学技术人员的概念

药学技术人员是指取得药学类专业学历，依法经过国家有关部门考试考核合格，取得专业技术职务证书或执业药师资格，遵循药事法规和职业道德规范，从事与药品的生产、经营、使用、科研、检验和管理有关实践活动的技术人员。包括药师、执业药师、临床药师等。

（二）药学专业技术职称

药学职称，即药学专业技术职务，是卫生系列（医、药、护、技）专业技术职务中的一个类别。药学专业技术职务任职资格分为药士、药师、主管药师、副主任药师、主任药师。

根据原人事部、原卫生部《关于加强卫生专业技术职务评聘工作的通知》，药学技术人员要通过考试取得相应的药学专业技术资格，中、初级专业技术资格实行以考代评和与执业准入制度并轨的考试制度，高级专业技术资格采取考试和评审结合的办法取得。

（三）药学专业技术资格考试

国家人社部和卫生健康委共同负责卫生专业技术资格考试的政策制定、组织协调等工作。卫生健康委负责拟定考试大纲和命题，组建国家级题库，组织实施考试工作，管理考试用书，规划考前培训，研究考试办法，拟定合格标准等工作。人社部负责审定考试大纲和试题，会同卫生健康委对考试工作进行指导、监督、检查和确定合格标准。

初、中级药学专业技术资格考试实行全国统一组织、统一考试时间、统一考试大纲、统一考试命题、统一合格标准的考试制度，原则上每年进行一次。报名时间为每年的12月至次年的1月，考试时间一般定在次年的5~6月。考试合格者由省、自治区、直辖市人事行政部门颁发人社部统一印制，人社部、卫生健康委用印的专业技术资格证书。该证书在全国范围内有效。取得相应资格的人员表明其已具备担任卫生系列相应级别专业技术职务的水平和能力，用人单位根据工作需要，从获得资格证书的人员中择优聘任。

1. 报考条件　报名参加药士、药师、主管药师专业技术资格考试的人员，应遵守中华人民共和国的宪法和法律，具备良好的医德医风和敬业精神。同时应具备以下条件。

（1）报考药士的条件：取得药学/中药学专业中专学历，从事本专业工作满1年。

（2）报考药师/中药师的条件：①取得药学/中药学专业中专学历，担任药士职务满5年；②取得药学/中药学专业大专学历，从事本专业工作满3年；③取得药学/中药学专业本科学历，从事本专业工作满1年。

（3）报考主管药师/主管中药师的条件：①取得药学/中药学专业中专学历，受聘担任药师职务满7年；②取得药学/中药学专业大专学历，从事药师工作满6年；③取得药学/中药学专业本科学历，从事药师工作满4年；④取得药学/中药学专业硕士学位，从事药师工作满2年；⑤取得药学/中药学专业博士学位。

报名条件中有关学历的要求，是指经国家教育、卫生行政主管部门认可的正规全日制院校毕业的学历；有关工作年限的要求，是指取得正规学历前后从事本专业工作时间的总和。工作年限计算的截止日期为考试报名年度当年年底。

（4）有下列情形之一的，不得申请参加药学专业技术资格的考试：①医疗事故责任者未满3年；②医疗差错责任者未满1年；③受到行政处分者在处分时期内；④伪造学历或考试期间有违纪行为未满2年；⑤省级卫生行政部门规定的其他情形。

2. 考试内容

（1）药士考试科目　①基础知识：生理学、生物化学、微生物学、天然药化、药物化学、药物分析；②相关专业知识：药剂学、药事管理学；③专业知识：药理学；④专业实践能力：医院药学综合知识与技能（总论）、医院药学综合知识与技能（各论）。

（2）药师、主管药师考试科目　①基础知识：生理学、病理生理学、生物化学、微生物学、天然药化、药物化学、药物分析、医疗机构从业人员行为规范与医学伦理学；②相关专业知识：药剂学、药事管理学；③专业知识：药理学；④专业实践能力：医院药学综合知识与技能（总论）、医院药学综合知识与技能（各论）。

二、药师职能

不同药事组织中药师的职能各有侧重，具体如下：

（一）药品生产岗位药师的职能

药品生产岗位药师主要指药品生产企业中直接从事药品生产和质量管理的药师。其主要功能是以下几方面。

1. **质量保证**　按照法律法规的规定，承担药品生产过程中的质量控制和检验等技术工作，保证生产合格药品。

2. **质量控制**　对原材料、中间品、产品进行质量控制，对影响药品质量、生产全过程中易产生的人为差错和污物异物引入等问题进行严格管理，杜绝不合格产品流入下道工序，甚至进入药品市场。

3. **制订计划**　依据市场需求，制订生产计划，保证供应足够药品。

4. **追踪调查**　追踪药品上市后的使用信息，及时、妥善处理不良药品事件。

（二）药品经营岗位药师的职能

药品经营岗位药师主要任职在药品流通领域，包括药品经营企业从事药品批发、零售工作的药师以及药品生产企业市场和销售部门的药师。其主要职能包括以下几方面。

（1）构建药品流通渠道，沟通药品供需环节。

（2）合理储运药品，保证药品在流通过程中的质量。

（3）保证药品流通渠道规范有序，杜绝假、劣药品进入市场。

（4）与医疗专业人员沟通、交流，传递药品信息。

社区药房和零售药店以及非处方药（OTC）药房直接面向患者提供药学服务工作的药师的主要职能是：

（1）供应质量合格的药品　社会药房药师的主要任务是根据相关法律法规以及患者需求供应OTC，根据医师处方调配、供应处方药。

（2）药品的使用控制　处方审核，确保分发和使用的药品安全有效。

（3）科学管理药品　对所经营的药品进行科学的贮存和养护，以保证药品的质量稳定。

（4）开展药学服务　向消费者提供用药指导，并提供药学保健，开展药物的评价，进行药品不良反应监测等药学服务工作。

（三）医疗机构调剂岗位药师的职能

医疗机构调剂岗位药师是联系患者、医师和药品的桥梁和纽带，是确保通过合理用药达到最佳的患者保健的关键因素。其基本功能有：

1. **调配处方**　根据医师处方调配药品是医疗机构药房药师日常最常见的工作，是保证患者合理用药的关键环节。

2. **提供药物信息**　向临床医护人员提供药学专业知识和技术方面的信息，向患者提供药品合理用药咨询或服务。

3. **科学管理药品**　为医疗机构采购合适的药品，科学的贮存和保管药品，药品的质量检验与控制，特殊药品的监管，药品的使用统计和经济评价等。

4. **提供临床药学服务** 提供药学保健，开展药物治疗监测以及药物的评价，进行药品不良反应监测等临床药学服务工作。

（四）药品研发组织科研岗位药师的职能

科研岗位药师主要包括科研机构、高等医药院校以及药品生产企业新药研发部门中从事新药、新工艺、新材料、新包装、新剂型、新给药途径等研究开发工作的药师。科研部门药师一般都具有较高的学历，是推动医药科技水平进步的主要力量。他们与其他领域专业科技人员合作，承担药物研究开发的主要任务。

1. 分析、评价新产品开发的方向、前景与潜力。
2. 确定新产品的性质和剂型。
3. 设计、筛选处方和生产工艺。
4. 通过临床前研究确定新产品研制方法、质量标准、药理毒理，并指导按照国家批准的生产工艺试制新产品。
5. 通过临床研究，确定新产品质量、有效期、药品不良反应等。
6. 研究确定新药的原料、辅料以及直接接触药品的包装材料容器。
7. 根据药品注册管理要求获得药品上市许可的批准，并确保药品正式生产的质量。

（五）药品技术监督管理机构检验岗位药师的职能

1. 执行国家医药政策和药事管理的法律法规。
2. 实施药品监督管理所需的药品审评、标准制定、检验、核查、警戒等工作、保证药品的质量，确保公众的健康利益，保障药学事业正常、有序的发展。

三、药事组织关键岗位资质合规要求

（一）法律要求

《药品管理法》（2019年8月26日，第十三届全国人大常委会第十二次会议第二次修订）对药品生产经营使用活动的人员资质法定条件如下：

第四十二条 从事药品生产活动，应当具备以下条件：

（一）有依法经过资格认定的药学技术人员、工程技术人员及相应的技术工人；（节选）

第五十二条 从事药品经营活动应当具备以下条件：

（一）有依法经过资格认定的药师或者其他药学技术人员；（节选）

第六十九条 医疗机构应当配备依法经过资格认定的药师或者其他药学技术人员，负责本单位的药品管理、处方审核和调配、合理用药指导等工作。非药学技术人员不得直接从事药剂技术工作。

（二）合规要求

1. 《**药品管理法实施条例**》（2016年6月1日，根据2016年2月6日国务院第666号令修订）对药品经营使用活动的人员资质法定条件如下：

第十五条 经营处方药、甲类非处方药的药品零售企业，应当配备执业药师或者其他依法经资格认定的药学技术人员。

第二十五条 医疗机构审核和调配处方的药剂人员必须是依法经资格认定的药学技术人员。

2.《药品生产质量管理规范》(GMP)对药品生产活动的人员资质合规要求如下:

第二十二条 生产管理负责人

(一)资质

生产管理负责人应当至少具有药学或相关专业本科学历(或中级专业技术职称或执业药师资格),具有至少三年从事药品生产和质量管理的实践经验,其中至少有一年的药品生产管理经验,接受过与所生产产品相关的专业知识培训。

(二)主要职责

1. 确保药品按照批准的工艺规程生产、贮存,以保证药品质量;

2. 确保严格执行与生产操作相关的各种操作规程;

3. 确保批生产记录和批包装记录经过指定人员审核并送交质量管理部门;

4. 确保厂房和设备的维护保养,以保持其良好的运行状态;

5. 确保完成各种必要的验证工作;

6. 确保生产相关人员经过必要的上岗前培训和继续培训,并根据实际需要调整培训内容。

第二十三条 质量管理负责人

(一)资质

质量管理负责人应当至少具有药学或相关专业本科学历(或中级专业技术职称或执业药师资格),具有至少五年从事药品生产和质量管理的实践经验,其中至少一年的药品质量管理经验,接受过与所生产产品相关的专业知识培训。

(二)主要职责

1. 确保原辅料、包装材料、中间产品、待包装产品和成品符合经注册批准的要求和质量标准;

2. 确保在产品放行前完成对批记录的审核;

3. 确保完成所有必要的检验;

4. 批准质量标准、取样方法、检验方法和其他质量管理的操作规程;

5. 审核和批准所有与质量有关的变更;

6. 确保所有重大偏差和检验结果超标已经过调查并得到及时处理;

7. 批准并监督委托检验;

8. 监督厂房和设备的维护,以保持其良好的运行状态;

9. 确保完成各种必要的确认或验证工作,审核和批准确认或验证方案和报告;

10. 确保完成自检;

11. 评估和批准物料供应商;

12. 确保所有与产品质量有关的投诉已经过调查,并得到及时、正确的处理;

13. 确保完成产品的持续稳定性考察计划,提供稳定性考察的数据;

14. 确保完成产品质量回顾分析;

15. 确保质量控制和质量保证人员都已经过必要的上岗前培训和继续培训,并根据实际需要调整培训内容。

第二十四条 生产管理负责人和质量管理负责人通常有下列共同的职责:

(一)审核和批准产品的工艺规程、操作规程等文件;

(二)监督厂区卫生状况;

(三)确保关键设备经过确认;

(四)确保完成生产工艺验证;

（五）确保企业所有相关人员都已经过必要的上岗前培训和继续培训，并根据实际需要调整培训内容；

（六）批准并监督委托生产；

（七）确定和监控物料和产品的贮存条件；

（八）保存记录；

（九）监督本规范执行状况；

（十）监控影响产品质量的因素。

第二十五条　质量受权人

（一）资质

质量受权人应当至少具有药学或相关专业本科学历（或中级专业技术职称或执业药师资格），具有至少五年从事药品生产和质量管理的实践经验，从事过药品生产过程控制和质量检验工作。

质量受权人应当具有必要的专业理论知识，并经过与产品放行有关的培训，方能独立履行其职责。

（二）主要职责

1. 参与企业质量体系建立、内部自检、外部质量审计、验证以及药品不良反应报告、产品召回等质量管理活动；

2. 承担产品放行的职责，确保每批已放行产品的生产、检验均符合相关法规、药品注册要求和质量标准；

3. 在产品放行前，质量受权人必须按照上述第2项的要求出具产品放行审核记录，并纳入批记录。

3.《药品经营质量管理规范》（GSP）对药品经营活动的人员资质合规要求如下：

第十八条　企业从事药品经营和质量管理工作的人员，应当符合有关法律法规及本规范规定的资格要求，不得有相关法律法规禁止从业的情形。

第十九条　企业负责人应当具有大学专科以上学历或者中级以上专业技术职称，经过基本的药学专业知识培训，熟悉有关药品管理的法律法规及本规范。

第二十条　企业质量负责人应当具有大学本科以上学历、执业药师资格和3年以上药品经营质量管理工作经历，在质量管理工作中具备正确判断和保障实施的能力。

第二十一条　企业质量管理部门负责人应当具有执业药师资格和3年以上药品经营质量管理工作经历，能独立解决经营过程中的质量问题。

第二十二条　企业应当配备符合以下资格要求的质量管理、验收及养护等岗位人员：

（一）从事质量管理工作的，应当具有药学中专或者医学、生物、化学等相关专业大学专科以上学历或者具有药学初级以上专业技术职称；

（二）从事验收、养护工作的，应当具有药学或者医学、生物、化学等相关专业中专以上学历或者具有药学初级以上专业技术职称；

（三）从事中药材、中药饮片验收工作的，应当具有中药学专业中专以上学历或者具有中药学中级以上专业技术职称；从事中药材、中药饮片养护工作的，应当具有中药学专业中专以上学历或者具有中药学初级以上专业技术职称；直接收购地产中药材的，验收人员应当具有中药学中级以上专业技术职称。

从事疫苗配送的，还应当配备2名以上专业技术人员专门负责疫苗质量管理和验收工作。专业技术人员应当具有预防医学、药学、微生物学或者医学等专业本科以上学历及中级以上专业技术职称，并有3年以上从事疫苗管理或者技术工作经历。

第二十三条　从事质量管理、验收工作的人员应当在职在岗，不得兼职其他业务工作。

第二十四条　从事采购工作的人员应当具有药学或者医学、生物、化学等相关专业中专以上学历，从事销售、储存等工作的人员应当具有高中以上文化程度。

第二十五条　企业应当对各岗位人员进行与其职责和工作内容相关的岗前培训和继续培训，以符合本规范要求。

第二十六条　培训内容应当包括相关法律法规、药品专业知识及技能、质量管理制度、职责及岗位操作规程等。

第二十七条　企业应当按照培训管理制度制定年度培训计划并开展培训，使相关人员能正确理解并履行职责。培训工作应当做好记录并建立档案。

第二十八条　从事特殊管理的药品和冷藏冷冻药品的储存、运输等工作的人员，应当接受相关法律法规和专业知识培训并经考核合格后方可上岗。

第二十九条　企业应当制定员工个人卫生管理制度，储存、运输等岗位人员的着装应当符合劳动保护和产品防护的要求。

第三十条　质量管理、验收、养护、储存等直接接触药品岗位的人员应当进行岗前及年度健康检查，并建立健康档案。患有传染病或者其他可能污染药品的疾病的，不得从事直接接触药品的工作。身体条件不符合相应岗位特定要求的，不得从事相关工作。

四、药事从业人员的法律风险

1. 药品监管人员法律风险

（1）药品许可、监管违法行为的法律风险

《药品管理法》第一百四十七条　违反本法规定，药品监督管理部门有下列行为之一的，应当撤销相关许可，对直接负责的主管人员和其他直接责任人员依法给予处分：

（一）不符合条件而批准进行药物临床试验；

（二）对不符合条件的药品颁发药品注册证书；

（三）对不符合条件的单位颁发药品生产许可证、药品经营许可证或者医疗机构制剂许可证。

第一百四十八条　违反本法规定，县级以上地方人民政府有下列行为之一的，对直接负责的主管人员和其他直接责任人员给予记过或者记大过处分；情节严重的，给予降级、撤职或者开除处分：

（一）瞒报、谎报、缓报、漏报药品安全事件；

（二）未及时消除区域性重大药品安全隐患，造成本行政区域内发生特别重大药品安全事件，或者连续发生重大药品安全事件；

（三）履行职责不力，造成严重不良影响或者重大损失。

第一百四十九条　违反本法规定，药品监督管理等部门有下列行为之一的，对直接负责的主管人员和其他直接责任人员给予记过或者记大过处分；情节较重的，给予降级或者撤职处分；情节严重的，给予开除处分：

（一）瞒报、谎报、缓报、漏报药品安全事件；

（二）对发现的药品安全违法行为未及时查处；

（三）未及时发现药品安全系统性风险，或者未及时消除监督管理区域内药品安全隐患，造成严重影响；

（四）其他不履行药品监督管理职责，造成严重不良影响或者重大损失。

第一百五十条　药品监督管理人员滥用职权、徇私舞弊、玩忽职守的，依法给予处分。

查处假药、劣药违法行为有失职、渎职行为的，对药品监督管理部门直接负责的主管人员和其他直接责任人员依法从重给予处分。

（2）药品专业技术机构违法行为的法律风险

《药品管理法》第一百三十八条　药品检验机构出具虚假检验报告的，责令改正，给予警告，对单位并处二十万元以上一百万元以下的罚款；对直接负责的主管人员和其他直接责任人员依法给予降级、撤职、开除处分，没收违法所得，并处五万元以下的罚款；情节严重的，撤销其检验资格。药品检验机构出具的检验结果不实，造成损失的，应当承担相应的赔偿责任。

第一百四十五条　药品监督管理部门或者其设置、指定的药品专业技术机构参与药品生产经营活动的，由其上级主管机关责令改正，没收违法收入；情节严重的，对直接负责的主管人员和其他直接责任人员依法给予处分。

药品监督管理部门或者其设置、指定的药品专业技术机构的工作人员参与药品生产经营活动的，依法给予处分。

第一百四十六条　药品监督管理部门或者其设置、指定的药品检验机构在药品监督检验中违法收取检验费用的，由政府有关部门责令退还，对直接负责的主管人员和其他直接责任人员依法给予处分；情节严重的，撤销其检验资格。

2. 药品生产经营人员法律风险

第一百一十八条　生产、销售假药，或者生产、销售劣药且情节严重的，对法定代表人、主要负责人、直接负责的主管人员和其他责任人员，没收违法行为发生期间自本单位所获收入，并处所获收入百分之三十以上三倍以下的罚款，终身禁止从事药品生产经营活动，并可以由公安机关处五日以上十五日以下的拘留。

第一百二十二条　伪造、变造、出租、出借、非法买卖许可证或者药品批准证明文件的，没收违法所得，并处违法所得一倍以上五倍以下的罚款；情节严重的，并处违法所得五倍以上十五倍以下的罚款，吊销药品生产许可证、药品经营许可证、医疗机构制剂许可证或者药品批准证明文件，对法定代表人、主要负责人、直接负责的主管人员和其他责任人员，处二万元以上二十万元以下的罚款，十年内禁止从事药品生产经营活动，并可以由公安机关处五日以上十五日以下的拘留；违法所得不足十万元的，按十万元计算。

第一百二十三条　提供虚假的证明、数据、资料、样品或者采取其他手段骗取临床试验许可、药品生产许可、药品经营许可、医疗机构制剂许可或者药品注册等许可的，撤销相关许可，十年内不受理其相应申请，并处五十万元以上五百万元以下的罚款；情节严重的，对法定代表人、主要负责人、直接负责的主管人员和其他责任人员，处二万元以上二十万元以下的罚款，十年内禁止从事药品生产经营活动，并可以由公安机关处五日以上十五日以下的拘留。

第一百二十四条　违反本法规定，有下列行为之一的，没收违法生产、进口、销售的药品和违法所得以及专门用于违法生产的原料、辅料、包装材料和生产设备，责令停产停业整顿，并处违法生产、进口、销售的药品货值金额十五倍以上三十倍以下的罚款；货值金额不足十万元的，按十万元计算；情节严重的，吊销药品批准证明文件直至吊销药品生产许可证、药品经营许可证或者医疗机构制剂许可证，对法定代表人、主要负责人、直接负责的主管人员和其他责任人员，没收违法行为发生期间自本单位所获收入，并处所获收入百分之三十以上三倍以下的罚款，十年

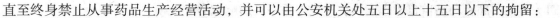

直至终身禁止从事药品生产经营活动，并可以由公安机关处五日以上十五日以下的拘留：

（一）未取得药品批准证明文件生产、进口药品；

（二）使用采取欺骗手段取得的药品批准证明文件生产、进口药品；

（三）使用未经审评审批的原料药生产药品；

（四）应当检验而未经检验即销售药品；

（五）生产、销售国务院药品监督管理部门禁止使用的药品；

（六）编造生产、检验记录；

（七）未经批准在药品生产过程中进行重大变更。

销售前款第一项至第三项规定的药品，或者药品使用单位使用前款第一项至第五项规定的药品的，依照前款规定处罚；情节严重的，药品使用单位的法定代表人、主要负责人、直接负责的主管人员和其他责任人员有医疗卫生人员执业证书的，还应当吊销执业证书。

未经批准进口少量境外已合法上市的药品，情节较轻的，可以依法减轻或者免予处罚。

第一百二十五条　违反本法规定，有下列行为之一的，没收违法生产、销售的药品和违法所得以及包装材料、容器，责令停产停业整顿，并处五十万元以上五百万元以下的罚款；情节严重的，吊销药品批准证明文件、药品生产许可证、药品经营许可证，对法定代表人、主要负责人、直接负责的主管人员和其他责任人员处二万元以上二十万元以下的罚款，十年直至终身禁止从事药品生产经营活动：

（一）未经批准开展药物临床试验；

（二）使用未经审评的直接接触药品的包装材料或者容器生产药品，或者销售该类药品；

（三）使用未经核准的标签、说明书。

第一百二十六条　除本法另有规定的情形外，药品上市许可持有人、药品生产企业、药品经营企业、药物非临床安全性评价研究机构、药物临床试验机构等未遵守药品生产质量管理规范、药品经营质量管理规范、药物非临床研究质量管理规范、药物临床试验质量管理规范等的，责令限期改正，给予警告；逾期不改正的，处十万元以上五十万元以下的罚款；情节严重的，处五十万元以上二百万元以下的罚款，责令停产停业整顿直至吊销药品批准证明文件、药品生产许可证、药品经营许可证等，药物非临床安全性评价研究机构、药物临床试验机构等五年内不得开展药物非临床安全性评价研究、药物临床试验，对法定代表人、主要负责人、直接负责的主管人员和其他责任人员，没收违法行为发生期间自本单位所获收入，并处所获收入百分之十以上百分之五十以下的罚款，十年直至终身禁止从事药品生产经营等活动。

第一百三十五条　药品上市许可持有人在省、自治区、直辖市人民政府药品监督管理部门责令其召回后，拒不召回的，处应召回药品货值金额五倍以上十倍以下的罚款；货值金额不足十万元的，按十万元计算；情节严重的，吊销药品批准证明文件、药品生产许可证、药品经营许可证，对法定代表人、主要负责人、直接负责的主管人员和其他责任人员，处二万元以上二十万元以下的罚款。药品生产企业、药品经营企业、医疗机构拒不配合召回的，处十万元以上五十万元以下的罚款。

3. 药品使用人员法律风险

第一百一十九条　药品使用单位使用假药、劣药的，按照销售假药、零售劣药的规定处罚；情节严重的，法定代表人、主要负责人、直接负责的主管人员和其他责任人员有医疗卫生人员执业证书的，还应当吊销执业证书。

案例分析

案例 "齐二药"事件调查结果显示，"齐二药"在对药品的原料、成品等检验环节存在较大漏洞。检验人员没有按照国家对药品生产的规定，对药品从原料采购到成品的每个环节都实行检验，而且化验室工作人员中无一人会进行图谱的分析操作，最终导致假药流入了市场。

依据药品管理法律法规对上述案例分析讨论。

分析 该厂化验员初中毕业，质管部负责人非药学专业人员担任，严重违反了《药品管理法》规定开办药品生产企业，必须具有依法经过资格认定的药学技术人员、工程技术人员及相应的技术工人的法定要求。

任务三 执业药师

一、基础知识

职业资格，是对从事某一职业所必需的学术、技术、能力的基本要求。职业资格包括从业资格和执业资格。从业资格是指从事某一专业（工种）资格的起点标准，如会计从业资格、证券从业资格、人身保险从业资格等；执业资格指政府对某些责任较大，社会通用性强、关系公共利益的行业实行准入控制，是依法独立开业或从事某一特定专业的学识、技术、能力的必备标准。

（一）执业药师的概念

执业药师是指经全国统一考试合格，取得《中华人民共和国执业药师职业资格证书》（简称《执业药师职业资格证书》）并经注册，在药品生产、经营、使用和其他需要提供药学服务的单位中执业的药学技术人员。执业药师英文译为：Licensed Pharmacist。

（二）执业药师职责

执业药师的职责在《执业药师职业资格制度规定》第17条至22条具体表述如下：

执业药师应当遵守执业标准和业务规范，以保障和促进公众用药安全有效为基本准则。

执业药师必须严格遵守《药品管理法》及国家有关药品研制、生产、经营、使用的各项法规及政策。执业药师对违反《药品管理法》及有关法规、规章的行为或决定，有责任提出劝告、制止、拒绝执行，并向当地负责药品监督管理的部门报告。

执业药师在执业范围内负责对药品质量的监督和管理，参与制定和实施药品全面质量管理制度，参与单位对内部违反规定行为的处理工作。

执业药师负责处方的审核及调配，提供用药咨询与信息，指导合理用药，开展治疗药物监测及药品疗效评价等临床药学工作。

药品零售企业应当在醒目位置公示《执业药师注册证》，并对在岗执业的执业药师挂牌明示。执业药师不在岗时，应当以醒目方式公示，并停止销售处方药和甲类非处方药。

执业药师执业时应当按照有关规定佩戴工作牌。

执业药师应当按照国家专业技术人员继续教育的有关规定接受继续教育，更新专业知识，提高业务水平。国家鼓励执业药师参加实训培养。

（三）执业药师资格考试

执业药师资格考试由国家人社部与国家药品监督管理局共同负责，具体工作由国家药品监督管理局执业药师资格认证中心承担，考务工作由人社部人事考试中心负责。执业药师资格考试属于职业资格准入性考试，实行全国统一大纲、统一命题、统一组织的考试制度。一般每年举行一次。报名时间为每年的3~6月，考试时间一般定在10月。

考试以四年为一个周期，参加全部科目考试的人员须在连续四个考试年度内通过全部科目的考试。免试部分科目的人员须在连续两个考试年度内通过应试科目。执业药师职业资格考试合格者，由各省、自治区、直辖市人力资源社会保障部门颁发《执业药师职业资格证书》。该证书由人力资源社会保障部统一印制，国家药监局与人力资源社会保障部用印，在全国范围内有效。

凡中华人民共和国公民和获准在我国境内就业的外籍人员，具备以下条件之一者，均可申请参加执业药师职业资格考试：

（1）取得药学类、中药学类专业大专学历，在药学或中药学岗位工作满5年；

（2）取得药学类、中药学类专业大学本科学历或学士学位，在药学或中药学岗位工作满3年；

（3）取得药学类、中药学类专业第二学士学位、研究生班毕业或硕士学位，在药学或中药学岗位工作满1年；

（4）取得药学类、中药学类专业博士学位；

（5）取得药学类、中药学类相关专业相应学历或学位的人员，在药学或中药学岗位工作的年限相应增加1年。

2. 考试科目 （1）中药专业技术人员考试科目：①《药事管理与法规》（药学类、中药学类共考科目）；②中药专业知识（一）（含中药学、中药药剂学、中药药理学、中药鉴定学）；③中药专业知识（二）（含中临床中药学、中成药学、方剂学）；④《中药学综合知识与技能》。

（2）药学专业技术人员考试科目：①《药事管理与法规》（药学类、中药学类共考科目）；②药学专业知识（一）（含药剂学、药物化学、药理学、药物分析）；③药学专业知识（二）（含临床药物治疗学、临床药理学）；④《药学综合知识与技能》。

3. 执业药师注册管理 执业药师实行注册制度。执业药师登记注册管理属于管理干预力度最大的前置性管理——执业许可管理，是执业药师依法执业的前提条件。取得《执业药师职业资格证书》者，应当通过全国执业药师注册管理信息系统向所在地注册管理机构申请注册。经注册后，方可从事相应的执业活动。未经注册者，不得以执业药师身份执业。

（1）注册管理部门 国家药监局负责执业药师注册的政策制定和组织实施，指导全国执业药师注册管理工作。各省、自治区、直辖市药品监督管理部门负责本行政区域内的执业药师注册管理工作。

（2）申请注册条件 申请注册者，必须同时具备下列条件：①取得《执业药师资格证书》；②遵纪守法，遵守药师职业道德，无不良信息记录；③身体健康，能坚持在执业药师岗位工作；④经所在单位考核同意。

（3）注册期限 经批准注册者，由执业药师注册管理机构核发国家药监局统一样式的《执业药师注册证》。执业药师注册有效期为五年。需要延续的，应当在有效期届满三十日前，向所在地注册管理机构提出延续注册申请。

4. 执业药师监督管理 负责药品监督管理的部门按照有关法律、法规和规章的规定，对执业药师配备情况及其执业活动实施监督检查。监督检查时应当查验《执业药师注册证》、处方审核记录、执业药师挂牌明示、执业药师在岗服务等事项。执业单位和执业药师应当对负责药品监督管理的部门的监督检查予以协助、配合，不得拒绝、阻挠。

建立执业药师个人诚信记录，对其执业活动实行信用管理。执业药师的违法违规行为、接受表彰奖励及处分等，作为个人诚信信息由负责药品监督管理的部门及时记入全国执业药师注册管理信息系统；执业药师的继续教育学分，由继续教育管理机构及时记入全国执业药师注册管理信息系统。

课堂互动

小李毕业于国内某大学药学专业专科，毕业5年后他考取了执业药师资格证书。有药店希望租用小李的执业药师资格证书。请问他应当如何对待？

二、执业药师业务规范

2016年12月4日，原国家食品药品监督管理总局执业药师资格认证中心、中国药学会、中国医药物资协会、中国非处方药物协会和中国医药商业协会共同参与制定了《执业药师业务规范》，自2017年1月1日起施行。

执业药师业务规范是指执业药师在运用药学等相关专业知识和技能从事业务活动时，应当遵守的行为准则。该规范适用直接面向公众提供药学服务的执业药师，并强调该类执业药师应当对公众合理使用药品负责。执业药师应当遵纪守法、爱岗敬业、遵从伦理、服务健康、自觉学习、提升能力。执业药师应当掌握获取医药卫生信息资源的技能，通过各种方式与工具收集、整理、归纳分析各类有价值的信息，用于开展各项业务活动。执业药师应当佩戴执业药师徽章上岗，以示身份。

执业药师的业务活动包括处方调剂、用药指导、药物治疗管理、药品不良反应监测、健康宣教等。

（一）处方调剂

处方调剂包括处方审核、处方调配、复核交付和用药交待。执业药师应当凭医师处方调剂药品，无医师处方不得调剂。处方调剂应当遵守国家有关法律、法规与规章，以及基本医疗保险制度等各项规定。

处方审核包括处方的合法性审核、规范性审核和适宜性审核。处方的合法性审核，包括处方来源、医师执业资格、处方类别。执业药师对于不能判定其合法性的处方，不得调剂。处方的规范性审核，包括逐项检查处方前记、正文和后记是否完整，书写或印制是否清晰，处方是否有效，医师签字或签章与备案字样是否一致等。执业药师对于不规范处方，不得调剂。处方的适宜性审核，应当包括如下内容：①处方医师对规定皮试的药品是否注明过敏试验，试验结果是否阴性；②处方用药与临床诊断是否相符；③剂量、用法和疗程是否正确；④选用剂型与给药途径是否合理；⑤是否重复给药，尤其是同一患者持二张以上处方；⑥是否存在潜在临床意义的药物相互作用、配伍禁忌；⑦是否存在特殊人群用药禁忌，如：妊娠及哺乳期妇女、婴幼儿及儿童、老年人等；⑧其他不适宜用药的情况。对于存在用药不适宜情形的处方，应当告知处方医师，要求确认或者重新开具处方；不得擅自更改或者自行配发代用药品。

处方审核合格后，执业药师依据处方内容调配药品，调配时应当做到：①按照处方上药品的顺序逐一调配；②药品配齐后，与处方逐条核对药品名称、剂量、规格、数量和用法用量，并准确书写标签；③对特殊管理药品及高危药品按规定登记；④同一患者持二张以上处方时，逐张调配，以免发生差错；⑤防范易混淆药品的调配差错，如名称相近或读音相似、包装外观相仿及同品种多规格药品等的情形；⑥调配后在外包装上分别贴上用药标签，内容包含：姓名、用法、用量、贮存条件等；对需要特殊贮存条件的药品，应当加贴或者加盖醒目提示标签。

调配中药饮片时，分剂量应当按"等量递减""逐剂复戥"的方法。有先煎、后下、包煎、冲服、烊化、另煎等要求的，应当另行单包并注明用法。调配好的中药饮片包装均应当注明患者姓名、剂数、煎煮方法、注意事项等内容。

药品交付前，执业药师应当核对调配的药品是否与处方所开药品一致、数量相符，有无错配、漏配、多配。药品交付时，执业药师应当核实交付，按处方顺序将药品逐个交与患者、患者家属或看护人，并按照处方或者医嘱进行用药交待与指导。

处方调剂应当实行药品调配与复核交付双人核对制度。执业药师在完成处方调剂后，应当在处方上加盖专用签章或者签名。处方应当按规定保存备查。

（二）用药指导

执业药师应当主动对患者提供个性化的合理用药指导。内容包括：①药品名称及数量；②用药适应证；③用药剂量：首次剂量和维持剂量。必要时需解释剂量如何折算、如何量取等；对于"必要时"使用的药品应当特别交待一日最大限量；④用药方法：日服次数或间隔时间、疗程，特别是药品说明书上有特殊使用要求的，应当特别交待或演示，必要时在用药标签中标注；⑤预期药品产生药效的时间及药效维持的时间；⑥忘服或漏服药品的处理办法，关注患者的用药依从性；⑦药品常见的不良反应，如何避免及应对方法；⑧自我监测药品疗效的方法；⑨提示不能同时使用的其他药品或饮食。

执业药师指导患者使用药品，应当做到：①了解患者对医学和药品知识的掌握程度；②辅导患者如何正确使用药品；③确认患者是否已经了解指导建议；④提醒患者应该注意的事项。

执业药师有责任和义务对患者提供用药咨询，通过直接与患者、家属交流，解答其用药疑问，介绍药品和疾病的常识。执业药师接受咨询时应当做到：①注重礼仪，尊重患者隐私；②了解患者日常用药情况，判断患者既往用药的正确性；③使用通俗性语言；④对首次使用该药品的、用药依从性差的及使用治疗指数低的药品的患者，应当提供书面的指导资料。

对购买非处方药的患者或消费者，执业药师有责任和义务提供专业指导，内容主要包括：①询问近期疾病和用药情况；②询问患者是否有药物禁忌证、过敏史等；③对患者非处方药的选用给予建议与指导。

（三）药物治疗管理

执业药师应当主动参与患者的药物治疗管理，为患者合理用药、优化药物疗效提供专业服务。

药物治疗管理包含：①采集患者个体的所有治疗相关信息；②评估和确认患者是否存在药物治疗问题；③与患者一起确定治疗目标，制订干预措施，并执行药学监护计划；④对制订的治疗目标进行随访和进一步评估，以确保患者的药物治疗达到最佳效果。

药物治疗管理的重点对象包括：①就医或变更治疗方案频繁者；②多科就诊或多名医师处方者；③患有2种以上慢性疾病者；④服用5种以上药品者；⑤正在服用高危药品或依从性差者；⑥药品治疗费用较高者。

开展药物治疗管理的执业药师应当掌握沟通技能和药物治疗评估的实践技能。执业药师应当在与患者建立互信关系的基础上，采集患者相关信息，建立药历。采集的信息包括：患者个人基本信息、目前病情与诊断、用药体验、疾病史、过敏史、药物治疗方案等。患者的个人隐私在交流与记录中应当予以保护。

执业药师采集患者信息后，应当对患者药物治疗的适宜性、有效性、安全性及用药依从性方面进行用药评估。用药评估包括：判断患者所使用的药品是否与适应症相符合；评估患者的治疗效果，确认是否存在任何药物治疗问题。如发现药物治疗问题，应当按照药物治疗问题影响患者的严重和难易程度，依先后顺序解决。确认患者是否能够并愿意遵从医嘱服用药物。

执业药师应当针对患者的每种疾病，与患者共同确立治疗目标并拟定药学监护计划。必要时，执业药师应当与患者和其主治医师互相讨论其治疗目标，并获得共识。执业药师的干预措施应当针对患者个体的病情、药物相关需求和药物治疗问题，并做好记录。执业药师在执行药学监护计划时，应当拟定收集监测数据的时间表，确定需监测的临床指标，以评估患者药物治疗效果。

药物治疗管理中，应当提供患者用药清单，以便提醒患者用药以及就诊时与医师和药师沟通信息。执业药师进行患者疗效随访评估时，应当依据治疗目标，评估患者实际治疗结果，确定患者达到治疗目标的进度，判断患者的药物治疗是否存在任何安全性或用药依从性问题、是否有新的药物治疗问题发生。

药物治疗管理的记录应当包括：患者的主诉、临床客观指标、评估患者存在的药物治疗问题以及下一步药物治疗计划。执业药师应当鼓励患者、家属或看护者积极参与药物治疗和用药评估的全过程。

药物治疗管理以达到治疗目标为终点，整个过程必须是系统的，且可以持续执行。对于药品的用法、用量处于调整阶段以及其它需要特别关注的患者，执业药师应当加强随访，追踪用药成效。

（四）药品不良反应监测

执业药师应当承担药品不良反应监测的责任，对使用药品进行跟踪，特别关注处于药品监测期和特殊人群使用的药品。发现药品不良反应时，应当及时记录、填写报表并按《药品不良反应报告和监测管理办法》的规定上报。

执业药师在日常用药咨询和药物治疗管理中，应当特别关注患者新发生的疾病，仔细观察患者的临床症状和不良反应，判断患者新发生的疾病是否与药品的使用有关，一旦发现，应当及时纠正和上报。

（五）健康宣教

执业药师有责任和义务对公众宣传疾病预防和药品使用的知识，积极倡导健康生活方式，促进合理用药。执业药师在社区中应当是健康信息的提供者，协助居民了解慢性疾病的危害性以及预防慢性疾病的重要性。

执业药师应当知晓国家和世界健康与疾病防控宣传日；关注和学习国家卫生行政部门定期发布的慢性疾病报告，了解本地区慢性疾病发病现状，有针对性地开展健康教育，为预防和控制慢性疾病的发生和流行发挥作用。

开展公众用药教育的形式包括：①开展用药相关的健康知识讲座，提供教育资料；②在社区和公共场所，为特殊人群提供用药相关教育；③发放患者用药咨询联系卡。联系卡包含对外联系方式、工作时间、建议咨询的内容、合理用药常识等。

执业药师可以通过适当的形式告知社区居民如何纠正不健康的生活方式（如控制体重、适当饮食、坚持锻炼以及戒烟等），预防、减少慢性疾病的发生。执业药师应当在控制药物滥用方面发挥积极作用。严格执行特殊管理药品的管理制度，发现有药物滥用者应当及时告知其危害性。

总之，执业药师应当遵守执业标准和业务规范，以保障和促进公众用药安全有效为基本准则。

三、药学职业道德

（一）中国执业药师道德准则

1. 救死扶伤，不辱使命　执业药师应当将患者及公众的身体健康和生命安全放在首位，以自己的专业知识、技能和良知，尽心尽职尽责为患者及公众提供药品和药学服务。

2. 尊重患者，平等相待　执业药师应当尊重患者或者消费者的价值观、知情权、自主权、隐私权，对待患者或者消费者应不分年龄、性别、民族、信仰、职业、地位、贫富，一律平等相待。

3. 依法执业，质量第一　执业药师应当遵守药品管理法律、法规，恪守职业道德，依法独立执业，确保药品质量和药学服务质量，科学指导用药，保证公众用药安全、有效、经济、合理。

4. 进德修业，珍视声誉　执业药师应当不断学习新知识、新技术，加强道德修养，提高专业水平和执业能力；知荣明耻，正直清廉，自觉抵制不道德行为和违法行为，努力维护职业声誉。

5. 尊重同仁，密切协作　执业药师应当与同仁和医护人员相互理解，相互信任，以诚相待，密切配合，建立和谐的工作关系，共同为药学事业的发展和人类的健康奉献力量。

（二）药学职业道德

药学的职业道德是一般社会道德在医药领域的特殊表现，是从事药品研制、生产、经营、使用、检验、监督管理等医药工作者的职业道德。药学职业道德的基本原则是调整药学人员与社会之间、药学人员与服务对象之间、药学人员与医学人员之间、药学人员与同仁之间等人际关系必须遵循的根本指导性原则。根据《药品管理法》的立法宗旨，药学职业道德的基本原则可以归纳为：保证药品质量，保证公众用药的安全，维护公众身体健康和用药者的合法权益，实行社会主义人道主义，全心全意为公众健康服务。

1. 药学人员对服务对象的职业道德规范

（1）药学人员必须把维护患者和公众的生命安全和健康利益放在首位，应当以救死扶伤，实行人道主义为己任，时刻为患者着想，科学指导用药，提供最佳的药品和药学服务质量，保证公众用药安全、有效、经济，竭尽全力为患者解除病痛。

（2）药学人员应当维护用药者的合法权益，尊重、关怀患者，公平公正对待所有患者，不得有任何歧视性或其他不道德的行为，对知晓的患者隐私，不得无故泄露，保持用药者的信任。

（3）药学人员应当满足患者的用药咨询需求，提供专业、真实、准确、全面的药学信息，对患者的利益负责。不得在药学专业服务的项目、内容、费用等方面欺骗患者，鼓励并尊重患者参与决定所用药品的权利，确保患者享有接受安全、有效药物治疗的权利。

（4）药学人员应当努力和完善自己的专业知识和技能，了解药品的性质、功能与主治和适应

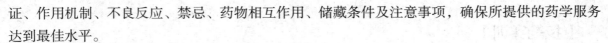

证、作用机制、不良反应、禁忌、药物相互作用、储藏条件及注意事项，确保所提供的药学服务达到最佳水平。

2. 药学同仁间的职业道德规范

（1）药学人员应当尊重同行，同业互助，公平竞争，共同提高职业水平，不应诋毁、损害其他药学人员的威信和声誉。

（2）药学人员应当加强与医护人员、患者之间的联系，保持良好的沟通、交流与合作，积极参与用药方案的制订、修订过程，提供专业、负责的药学支持。

（3）药学人员应当与医护人员相互理解，以诚相待，密切配合，建立和谐的工作关系。发生责任事故时应分清自己的责任，不得相互推诿。

3. 药学人员对社会的职业道德规范

（1）药学人员应当维护其职业的高尚和荣誉：贯彻执行药品管理法律法规，遵守职业道德规范。积极参加药学技术人员自律组织举办的有益于职业发展的活动，珍视和维护职业声誉，模范遵守社会公德，提高职业道德水准。

（2）药学人员应当积极主动接受继续教育，不断完善和扩充专业知识，关注与执业活动相关的法律法规的变化，以不断提高执业水平。

（3）药学人员应当积极参加社会公益活动，深入社区和乡村为城乡居民提供广泛的药品和药学服务，大力宣传和普及安全用药知识和保健知识。

（4）药学人员应当遵守行业竞争规范，公平竞争，自觉维护执业秩序，维护药学职业的荣誉和社会形象。

（5）药学人员应当对涉及药学领域内不道德或不诚实的行为以及败坏职业荣誉的行为进行揭露和抵制。

四、执业药师违规的法律风险

《执业药师职业资格制度规定》第五章监督管理的相关条款如下：

第二十六条 对未按规定配备执业药师的单位，由所在地县级以上负责药品监督管理的部门责令限期配备，并按照相关法律法规给予处罚。

第二十七条 对以不正当手段取得《执业药师职业资格证书》的，按照国家专业技术人员资格考试违纪违规行为处理规定处理；构成犯罪的，依法追究刑事责任。

第二十八条 以欺骗、贿赂等不正当手段取得《执业药师注册证》的，由发证部门撤销《执业药师注册证》，三年内不予执业药师注册；构成犯罪的，依法追究刑事责任。

严禁《执业药师注册证》挂靠，持证人注册单位与实际工作单位不符的，由发证部门撤销《执业药师注册证》，并作为个人不良信息由负责药品监督管理的部门记入全国执业药师注册管理信息系统。买卖、租借《执业药师注册证》的单位，按照相关法律法规给予处罚。

第二十九条 执业药师违反本规定有关条款的，所在单位应当如实上报，由负责药品监督管理的部门根据情况予以处理。

第三十条 执业药师在执业期间违反《中华人民共和国药品管理法》及其他法律法规构成犯罪的，由司法机关依法追究责任。

【技能实训】

一、实训目的

了解我国执业药师制度实施情况。

二、实训要求

以3~5人为一小组，通过检索查阅文献、网络了解我国执业药师制度实施现状，独立确定调研方向，设计调研问卷、访谈提纲，要求调研立意明确，具有可操作性。两周内完成调研，并提交书面调研报告进行汇报交流。

三、实训内容

1．以小组为单位进行检索、查阅国家药品监督管理局、中国药师协会、《中国执业药师》《医药经济报》《中国医药报》等相关网站、杂志及报刊，了解执业药师相关内容，明确本组调研目的。

2．起草调研计划，制作调查问卷及访谈提纲，提交教师审阅。

3．通过问卷、访谈等形式对调研对象进行调研。

4．整理分析调研结果，撰写我国执业药师制度某一方面的小报告。

四、实训评价

老师根据小组工作状态、调研报告完成质量进行成绩评定。

项目二　药品监督管理

PPT

学习目标

知识目标

1. 掌握　药事行政许可项目审批权限的分工、行政处罚类别及程序。
2. 熟悉　药事行政许可、药品行政监督的法律要求与风险。
3. 了解　药品行政处罚通知书格式内容、药品技术监督。

技能目标

4. 能根据药品监督管理机构的职责分工按层级合规报批行政许可及其变更事项。
5. 学会分辨行政处罚是否法律依据明确、程序正当。

导学情景

情景描述： 河南舞阳县民康医药有限公司五十七分店销售劣药案

2020年1月2日，河南省舞阳县市场监督管理局在对舞阳县民康医药有限公司五十七分店进行药品经营许可证更换验收检查时，发现该店销售的药品"广健"牌藿胆丸（9瓶）已超过有效期。该店设置有不合格药品箱，位于进店东侧药品阴凉柜南边，但该药未放置在不合格药品箱内，而是放置在店内进门西侧OTC丸剂类货架前桌子内。放置位置既未标注"已过期"之类警示语，又不能提供该过期药品的不合格药品记录台账，计算机系统陈列检查记录中也未显示该过期药品的记录。该店的行为涉嫌违反《中华人民共和国药品管理法》第九十八条第一款之规定，舞阳县市场监督管理局决定，于2020年1月3日立案调查。

经调查，舞阳县民康医药有限公司五十七分店于2018年2月3日从周口市天久康药业有限公司以单价1.70元/瓶的价格购进广州粤华制药有限公司生产的OTC类药品"广健"牌藿胆丸20瓶，并以每瓶1.80元的价格对外销售。该药品外包装上标识的内容为：广健，OTC，藿胆丸，生产厂家：广州粤华制药有限公司，产品批号：171001，生产日期：20171012，有效期至201909，固体药用塑料瓶（高密度聚乙烯）包装，每瓶装36克。

2020年1月3日，舞阳县市场监督管理局再次对该店依法进行检查，在该店经营使用的计算机内未发现对药品"广健"牌藿胆丸的购进、销售、陈列检查、过期药品以及近效期药品情况的记录。在该店的卫生检查记录表和陈列药品质量检查汇总记录中也未发现药品"广健"牌藿胆丸的相关记录。执法人员现场提取了关于药品"广健"牌藿胆丸供货方周口市天久康药业有限公司的销售（复核）清单、资质文件等。经过对该店相关负责人的调查，证实该店未对药品"广健"牌藿胆丸的销售情况进行记录。

2020年1月14日，舞阳县市场监督管理局依法对所扣押的药品"广健"牌藿胆丸进行抽样检验，结论为：所检项目符合《中华人民共和国药典》2015年版一部、四部的要求。

处理结果： 2020年4月16日，舞阳县市场监督管理局调查终结，认为舞阳县民康医药有限公司五十七分店销售劣药"广健"牌藿胆丸的行为，违反了《中华人民共和国药品管理法》第九十八条"禁止生产（包括配制，下同）、销售、使用假药、劣药"之规定，属销售劣药行为。鉴于当事人在经营过程中销售劣药经营额较小，案件调查过程中能够积极配合调查，如实交代违法事实并且能够主动提供有关证据材料。截至案发，未接到患者使用上述药品藿胆丸后有不良反应的投诉，社会危害性较小，尚未达到追诉当事人刑事责任的条件，确定当事人的违法行为属于情节"较轻"，对其作出罚款10万元并没收违法销售的劣药"广健"藿胆丸9瓶的决定。

药品监督管理是指国家药品监督管理部门根据国家授予的职权，依法对药品研制、生产、经营和使用等环节实行的规范化管理和全过程监管活动。药品监督管理传统上分为药事行政许可、药品行政监督和药品技术监督三个方面。诸如药品生产许可证、药品经营许可证、药品注册批件等属于药事行政许可的范畴；药品行政监督是行政机构对各种药事活动进行的系统性监督管理，包括行政处罚、行政强制、行政禁止、行政裁决、行政拘留等；国家设置了药品检验机构、药品审评机构、药品评价机构等，这些机构就是实施药品技术监督的。

任务一　药事行政许可

一、基础知识

《中华人民共和国行政许可法》第二条规定，行政许可是指行政机关根据公民、法人或者其他组织的申请，经依法审查，准予其从事特定活动的行为。可以设定行政许可的事项主要有直接关系人身健康、生命财产安全等特定活动，需要按照法定条件予以批准的事项；直接关系人身健康、生命财产安全的重要设备、设施、产品、物品，需要按照技术标准、技术规范，通过检验、检测、检疫等方式进行审定的事项等。

法律、行政法规、地方性法规可以设定行政许可。尚未制定法律、行政法规和地方性法规的，因行政管理的需要，确需立即实施行政许可的，省、自治区、直辖市人民政府规章可以设定临时性的行政许可。

建立公正透明、内容科学、程序规范、廉洁高效、权责一致、监督有力的行政许可制度，提高药事行政部门的审批效率，实现药品监督管理的科学化、民主化、法治化和现代化，是药品监管的努力方向。

（一）药事行政许可的概念

药事行政许可，是指享有法定职权的行政机关根据公民、法人或者其他组织的申请，经依法审查，准予其从事药事活动、认可其资格资质或者赋予其某种法律权利的行为。药品行政许可是一种前置性管理措施。其实质是国家对关系到人体生命健康的药品采用行政许可的方式加以管理的一种手段和方式。其目的是为了将关系到人民生命健康的药品注册、生产、经营、使用等纳入规范的行政管理的监督之下，以确保人民群众用药安全有效。

（二）设定和实施药事行政许可的原则

药事行政许可的原则有：①法定原则。应当依照法定的权限、范围、条件和程序。②公开、公平、公正原则。应当公开、公平、公正，维护行政相对人的合法权益。③便民和效率原则。应当便民，提高办事效率，提供优质服务。④信赖保护原则。公民、法人或者其他组织依法取得的行政许可受法律保护，行政机关不得擅自改变已经生效的行政许可。行政许可所依据的法律、法规、规章修改或者废止，或者准予行政许可所依据的客观情况发生重大变化的，为了公共利益的需要，行政机关可以依法变更或者撤回已经生效的行政许可。

（三）药事行政许可事项

我国现行药品管理法律确定的行政许可项目有：药品生产许可，表现形式为颁发《药品生产许可证》和《医疗机构制剂许可证》；药品经营许可，表现形式为颁发《药品经营许可证》；药品上市许可，表现形式为颁发药品生产批准证明文件，如国产药的药品批准文号、进口药品注册证、医药产品注册证、医疗机构制剂批准文号等；药品广告许可，表现形式为药品广告批准文号；药品临床研究许可，表现形式为颁发药品临床试验批件；药师执业许可，表现形式为颁发《执业药师注册证》等。

（四）药事行政许可的申请与受理

药事行政许可的申请：申请人向药事行政机关提出行政许可申请，行政机关应向申请人提供格式文本，应公示行政许可事项和条件，应对公示内容进行解释、说明。行政许可申请人应提供真实信息，同时申请人享有要求行政机关进行解释、说明的权利。

药事行政许可的受理：药事行政机关受理行政许可申请，申请事项不需要取得行政许可的，行政机关应告知。申请事项不属于本行政机关职权范围的，行政机关应告知其向有权机关申请。申请材料存在可以当场更正的错误的，行政机关应当允许申请人当场更正。申请材料不全需要补全的，行政机关应当在法定期限内一次性告知申请人。申请事项符合法定条件、属于行政机关管辖范围的，应当受理该申请。

（五）撤销药事行政许可的情形

如在获得药事行政许可前后存在以下情形，职权机关或者其上级行政机关，可以撤销行政许可：①行政机关工作人员滥用职权、玩忽职守作出准予行政许可决定的；②超越法定职权作出准予行政许可决定的；③违反法定程序作出准予行政许可决定的；④对不具备申请资格或者不符合法定条件的申请人准予行政许可的；⑤依法可以撤销行政许可的其他情形。被许可人以欺骗、贿赂等不正当手段取得行政许可的，应当予以撤销。同时，如果按照上述情形撤销行政许可，可能对公共利益造成重大损害的，不予撤销。

（七）各级药品监督管理部门的行政许可权限

国家药品监督管理局的行政许可权限包括：①国产药品注册审批；②进口药品（包括进口药品、临时进口药品）注册审批；③港澳台医药产品（包括进口药品、临时进口药品）注册审批；④麻醉药品和第一类精神药品全国性批发企业审批；⑤开展（涉及）麻醉药品和精神药品实验研究活动及成果转让审批；⑥麻醉药品和精神药品进出口准许证核发；⑦放射性药品生产、经营企业审批；⑧医疗机构配制的制剂调剂（跨省）审批；⑨中药保护品种证书核发；⑩药物非临床研究质量管理规范（GLP）认证；⑪疫苗类制品、血液制品、用于血源筛查的体外诊断试剂以及国务院药品监督管理部门规定的其他生物制品销售前或进口时检验或审批。

省、自治区、直辖市药品监督管理局的行政许可权限包括：开办药品生产企业申请、药品委托生产、第二类精神药品制剂定点生产审批、药品经营企业（批发、连锁）开办、医疗机构制剂注册、医疗机构制剂调剂审批、执业药师注册、药品广告审查、药品再注册、毒性药品收购经营审批、药品经营企业从事第二类精神药品批发业务的审批、互联网药品信息服务、互联网药品交易服务企业（第三方平台）审批、医疗机构制剂临床审批、医疗机构配制制剂许可、医疗机构放射性药品使用许可等。

设区市级药品监督管理部门行政许可权限包括：药品零售企业许可、《麻醉药品、精神药品邮寄证明》审批、药品零售连锁企业从事第二类精神药品制剂零售业务的审批、《麻醉药品、第一类精神药品运输证明》审批等。

下级药品监督管理部门可以实施上一级别药品监督管理部门委托其实施的行政许可。

二、《医疗机构制剂许可证》受理举例

以受理审核《医疗机构制剂许可证》申请资料为例，展示行政许可申请受理的工作要点。

（一）明确目标

依法、合规、高效地受理《医疗机构制剂许可证》申办材料，并完成形式审查工作。

（二）受理资料

核对医疗机构制剂许可证申报材料是否齐全。

申报材料基本要求有：①申报资料完整、清晰，仿宋四号字，使用A4纸张单面打印或复印，并按资料要求依顺序编制目录和页码，装订成册。②申报资料均应加盖公章；凡复印件上均应注明"此复印件与原件相符"字样或者文字说明，并注明日期加盖公章；如单项资料复印件2页以上（含2页）的需加盖骑缝章。③《授权委托书》应明确委托的内容，并附受托人身份证复印件，委托书应由法定代表人签字并加盖公章。

表2-1 申请《医疗机构制剂许可证》资料目录

序号	内容
1	申报资料目录及真实性自我保证声明
2	法定代表人授权委托书
3	行政许可申请书
4	医疗机构制剂许可证申请表
5	医疗机构的基本情况，《医疗机构执业许可证》正、副本复印件及组织机构代码证复印件
6	省级卫生行政部门的审核同意意见
7	实施《医疗机构制剂配制质量管理规范》自查报告
8	拟办制剂室的基本情况，包括制剂室投资规模、占地面积、周围环境、基础设施等条件说明，并提供医疗机构总平面布局图、制剂室平面布局图和工艺布局图（洁净区标明空气洁净度等级）
9	制剂室负责人、药检室负责人、制剂质量管理组织负责人简历（包括姓名、年龄、性别、学历、所学专业、职务、职称、从事药学工作年限等）及专业技术人员占制剂室工作人员的比例
10	拟配制范围、剂型、配制能力以及品种、规格、质量标准
11	洁净室的检测报告（需市级及以上药品检验所检测报告）
12	配制剂型的工艺流程图，并注明主要质量控制点
13	主要配制设备、检测仪器目录
14	制剂配制管理、质量管理文件目录

（三）实施程序

根据省药品监督管理局受理中心受理人员岗位职责及权限，按程序逐步完成下列事务：

1. **查验材料**　对照标准查验申请材料。

2. **合规受理**　对申请材料齐全、符合形式审查要求的，应及时受理，填写《受理通知书》，将《受理通知书》交与申请人作为受理凭证。

3. **补正通知**　对申请人提交的申请材料不齐全或形式不符合审查要求的，受理人员一次性告知申请人补正相关材料，填写《补正材料通知书》，注明已具备和需要补正的事项。

4. **补正受理**　经补正材料后符合形式审查要求的，应及时受理，填写《受理通知书》，将《受理通知书》交与申请人作为受理凭证。

5. **不予受理**　经补正材料后仍不符合审查要求的，不予受理，填写《不予受理通知书》并注明理由，将《不予受理通知书》和申报材料退回申请人。

6. **材料转交**　《受理通知书》《不予受理通知书》应当加盖省局受理专用章，并注明日期。对已受理的申请，应及时将《受理通知书》和申报材料转交药品生产监管处审核人员，双方办理交接手续。

三、行政许可法律法规要求

药品是直接关系公共安全、人身健康、生命安全的产品，药品注册、药品生产、药品经营、药品广告等活动，需要根据《行政许可法》《药品管理法》等法律法规的规定，取得相应的行政许可。

（一）《行政许可法》

《行政许可法》对行政许可的实施程序规定如下：

第二十九条　公民、法人或者其他组织从事特定活动，依法需要取得行政许可的，应当向行政机关提出申请。申请书需要采用格式文本的，行政机关应当向申请人提供行政许可申请书格式文本。申请书格式文本中不得包含与申请行政许可事项没有直接关系的内容。

申请人可以委托代理人提出行政许可申请。但是，依法应当由申请人到行政机关办公场所提出行政许可申请的除外。

行政许可申请可以通过信函、电报、电传、传真、电子数据交换和电子邮件等方式提出。

第三十条　行政机关应当将法律、法规、规章规定的有关行政许可的事项、依据、条件、数量、程序、期限以及需要提交的全部材料的目录和申请书示范文本等在办公场所公示。

申请人要求行政机关对公示内容予以说明、解释的，行政机关应当说明、解释，提供准确、可靠的信息。

第三十一条　申请人申请行政许可，应当如实向行政机关提交有关材料和反映真实情况，并对其申请材料实质内容的真实性负责。行政机关不得要求申请人提交与其申请的行政许可事项无关的技术资料和其他材料。

第三十二条　行政机关对申请人提出的行政许可申请，应当根据下列情况分别作出处理：

（一）申请事项依法不需要取得行政许可的，应当即时告知申请人不受理；

（二）申请事项依法不属于本行政机关职权范围的，应当即时作出不予受理的决定，并告知申请人向有关行政机关申请；

（三）申请材料存在可以当场更正的错误的，应当允许申请人当场更正；

（四）申请材料不齐全或者不符合法定形式的，应当当场或者在五日内一次告知申请人需要补正的全部内容，逾期不告知的，自收到申请材料之日起即为受理；

（五）申请事项属于本行政机关职权范围，申请材料齐全、符合法定形式，或者申请人按照本行政机关的要求提交全部补正申请材料的，应当受理行政许可申请。

行政机关受理或者不予受理行政许可申请，应当出具加盖本行政机关专用印章和注明日期的书面凭证。

第三十三条　行政机关应当建立和完善有关制度，推行电子政务，在行政机关的网站上公布行政许可事项，方便申请人采取数据电文等方式提出行政许可申请；应当与其他行政机关共享有关行政许可信息，提高办事效率。

第三十四条　行政机关应当对申请人提交的申请材料进行审查。

申请人提交的申请材料齐全、符合法定形式，行政机关能够当场作出决定的，应当当场作出书面的行政许可决定。

根据法定条件和程序，需要对申请材料的实质内容进行核实的，行政机关应当指派两名以上工作人员进行核查。

第三十五条　依法应当先经下级行政机关审查后报上级行政机关决定的行政许可，下级行政机关应当在法定期限内将初步审查意见和全部申请材料直接报送上级行政机关。上级行政机关不得要求申请人重复提供申请材料。

第三十六条　行政机关对行政许可申请进行审查时，发现行政许可事项直接关系他人重大利益的，应当告知该利害关系人。申请人、利害关系人有权进行陈述和申辩。行政机关应当听取申请人、利害关系人的意见。

第三十七条　行政机关对行政许可申请进行审查后，除当场作出行政许可决定的外，应当在法定期限内按照规定程序作出行政许可决定。

第三十八条　申请人的申请符合法定条件、标准的，行政机关应当依法作出准予行政许可的书面决定。

行政机关依法作出不予行政许可的书面决定的，应当说明理由，并告知申请人享有依法申请行政复议或者提起行政诉讼的权利。

第三十九条　行政机关作出准予行政许可的决定，需要颁发行政许可证件的，应当向申请人颁发加盖本行政机关印章的下列行政许可证件：

（一）许可证、执照或者其他许可证书；

（二）资格证、资质证或者其他合格证书；

（三）行政机关的批准文件或者证明文件；

（四）法律、法规规定的其他行政许可证件。

行政机关实施检验、检测、检疫的，可以在检验、检测、检疫合格的设备、设施、产品、物品上加贴标签或者加盖检验、检测、检疫印章。

第四十条　行政机关作出的准予行政许可决定，应当予以公开，公众有权查阅。

第四十一条　法律、行政法规设定的行政许可，其适用范围没有地域限制的，申请人取得的行政许可在全国范围内有效。

（二）《药品管理法》

药事许可的相关法律条款如下：

第十九条　开展药物临床试验，应当按照国务院药品监督管理部门的规定如实报送研制方法、质量指标、药理及毒理试验结果等有关数据、资料和样品，经国务院药品监督管理部门批准。

第二十四条　在中国境内上市的药品，应当经国务院药品监督管理部门批准，取得药品注册证书；但是，未实施审批管理的中药材和中药饮片除外。实施审批管理的中药材、中药饮片品种目录由国务院药品监督管理部门会同国务院中医药主管部门制定。

申请药品注册，应当提供真实、充分、可靠的数据、资料和样品，证明药品的安全性、有效性和质量可控性。

第二十五条　对申请注册的药品，国务院药品监督管理部门应当组织药学、医学和其他技术人员进行审评，对药品的安全性、有效性和质量可控性以及申请人的质量管理、风险防控和责任赔偿等能力进行审查；符合条件的，颁发药品注册证书。

国务院药品监督管理部门在审批药品时，对化学原料药一并审评审批，对相关辅料、直接接触药品的包装材料和容器一并审评，对药品的质量标准、生产工艺、标签和说明书一并核准。

本法所称辅料，是指生产药品和调配处方时所用的赋形剂和附加剂。

第四十一条　从事药品生产活动，应当经所在地省、自治区、直辖市人民政府药品监督管理部门批准，取得药品生产许可证。无药品生产许可证的，不得生产药品。

药品生产许可证应当标明有效期和生产范围，到期重新审查发证。

第五十一条　从事药品批发活动，应当经所在地省、自治区、直辖市人民政府药品监督管理部门批准，取得药品经营许可证。从事药品零售活动，应当经所在地县级以上地方人民政府药品监督管理部门批准，取得药品经营许可证。无药品经营许可证的，不得经营药品。

药品经营许可证应当标明有效期和经营范围，到期重新审查发证。

第七十四条　医疗机构配制制剂，应当经所在地省、自治区、直辖市人民政府药品监督管理部门批准，取得医疗机构制剂许可证。无医疗机构制剂许可证的，不得配制制剂。

医疗机构制剂许可证应当标明有效期，到期重新审查发证。

第七十六条　医疗机构配制的制剂，应当是本单位临床需要而市场上没有供应的品种，并应当经所在地省、自治区、直辖市人民政府药品监督管理部门批准；但是，法律对配制中药制剂另有规定的除外。

第八十九条　药品广告应当经广告主所在地省、自治区、直辖市人民政府确定的广告审查机关批准；未经批准的，不得发布。

四、药事行政许可的法律风险

《药品管理法》与行政许可的法律责任条款如下：

第一百一十五条　未取得药品生产许可证、药品经营许可证或者医疗机构制剂许可证生产、销售药品的，责令关闭，没收违法生产、销售的药品和违法所得，并处违法生产、销售的药品（包括已售出和未售出的药品，下同）货值金额十五倍以上三十倍以下的罚款；货值金额不足十万元的，按十万元计算。

第一百二十三条　提供虚假的证明、数据、资料、样品或者采取其他手段骗取临床试验许可、药品生产许可、药品经营许可、医疗机构制剂许可或者药品注册等许可的，撤销相关许可，十年内不受理其相应申请，并处五十万元以上五百万元以下的罚款；情节严重的，对法定代表人、主要负责人、直接负责的主管人员和其他责任人员，处二万元以上二十万元以下的罚款，十年内禁止从事药品生产经营活动，并可以由公安机关处五日以上十五日以下的拘留。

第一百二十四条　违反本法规定，有下列行为之一的，没收违法生产、进口、销售的药品和违法所得以及专门用于违法生产的原料、辅料、包装材料和生产设备，责令停产停业整顿，并处违法生产、进口、销售的药品货值金额十五倍以上三十倍以下的罚款；货值金额不足十万元的，按十万元计算；情节严重的，吊销药品批准证明文件直至吊销药品生产许可证、药品经营许可证或者医疗机构制剂许可证，对法定代表人、主要负责人、直接负责的主管人员和其他责任人员，没收违法行为发生期间自本单位所获收入，并处所获收入百分之三十以上三倍以下的罚款，十年直至终身禁止从事药品生产经营活动，并可以由公安机关处五日以上十五日以下的拘留：

（一）未取得药品批准证明文件生产、进口药品；

（二）使用采取欺骗手段取得的药品批准证明文件生产、进口药品；

（三）使用未经审评审批的原料药生产药品；

……

（七）未经批准在药品生产过程中进行重大变更。

销售前款第一项至第三项规定的药品，或者药品使用单位使用前款第一项至第五项规定的药品的，依照前款规定处罚；情节严重的，药品使用单位的法定代表人、主要负责人、直接负责的主管人员和其他责任人员有医疗卫生人员执业证书的，还应当吊销执业证书。

未经批准进口少量境外已合法上市的药品，情节较轻的，可以依法减轻或者免予处罚。

第一百二十五条　违反本法规定，有下列行为之一的，没收违法生产、销售的药品和违法所得以及包装材料、容器，责令停产停业整顿，并处五十万元以上五百万元以下的罚款；情节严重的，吊销药品批准证明文件、药品生产许可证、药品经营许可证，对法定代表人、主要负责人、直接负责的主管人员和其他责任人员处二万元以上二十万元以下的罚款，十年直至终身禁止从事药品生产经营活动：

（一）未经批准开展药物临床试验；

（二）使用未经审评的直接接触药品的包装材料或者容器生产药品，或者销售该类药品；

（三）使用未经核准的标签、说明书。

第一百四十七条　违反本法规定，药品监督管理部门有下列行为之一的，应当撤销相关许可，对直接负责的主管人员和其他直接责任人员依法给予处分：

（一）不符合条件而批准进行药物临床试验；

（二）对不符合条件的药品颁发药品注册证书；

（三）对不符合条件的单位颁发药品生产许可证、药品经营许可证或者医疗机构制剂许可证。

任务二　药品行政监督

在我国，药品监督管理传统上一般分为行政监督与技术监督。行政机关对药品、药事组织、药事活动、药品信息所进行的监督管理为行政监管，包括行政许可、行政监督、行政处罚、行政强制、行政禁止、行政裁决、行政拘留等；诸如药品检验所等专业技术机构为行政监督提供药品检验、检测、技术评审等与药学专业技术密切相关的监督管理则为技术监督，包括药品检验、药品审评等。

一、基础知识

随着我国市场经济的不断发展，我国行政处罚法、行政强制法、行政许可法、行政程序法、行政公开法、行政复议法、行政诉讼法、国家赔偿法等法律的颁布实施，我国行政管理逐步进入到法制轨道。行政监督检查是指行政机关或法定授权的组织依法对管理相对人遵守法律、法规和规章的情况进行的督促检查。检查的内容主要是公民、法人或其他组织是否依法正当行使权利和履行义务。药品行政监督管理也成为其中不可或缺的一部分。

（一）药品行政监督的概念

药品行政监督是指各级药品监督管理部门及相关部门依据国家法律法规和相关政策，运用行政权力，通过制定规章、实施许可、开展认证、监督检查、行政处罚、行政强制、行政拘留等方式，对药品研制、生产、经营和使用环节实行规范化管理和全过程监管的活动。药品行政监督的目的是保证药品质量，保障人民群众的用药安全，维护人民身体健康和用药的合法权益。

1. 药品质量管理规范符合性检查 药品质量管理规范符合性检查是药品监督管理部门依法对药品研发、生产、经营使用进行监督检查的一种手段。是药品监督部门对药品研究、生产、经营、使用单位，实施相应质量管理规范进行检查、评价的过程。我国陆续颁布实施了《药物非临床研究质量管理规范》（GLP）、《药物临床试验质量管理规范》（GCP）、《药品生产质量管理规范》（GMP）、《药品经营质量管理规范》（GSP）、《中药材生产质量管理规范》（GAP）和《药品警戒质量管理规范》（GVP）等部门规章。在1998年至2019年的药品监督管理过程中，强制实施了GMP认证、GSP认证。随着监管方式的变化，2016年GAP认证作为行政审批事项被取消，2019年新《药品管理法》强调持续合规，不再提及认证与发放认证证书。但GMP、GSP、GLP、GCP、GAP等各类质量管理规范仍是药事活动中质量管理和质量控制的基本要求，认证模式逐渐转为事中事后的符合性检查，比如GMP、GSP符合性检查及专项检查、飞行检查。

2. 药品监督检查 药品监督检查，是指药品监督管理机关，对药事组织和相关个人遵守药事行政法律规范的情况进行监督检查的行政行为。

药品监督检查可以采用书面检查、现场检查或者书面与现场检查相结合的方式。监督检查的主要内容是药品生产企业、药品经营企业等执行有关法律、法规及实施药品GMP、GSP的情况。药品监督检查主要有日常监督检查、跟踪检查、专项检查、飞行检查。比如《药品生产许可证》《药品经营许可证》换发或年检实施的现场检查、药品GMP跟踪检查、日常监督检查等。

日常监督检查包括：许可检查、日常检查、有因检查。按照属地监管原则实行分级负责。省、设区的市、县级药品监督管理部门负责组织实施对辖区内药品生产企业和制剂室、药品经营企业的日常监督管理和检查工作。跟踪检查是药品监督管理部门对GMP/GSP认证通过之后的企业实施的定期检查。专项检查是在特殊时期或特殊情况下组织的针对性很强的不同形式的监督检查。

药品飞行检查是药品监督管理部门针对药品生产、经营等环节开展的不预先告知的突击检查或者暗访调查。飞行检查与其他的监督检查相比，其特点为：行动的保密性；检查的突然性；接待的绝缘性；现场的灵活性；记录的即时性；处罚的透明性。

3. 行政强制 行政强制，是指药品监督管理机关为保护人民身体健康、维护药品管理秩序，对行政相对人的人身及财产自由等采取的强制性的具体行政行为的总称。行政强制可以分为即时性强制和执行性强制，前者的目的是为了预防或者制止违法行为或危害社会的行为；后者的目的是为了迫使行政相对人履行法定义务。

根据相关规定，药品监督管理部门采取查封、扣押的行政强制措施的，应当自采取行政强制措施之日起7日内作出是否立案的决定；需要检验的，应当自检验报告书发出之日起15日内作出是否立案的决定。经过检查、检验，确认存在严重质量问题的，应当依法予以行政处罚或者移交司法机关追究刑事责任。经过检查、检验，不符合立案条件的，应当解除行政强制措施；需要暂停销售和使用的，应当由国务院或者省、自治区、直辖市人民政府的药品监督管理部门作出决

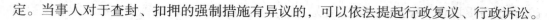

定。当事人对于查封、扣押的强制措施有异议的，可以依法提起行政复议、行政诉讼。

（二）行政处罚

当从事药事活动的单位或个人违反药品管理法律、法规、规章时，药品监督管理部门依法对其作出行政处罚，这一处罚就是药事行政处罚。

1. 行政处罚种类　根据违法情节的轻重，行政处罚可分为：①警告：警告包括口头警告与书面警告，是一种申诫式处罚；②通报批评；③罚款：是一种财产处罚，一般为固定金额范围或货值金额固定倍数；④没收违法所得，没收非法财物：是财产处罚；⑤暂扣许可证件、降低资质等级、吊销许可证件：是能力处罚；⑥限制开展生产经营活动、责令停产停业、责令关闭、限制从业：是能力处罚；⑦行政拘留：是人身自由处罚。⑧法律、行政法规规定的其他行政处罚。

课堂互动

请大家说说行政处罚与刑事处罚和民事处罚有何不同？

2. 行政处罚原则　公正、公开的原则。设定和实施药事行政处罚必须以事实为依据，与违法行为的事实、性质、情节以及社会危害程度相当。对违法行为给予行政处罚的规定必须公布；未经公布的，不得作为行政处罚的依据。

处罚与教育相结合原则。实施药品行政处罚，纠正违法行为，应当坚持处罚与教育相结合原则。教育个人或药事组织自觉守法。个人或药事组织对行政机关所给予的行政处罚，享有陈述权、申辩权；对行政处罚不服的，有权依法申请行政复议或者提起行政诉讼。因行政机关违法给予行政处罚受到损害的，有权依法提出赔偿要求。行政处罚不能替代刑事处罚或民事责任。

3. 行政处罚的一般程序　除可以当场作出的行政处罚的简易程序外，行政机关发现公民、法人或者其他组织有依法应当给予行政处罚的行为的，必须全面、客观、公正地调查，收集有关证据；必要时，依照法律、法规的规定，可以进行检查。

行政机关在调查或者进行检查时，执法人员不得少于两人，并应当向当事人或者有关人员出示证件。当事人或者有关人员应当如实回答询问，并协助调查或者检查，不得阻挠。询问或者检查应当制作笔录。

行政机关在收集证据时，可以采取抽样取证的方法；在证据可能灭失或者以后难以取得的情况下，经行政机关负责人批准，可以先行登记保存，并应当在七日内及时作出处理决定，在此期间，当事人或者有关人员不得销毁或者转移证据。执法人员与当事人有直接利害关系的，应当回避。

调查终结，行政机关负责人应当对调查结果进行审查，根据不同情况，分别作出如下决定：确有应受行政处罚的违法行为的，根据情节轻重及具体情况，作出行政处罚决定；违法行为轻微，依法可以不予行政处罚的，不予行政处罚；违法事实不能成立的，不得给予行政处罚；违法行为已构成犯罪的，移送司法机关。

对情节复杂或者重大违法行为给予较重的行政处罚，行政机关的负责人应当集体讨论决定。

行政机关依照规定给予行政处罚，应当制作行政处罚决定书。行政处罚决定书应当载明下列事项：当事人的姓名或者名称、地址；违反法律、法规或者规章的事实和证据；行政处罚的种类和依据；行政处罚的履行方式和期限；不服行政处罚决定，申请行政复议或者提起行政诉讼的途径和期限；作出行政处罚决定的行政机关名称和作出决定的日期。行政处罚决定书必须盖有作出行政处罚决定的行政机关的印章。

行政处罚决定书应当在宣告后当场交付当事人；当事人不在场的，行政机关应当在七日内依照民事诉讼法的有关规定，将行政处罚决定书送达当事人。

行政机关及其执法人员在作出行政处罚决定之前，不依照规定向当事人告知给予行政处罚的事实、理由和依据，或者拒绝听取当事人的陈述、申辩，行政处罚决定不能成立；当事人放弃陈述或者申辩权利的除外。

二、药品监督管理的法律要求

《药品管理法》（2019年修订）相关法条如下：

第九十九条　药品监督管理部门应当依照法律、法规的规定对药品研制、生产、经营和药品使用单位使用药品等活动进行监督检查，必要时可以对为药品研制、生产、经营、使用提供产品或者服务的单位和个人进行延伸检查，有关单位和个人应当予以配合，不得拒绝和隐瞒。

药品监督管理部门应当对高风险的药品实施重点监督检查。

对有证据证明可能存在安全隐患的，药品监督管理部门根据监督检查情况，应当采取告诫、约谈、限期整改以及暂停生产、销售、使用、进口等措施，并及时公布检查处理结果。

药品监督管理部门进行监督检查时，应当出示证明文件，对监督检查中知悉的商业秘密应当保密。

第一百条　药品监督管理部门根据监督管理的需要，可以对药品质量进行抽查检验。抽查检验应当按照规定抽样，并不得收取任何费用；抽样应当购买样品。所需费用按照国务院规定列支。

对有证据证明可能危害人体健康的药品及其有关材料，药品监督管理部门可以查封、扣押，并在七日内作出行政处理决定；药品需要检验的，应当自检验报告书发出之日起十五日内作出行政处理决定。

第一百零一条　国务院和省、自治区、直辖市人民政府的药品监督管理部门应当定期公告药品质量抽查检验结果；公告不当的，应当在原公告范围内予以更正。

第一百零三条　药品监督管理部门应当对药品上市许可持有人、药品生产企业、药品经营企业和药物非临床安全性评价研究机构、药物临床试验机构等遵守药品生产质量管理规范、药品经营质量管理规范、药物非临床研究质量管理规范、药物临床试验质量管理规范等情况进行检查，监督其持续符合法定要求。

第一百一十三条　药品监督管理部门发现药品违法行为涉嫌犯罪的，应当及时将案件移送公安机关。

对依法不需要追究刑事责任或者免予刑事处罚，但应当追究行政责任的，公安机关、人民检察院、人民法院应当及时将案件移送药品监督管理部门。

公安机关、人民检察院、人民法院商请药品监督管理部门、生态环境主管部门等部门提供检验结论、认定意见以及对涉案药品进行无害化处理等协助的，有关部门应当及时提供，予以协助。

三、药品监督管理的法律风险

《药品管理法》（2019年修订）相关法条如下：

第一百零九条　药品监督管理部门未及时发现药品安全系统性风险，未及时消除监督管理区域内药品安全隐患的，本级人民政府或者上级人民政府药品监督管理部门应当对其主要负责人进行约谈。

第一百一十一条 药品监督管理部门及其设置或者指定的药品专业技术机构不得参与药品生产经营活动，不得以其名义推荐或者监制、监销药品。

药品监督管理部门及其设置或者指定的药品专业技术机构的工作人员不得参与药品生产经营活动。

第一百四十五条 药品监督管理部门或者其设置、指定的药品专业技术机构参与药品生产经营活动的，由其上级主管机关责令改正，没收违法收入；情节严重的，对直接负责的主管人员和其他直接责任人员依法给予处分。

药品监督管理部门或者其设置、指定的药品专业技术机构的工作人员参与药品生产经营活动的，依法给予处分。

第一百四十七条 违反本法规定，药品监督管理部门有下列行为之一的，应当撤销相关许可，对直接负责的主管人员和其他直接责任人员依法给予处分：

（一）不符合条件而批准进行药物临床试验；

（二）对不符合条件的药品颁发药品注册证书；

（三）对不符合条件的单位颁发药品生产许可证、药品经营许可证或者医疗机构制剂许可证。

第一百四十九条 违反本法规定，药品监督管理等部门有下列行为之一的，对直接负责的主管人员和其他直接责任人员给予记过或者记大过处分；情节较重的，给予降级或者撤职处分；情节严重的，给予开除处分：

（一）瞒报、谎报、缓报、漏报药品安全事件；

（二）对发现的药品安全违法行为未及时查处；

（三）未及时发现药品安全系统性风险，或者未及时消除监督管理区域内药品安全隐患，造成严重影响；

（四）其他不履行药品监督管理职责，造成严重不良影响或者重大损失。

第一百五十条 药品监督管理人员滥用职权、徇私舞弊、玩忽职守的，依法给予处分。

查处假药、劣药违法行为有失职、渎职行为的，对药品监督管理部门直接负责的主管人员和其他直接责任人员依法从重给予处分。

《刑法修正案（十一）》（2020年修正）相关法条如下：

第四百零八条之一第一款修改为："负有食品药品安全监督管理职责的国家机关工作人员，滥用职权或者玩忽职守，有下列情形之一，造成严重后果或者有其他严重情节的，处五年以下有期徒刑或者拘役；造成特别严重后果或者有其他特别严重情节的，处五年以上十年以下有期徒刑：

（一）瞒报、谎报食品安全事故、药品安全事件的；

（二）对发现的严重食品药品安全违法行为未按规定查处的；

（三）在药品和特殊食品审批审评过程中，对不符合条件的申请准予许可的；

（四）依法应当移交司法机关追究刑事责任不移交的；

（五）有其他滥用职权或者玩忽职守行为的。

徇私舞弊犯前款罪的，从重处罚。

四、药品行政处罚

以某药品行政处罚为例，说明药品监督管理的具体过程。

（一）药品行政处罚实施程序

1. 受理　药品监督管理部门对涉案举报线索及交办、报送的事项应当及时调查处理。

2. 立案　符合立案条件的，应当报分管负责人批准立案，并确定2名以上执法人员为案件承办人。

3. 调查取证　药品监督管理部门进行案件调查时，执法人员不得少于2人，并应当出示执法证件。首次向案件当事人收集、调取证据的，应当告知其有申请办案人员回避的权利。被调查人或者有关人员应当如实回答询问并协助、配合调查，及时提供依法应当保存的票据、凭证、记录等相关材料，不得阻挠、干扰案件的调查。办案过程中涉及国家秘密、商业秘密和个人隐私的，执法人员应当保守秘密。

执法人员进行现场调查时，应当制作笔录。笔录应当注明执法人员身份、证件名称、证件编号及调查目的。执法人员应当在笔录上签字。笔录经核对无误后，被调查人应当在笔录上逐页签字或者按指纹，并在笔录上注明对笔录真实性的意见。笔录修改处，应当由被调查人签字或者按指纹。

办案人员应当依法收集与案件有关的证据。证据包括书证、物证、视听资料、证人证言、当事人陈述、检验报告、鉴定意见、调查笔录、电子数据、现场检查笔录等。立案前调查或者检查过程中依法取得的证据，可以作为认定事实的依据。

在证据可能灭失或者以后难以取得的情况下，经分管负责人批准，可以先行登记保存，并向当事人出具先行登记保存物品通知书。先行登记保存期间，当事人或者有关人员不得损毁、销毁或者转移证据。药品监督管理部门在案件调查时，经分管负责人批准可以依法采取查封、扣押等行政强制措施，执法人员应当向当事人出具查封、扣押决定书。情况紧急，需要当场采取查封、扣押措施的，执法人员应当在查封扣押后24小时内向分管负责人报告，并补办批准手续。分管负责人认为不应当采取行政强制措施的，应当立即解除。

案件调查终结后，案件承办人应当撰写调查终结报告，简易程序除外。调查终结报告内容包括：当事人基本情况、案由、违法事实及证据、调查经过等；拟给予行政处罚的，还应当包括所适用的依据及处罚建议。

4. 处罚决定

（1）普通程序

1）案件合议　承办人提交案件调查终结报告后，药品监督管理部门应当组织3名以上有关人员对违法行为的事实、性质、情节、社会危害程度、办案程序、处罚意见等进行合议。

合议应当根据认定的事实，提出予以处罚、补充证据、重新调查、撤销案件或者其他处理意见。

2）行政处罚事先告知　药品监督管理部门在作出处罚决定前应当填写行政处罚事先告知书，告知当事人违法事实、处罚的理由和依据，以及当事人依法享有的陈述、申辩权。药品监督管理部门应当充分听取当事人的陈述和申辩。当事人提出的事实、理由或者证据经复核成立的，应当采纳。药品监督管理部门不得因当事人申辩而加重处罚。

药品监督管理部门在作出较大数额罚款、没收较大数额违法所得、没收较大价值非法财物、降低资质等级、吊销许可证件、责令停产停业、责令关闭、限制从业、其他较重的行政处罚等行政处罚决定前，应当告知当事人有要求举行听证的权利。当事人要求听证的，应当按照法定程序组织听证。

3）行政处罚审批　拟作出的行政处罚决定应当报药品监督管理部门负责人审查。对违法事实清楚、证据确凿、程序合法，依据药品管理法律、法规、规章的规定，应当给予行政处罚的，由承办人填写《行政处罚审批表》，经承办机构负责人填写审核意见后，报药品监督管理部门主管领导审批。

4）形成处罚决定　药品监督管理部门作出行政处罚决定，应当制作《行政处罚决定书》。行政处罚内容有没收假劣药品或者有关物品的，《行政处罚决定书》应当附有《没收物品凭证》。

（2）简易程序　违法事实确凿并有法定依据，对公民处以二百元以下、对法人或者其他组织处以三千元以下罚款或者警告的行政处罚的，可以当场作出行政处罚决定。

执法人员当场作出行政处罚决定的，应当向当事人出示执法证件，填写预定格式、编有号码的行政处罚决定书，并当场交付当事人。当事人拒绝签收的，应当在行政处罚决定书上注明。行政处罚决定书应当载明当事人的违法行为，行政处罚的种类和依据、罚款数额、时间、地点，申请行政复议、提起行政诉讼的途径和期限以及行政机关名称，并由执法人员签名或者盖章。

执法人员当场作出的行政处罚决定，应当报所属行政机关备案。

5. 送达《行政处罚决定书》　行政处罚决定书应当在宣告后当场交付当事人；当事人不在场的，应当在7日内依照规定，将行政处罚决定书送达当事人。

6. 执行与结案　行政处罚决定书送达后，当事人应当在处罚决定的期限内予以履行。当事人确有经济困难，可以提出延期或者分期缴纳罚款的申请，并提交书面材料。经案件承办人员审核，确定延期或者分期缴纳罚款的期限和金额，报分管负责人批准后执行。

当事人对行政处罚决定不服，申请行政复议或者提起行政诉讼的，行政处罚不停止执行，但行政复议或者行政诉讼期间决定或者裁定停止执行的除外。

当事人在法定期限内不申请行政复议或者提起行政诉讼，又不履行行政处罚决定的，药品监督管理部门应当向人民法院申请强制执行。

药品监督管理部门申请人民法院强制执行前应当填写履行行政处罚决定催告书，书面催告当事人履行义务，并告知履行义务的期限和方式、依法享有的陈述和申辩权，涉及加处罚款的，应当有明确的金额和给付方式。加处罚款的总数额不得超过原罚款数额。

履行行政处罚决定催告书送达10个工作日后，当事人仍未履行处罚决定的，药品监督管理部门可以申请人民法院强制执行，并填写行政处罚强制执行申请书。

（二）药品行政处罚决定书范例

行政处罚决定书应当载明下列事项：①当事人的姓名或者名称、地址；②违反法律、法规、规章的事实和证据；③行政处罚的种类和依据；④行政处罚的履行方式和期限；⑤申请行政复议、提起行政诉讼的途径和期限；⑥作出行政处罚决定的行政机关名称和作出决定的日期。行政处罚决定书必须盖有作出行政处罚决定的行政机关的印章。

R市市场监督管理局
行 政 处 罚 决 定 书

（ R ）药行罚[2021] × 号

被处罚单位R市××大药房，住所地R市××西路北侧××号。2019年8月28日取得《个人独资企业营业执照》，统一社会信用代码：37××××××××××××××××××。2019年8月19日取得《药品经营许可证》，证号：鲁××××。

　　企业负责人孙某，男，1984年8月5日出生，汉族，大专文化，身份证号码：37×××××××××××××××××。

　　2021年2月3日，本局行政执法人员根据郎某涉嫌无证经营药品案件中获得的相关信息，依法对你单位组织检查，发现你单位中存放有标示A天然药业集团有限责任公司生产的批号为191203，规格为15g×20袋/大袋的"九味羌活颗粒"共计100大袋。现场检查期间，你单位不能提供上述药品的购进单据及供货商的药品生产经营资质，药品来源不明，可能危害人体健康，经机关负责人批准，于同日采取扣押的行政强制措施。2021年2月6日立案，并于同日送达行政处理通知书。3月2日，因需要将涉案产品进行协查，花费时间较长，不能在扣押期限内作出处理决定，经机关负责人批准，本局将扣押期限延长至4月3日。

　　经调查，2019年12月28日，你单位从A天然药业集团有限责任公司业务员郎某手中，购进了该公司生产的批号为191203，规格为15g×20袋/大袋的"九味羌活颗粒"500大袋。2020年1月13日你单位再次从郎某手中购进上述批号规格的"九味羌活颗粒"349大袋，购进价格均为5.65元/大袋。购进时，你单位当场向郎某支付了上述药品的货款。

　　经本局查证，郎某，男，汉族，大专文化，1979年12月13日出生，自2014年起在某天然药业集团有限责任公司工作，负责该公司在R地区药品的销售，持有该公司的法人授权书。2019年12月24日，R市甲医药有限公司从A天然药业集团有限责任公司购进了该公司生产的，批号为111203，规格为15g×20袋/大袋的"九味羌活颗粒"6000大袋，共计120箱。R市甲医药有限公司在对药品验收入库后，郎某即以该批药品发错了货为由申请退货。2019年12月26日和2020年1月1日，R市甲医药有限公司分别向郎某退货5000大袋（计100箱）和1000大袋（计20箱）。郎某将退回的部分药品转手销售给你单位，共计849袋，未开具销售票据，并当场收取现金4796.84元。截止案发时，郎某仍未将上述货款支付给A天然药业集团有限责任公司。A天然药业集团有限责任公司出具的法人授权证明书中特别规定，"业务代表一律不得以现金形式收取货款、不得提取及转移货物"。郎某从R市甲医药有限公司退货后再行销售，并当场收取现金的行为，不在A天然药业集团有限责任公司授权范围内，属于个人非法经营行为。

　　你单位在购进药品前，未索取、查验、留存供货商郎某的药品经营资格和授权委托书等资料，购进时未向郎某索取购进票据，放任了从未取得《药品经营许可证》的企业购进药品的违法行为的发生，存在主观上的故意。购进后未进行药品入库验收即销售，销售时未开具销售票据。你单位共购进上述药品849大袋，已销售749大袋，销售价格为9.00元/大袋，违法购进药品货值金额7641.00元，违法所得6741.00元。上述"九味羌活颗粒"经R市药品检验所检验，符合规定。

　　上述事实，有以下证据证实：

　　（1）《个人独资企业营业执照》《药品经营许可证》，证明了你单位证照尚在有效期内，是能够独立承担法律责任的行政法律关系的主体。

　　（2）现场检查笔录，证明了你单位营业厅内库存有批号为191203，规格为15g*20袋/大袋的"九味羌活颗粒"100大袋，不能提供该药品的购进单据、入库验收记录、销售记录等材料。

　　（3）扣押的物品"九味羌活颗粒"，证明了涉案药品的产地、批号、规格、数量等特质。

　　（4）企业负责人孙某调查笔录，证明了已将你单位药品经营业务委托给赵某，并由赵某代其全权处理该案件，包括代收法律文书。

　　（5）赵某调查笔录，证明了其从郎某手中购进"九味羌活颗粒"的事实，包括购进数量、购进价格、销售数量、销售价格、资质查验、验收记录、销售票据、货款支付等，与现场检查笔录中的扣押数量、验收记录、销售票据相印证。还证明了你单位以前未曾被处罚的事实。

　　（6）郎某调查笔录（第一次），证明了其从R市甲医药有限公司退货及再销售过程，销售去向、销售数量和价格、销售货款的收取等事实，与赵某调查笔录中的产品规格、批号以及未开具票据等事实相印证。

（7）郎某调查笔录（第二次），再次证明了销售去向、数量和价格。

（8）张某调查笔录，R市甲医药有限公司仓库管理员，证明了上述"九味羌活颗粒"在其公司的入库验收及郎某申请退货的事实。

（9）R市甲医药有限公司进货明细表，证明了退货药品的特质及数量、退货时间等事实。与张某、郎某调查笔录相印证。

（10）现场检查时从你单位销售电脑中打印出来的"九味羌活颗粒"销售票据，证明了你单位销售"九味羌活颗粒"药品的价格为9.00元/大袋。这一价格与赵某调查笔录中陈述的销售价格大部分为6.80元/大袋不符，鉴于书证的效力更高，本局采信该书证。

（11）药品检验报告，证实了涉案产品经检验合格。

本局于2021年3月15日向你单位送达了（R）药罚先告〔2021〕4号行政处罚事先告知书和（R）药听告〔2021〕4号听证告知书，你单位在法定期限内未提出听证要求，也未进行陈述申辩。

本局认为：你单位从郎某个人手中购进药品"九味羌活颗粒"的行为，违反了《中华人民共和国药品管理法》（2019年修订）第五十五条的规定。鉴于你单位在本案调查过程中，能够主动如实交代，积极配合案件的调查，属于初次违法，涉案标的物九味羌活颗粒安全性要求较低，产品质量合格，根据《XX省药品监督行政处罚裁量权适用规则》第八条第（一）（五）（六）（十一）项规定，可以酌情从轻处罚。

根据《中华人民共和国药品管理法》（2019年修订）第一百二十九条，作出如下决定：

一、没收违法销售的批号191203的九味羌活颗粒100大袋；

二、没收违法所得陆仟柒佰肆拾壹元；

三、处违法销售药品货值金额二倍罚款壹拾万元（注：货值金额不足五万元的，按五万元计算）。（罚没款合计：106741.00元）。

同时，责令立即停止从未取得《药品经营许可证》的企业购进药品的行为。

请自收到本处罚决定书之日起十五日内到R银行营业部缴纳罚没款。逾期不缴纳的，每日按罚款数额的百分之三加处罚款。逾期不履行本行政处罚决定的，本局将申请人民法院强制执行。

如不服本行政处罚决定，可在接到本行政处罚决定书之日起六十日内依法向R市人民政府或XX省药品监督管理局申请行政复议，或者三个月内向D区人民法院提起行政诉讼。

（公章）

二〇二一年三月二十一日

任务三　药品技术监督

一、基础知识

药品技术监督是指为药品行政监督提供检验、检测、技术评审等与药学专业技术密切相关的监督管理，是药品监督管理的重要组成部分。国家药品监督管理部门在实施药品监督管理活动中，经常需要面对药品检验、检测及技术评审等问题，尤其在确定药品质量是否合乎药品标准时，离不开药品抽查检验，需要通过药品抽查检验确定药品内在质量的优劣。药品技术监督的种类主要有药品标准制定、药品监督检验、药品审评、药品评价等。

（一）药品标准

药品标准是指国家对药品的质量规格及检验方法所作的技术规定，是药品的生产、流通、使用及检验、监督管理部门共同遵循的法定依据。药品标准是在新药研发过程中形成的，是新药和进口药品注册环节的重要项目，同时也是判断药品合格与否的依据。凡正式批准生产的药品、辅料和基质以及商品经营的中药材，都要制定标准。

药品标准有国家药品标准、地方药品标准。国家药品标准主要包括国务院药品监督管理部门颁布的《中华人民共和国药典》和药品标准；地方药品标准主要包括省级药品监督管理部门制定的医疗机构制剂规范、中药饮片炮制规范以及地方性中药材质量标准。国家药品标准属于强制性法定标准。

药品标准是衡量、检验、确定某个药品是否合格的法律依据，在药品质量管理中具有重要的作用。包括药品的纯度、成分含量、组分、生物有效性、疗效、毒副作用、热原度、无菌度、物理化学性质以及杂质等质量指标、检验方法以及生产工艺等技术要求，是药品所必须达到的最基本的技术要求。

制药企业为确保本企业生产的药品每一批都能保证质量稳定均一并能达到国家药品标准的要求，均制定出本企业内控的药品质量标准，即企业标准。企业标准往往是在国家药品标准基础上建立的更为严格的质量控制指标。

好的药品质量标准应能控制药品的内在质量。药品标准受到技术水平的限制，因此需要根据技术发展情况不断进行修改。

（二）药品质量监督检验

药品监督检验就是药品监督管理部门指定的检验机构依照药品标准，对药品各质量规格项进行检查，并分析其与法定要求是否一致的过程。药品质量监督检验是药品技术监督的重要组成部分，检验的目的就是为了监督。

药品监督检验具有公正性、权威性和仲裁性。药品监督检验属于第三方检验，不涉及买卖双方的利益，具有公正性。药品监督检验代表的是国家对药品质量进行的检验，具有权威性。药品监督检验是依据国家的法律规定进行的检验，具有法律仲裁性。

药品监督检验包括抽查性检验、注册检验、国家检验、委托检验、复验等类型。

1. 抽查性检验　由药品监督管理部门授权的药品检验机构，根据药品监督管理部门抽检计划，对从药品生产、经营及使用单位抽出的样品实施检验。发现质量问题和问题倾向，指导并加强国家对药品质量的宏观控制，督促企业按药品标准生产、经营和使用合格的药品。抽查检验属于药品监督管理部门的日常监督，检验结果由药品监督管理部门发布公告，并依法处理不合格药品的生产、经营和使用者。实施抽样，一般要求两名或两名以上药品监督管理部门派出的药品监督、检验人员完成。

2. 注册检验　指新药、仿制药、进口药品注册审批时所需进行的检验。承担注册检验的药品检验机构应当在规定的时限内完成检验，出具药品检验报告，并上报药品监督管理部门。注册检验一般由省级或省级以上的药品检验机构承担。

3. 国家检验　又称批捡，指国家法律或药品监督管理部门规定某些药品在销售前必须经过指定的药品检验机构检验，合格的才准予销售。主要针对存在安全隐患的药品品种，是药品未上市或未进口前进行的检验。

4. **委托检验** 主要指司法或其他行政部门的涉案药品送验，或药品生产、经营企业不具备技术、检验条件而委托给药品检验院所进行的检验。

5. **复验** 药品被抽检者对药品检验机构的检验结果有异议，在规定时限内，可以向原药品检验机构或者上一级药品监督管理部门设置或确定的药品检验机构申请复验，也可以直接向国务院药品监督管理部门设置或者确定的药品检验机构申请复验。复验是为了保证药品检验结果的真实准确，保护当事人的合法权益。

（三）药品质量检验报告

药品检验报告书是药品检验机构对抽验药品质量出具的具有法律效力的技术鉴定文件，同时也是药品监管部门认定某种药品是否应定性为假劣药实施行政处罚的重要依据。《药品管理法》第一百二十一条规定，对假药、劣药的处罚决定，应当依法载明药品检验机构的质量检验结论。

目前国内药品检验机构出具的药品检验报告书的格式基本一致，由表头、检验项目、结论等组成。表头包括报告书编号、检品名称、批号、生产单位或产地、供样单位、检验目的、检验项目、检验依据、规格、包装、效期、检品数量、收验日期等；检验项目有性状、鉴别、检查和含量测定四项；结论是该药品按药品标准检验结果是否符合规定。

1. **性状** 药品的性状指根据药品的外观对其质量进行判断。化学药、抗生素、中成药等如果鉴别、检查、含量测定项均符合规定，仅性状项不符合规定的，可以根据《药品管理法》第九十八条第七项"其他不符合药品标准的药品"定性为劣药。如片剂的裂片、花斑、吸潮、粘连；胶囊剂的内容物结块、颜色与标准不一致；注射用粉针剂颜色与标准不一致（一般结合检查项下的澄清度与颜色结果判定）；糖浆剂瓶口长霉等，可按劣药判定。

2. **鉴别** 鉴别是指利用某些物理常数、理化反应、光谱、色谱特征及药材、制剂的组织学特征来鉴别其真伪及有无存在的情况。由于药品的鉴别均有专属性和特征性，因此鉴别反应中有一项不符合规定，即可判定为假药。如物理常数与标准不一致；化学反应呈负反应；色谱、光谱吸收时间与特征与对照品或对照图谱不一致；显微特征与标准不一致等，可判定为假药。

3. **检查** 检查是指控制药品中可能引入的杂质或与药品质量有关的项目。一般可归纳为三类：一是质量参数型（与质量直接相关的专属性检查项目）；二是剂型要求型（药品标准根据剂型要求检查的项目）；三是污染控制型（控制异物污染、微生物污染、化学污染等项目）。

中药材与中药饮片情况比较复杂，在性状不符合规定时，要根据具体情况来定假药或劣药，由于各省自有质量标准，存在一些地方习用品。如果品种正确，检验结果中仅颜色或断面颜色与标准规定有异的，一般按劣药判定；如掺杂、走油、虫蛀、炮制不当、以次充好等原因造成不符合规定的，也按劣药判定。如以混淆品代替正品的，其外形、大小、色泽、外表面、质地、断面、气味等不符合标准规定，一般按假药判定，但有时还应根据具体情况而定。这在检验报告书的"标准规定"与"检验结果"栏中均有具体描述。

在其他检验项目符合规定的情况下，质量参数型检查项目中有一项不符合规定的，可判为假药。如，大黄中检出土大黄苷。剂型要求型的检查项目有一项不符合规定的，可判为劣药，如水分、装量差异、崩解时限、粒度、溶化性、可见异物、不溶性微粒、有关物质、澄清度与颜色、微生物限度、热原、异常毒性、无菌、溶血、中药饮片的杂质、灰分等检查项目不符合规定的，可判定为劣药。污染控制型的检查项目不符合规定的，根据《药品管理法》第九十八条第三款第二项"被污染的药品"，判定为劣药。另在检查中如检出非法添加的其他成分，也应按假药判定。

4. **含量测定** 含量测定是指用化学方法或生物测定方法来测定药品有效成分的含量。如含量为0，则判定为假药；如其他检验项目符合规定，仅含量高于或低于药品标准规定的，均按劣药进行判定。

（四）药品质量公告

药品质量公告是指国务院和省级药品监督管理部门向公众发布的有关药品质量抽查检验结果的通告。药品质量公告旨在向全社会公布药品质量信息，让人们了解药品质量状况，接受公众的监督，以促进药品质量的提高。药品质量公告的主要内容为药品评价抽验的结果，公告的项目有药品名称、检品来源、检品标示生产企业、生产批号、药品规格、检验机构、检验依据、检验结果、不合格项目。一般每季度发布一期。

二、药品监督检验的法律法规要求

《药品管理法》（2019年修订）相关条款如下：

第十一条　药品监督管理部门设置或者指定的药品专业技术机构，承担依法实施药品监督管理所需的审评、检验、核查、监测与评价等工作。

第二十八条　药品应当符合国家药品标准。经国务院药品监督管理部门核准的药品质量标准高于国家药品标准的，按照经核准的药品质量标准执行；没有国家药品标准的，应当符合经核准的药品质量标准。

国务院药品监督管理部门颁布的《中华人民共和国药典》和药品标准为国家药品标准。

国务院药品监督管理部门会同国务院卫生健康主管部门组织药典委员会，负责国家药品标准的制定和修订。

国务院药品监督管理部门设置或者指定的药品检验机构负责标定国家药品标准品、对照品。

第六十四条第二款　口岸所在地药品监督管理部门应当通知药品检验机构按照国务院药品监督管理部门的规定对进口药品进行抽查检验。

第六十八条　国务院药品监督管理部门对下列药品在销售前或者进口时，应当指定药品检验机构进行检验；未经检验或者检验不合格的，不得销售或者进口：

（一）首次在中国境内销售的药品；

（二）国务院药品监督管理部门规定的生物制品；

（三）国务院规定的其他药品。

第一百条　药品监督管理部门根据监督管理的需要，可以对药品质量进行抽查检验。抽查检验应当按照规定抽样，并不得收取任何费用；抽样应当购买样品。所需费用按照国务院规定列支。

对有证据证明可能危害人体健康的药品及其有关材料，药品监督管理部门可以查封、扣押，并在七日内作出行政处理决定；药品需要检验的，应当自检验报告书发出之日起十五日内作出行政处理决定。

第一百零一条　国务院和省、自治区、直辖市人民政府的药品监督管理部门应当定期公告药品质量抽查检验结果；公告不当的，应当在原公告范围内予以更正。

第一百零二条　当事人对药品检验结果有异议的，可以自收到药品检验结果之日起七日内向原药品检验机构或者上一级药品监督管理部门设置或者指定的药品检验机构申请复验，也可以直接向国务院药品监督管理部门设置或者指定的药品检验机构申请复验。受理复验的药品检验机构应当在国务院药品监督管理部门规定的时间内作出复验结论。

第一百一十一条 药品监督管理部门及其设置或者指定的药品专业技术机构不得参与药品生产经营活动，不得以其名义推荐或者监制、监销药品。

药品监督管理部门及其设置或者指定的药品专业技术机构的工作人员不得参与药品生产经营活动。

三、药品监督检验的法律风险

第一百三十八条 药品检验机构出具虚假检验报告的，责令改正，给予警告，对单位并处二十万元以上一百万元以下的罚款；对直接负责的主管人员和其他直接责任人员依法给予降级、撤职、开除处分，没收违法所得，并处五万元以下的罚款；情节严重的，撤销其检验资格。药品检验机构出具的检验结果不实，造成损失的，应当承担相应的赔偿责任。

第一百四十五条 药品监督管理部门或者其设置、指定的药品专业技术机构参与药品生产经营活动的，由其上级主管机关责令改正，没收违法收入；情节严重的，对直接负责的主管人员和其他直接责任人员依法给予处分。

药品监督管理部门或者其设置、指定的药品专业技术机构的工作人员参与药品生产经营活动的，依法给予处分。

第一百四十六条 药品监督管理部门或者其设置、指定的药品检验机构在药品监督检验中违法收取检验费用的，由政府有关部门责令退还，对直接负责的主管人员和其他直接责任人员依法给予处分；情节严重的，撤销其检验资格。

 知识拓展

药品审评与药品评价

1. **药品审评** 是药品进行临床试验前或药品批准生产前的技术监督手段，主要对药品申报的必要性、药品的工艺、药品的安全性、药品的有效性等做出系统的评判，对是否允许其进行临床试验或生产上市给出技术支持。由国家药品监督管理局下属的药品审评中心负责。

2. **药品评价** 药品评价的类型很多，常见的药品评价有药品安全性评价和药品一致性评价。药品安全性评价是评价药品在正常用法用量下，人体产生毒副反应的程度。这一评价由国家药品监督管理局下属的药品评价中心负责。药品一致性评价主要是评价仿制药的，从处方、工艺、质量标准等评价仿制药与被仿制药是否一致。

【技能训练】

一、实训目的

熟悉行政许可的流程。

二、实训要求

查询并学习《药品经营许可证》申办条件和程序。

三、实训内容

以3~5人为小组，登录本市市场监督管理局网站，在许可服务项下点击药品，查找《药品经营许可证》（零售）申办条件和程序，以小组为单位进行整理并学习。

四、实训评价

各小组将整理结果上交，老师予以批阅，老师可采取提问的形式抽查学生学习情况。

项目三　药品辨识

知识目标

1. 掌握　药品的定义和基本特征，假药、劣药的法定情形。
2. 熟悉　处方药和非处方药的相关规定。
3. 了解　生产销售假劣药品的法律风险。

技能目标

4. 能够区分药品和非药品，辨识合格药品和假药劣药。
5. 能够区别处方药和OTC，甲类OTC和乙类OTC。

📋 导学情景

情景描述：

2010年8月，原国家食品药品监督管理局官网曝光了五十八味益肾胶囊、默克·生胰素、生物降压方、欢康骨筋丸胶囊、肾脉通含片、口服胰岛软黄金、金肽·郁舒宁、金肽·睡康宁、奥维·胰康肽、诺美御肾R8胶囊、补益强心片、同仁眼清、同仁耳黄金、白癜风胶丸、清白酊、气管炎灵等33种在报刊、互联网等媒体上宣传具有治疗糖尿病、高血压、白癜风、牛皮癣等慢性病、疑难病的产品，经核实均为未经批准注册的假药。

任务一　区分药品与非药品

药品具有商品的一般属性，通过流通渠道进入消费领域。在药品生产和流通过程中，基本经济规律起着主导作用。药品也是特殊商品，人们不能完全按照一般商品的经济规律来对待药品，必须对药品的某些环节进行严格控制，才能保障药品的安全、有效以及合理地为人类服务。

一、基础知识

（一）药品的法定概念

药品是指用于预防、治疗、诊断人的疾病，有目的地调节人的生理功能并规定有适应证或者功能主治、用法和用量的物质，包括中药、化学药和生物制品等。药品管理法律法规中将药品分为现代药与传统药；处方药与非处方药；新药与仿制药；普通药品、特殊管理的药品；国家基本药物、医疗保险用药等。

课堂互动

请大家说说，什么情况下，山药是食品？什么情况下，是法定意义上的药品？

《药品管理法》明确管理的范围是人用药品，农药和兽药不在管理范围之列。明确规定传统药和现代药均是药品，这有利于继承、整理、提高和发展中医药文化，可以有效地开发利用医药资源为现代医药保健服务。规定使用目的和使用方法是区别药品与保健品、食品、消毒用品、毒品等其他物质的基本特征。只有当人们为了防治疾病，遵照医嘱或说明书，按照一定方法和数量进行使用时，才称其为药品。如大枣、黑芝麻、蜂蜜等自古以来既是食品又可入药，只有以治疗为使用目的，并具有了特定的适应证或功能主治、用法用量时才能称之为药品。

（二）药品的特殊性

1. **专属性** 药品的专属性表现在合理用药，对证治疗，什么病用什么药。处方药必须在医生的检查、诊断、指导下合理用药，才能达到防病治病的作用。非处方药必须根据病情，患者自我判断、自我治疗，合理选择药品，按照药品说明书、标签的说明使用。

2. **两重性** 药品的两重性是指药品有防病治病的同时，还会发生不良反应，如毒性反应、继发性反应、特异反应、致畸作用、耐受性与成瘾性等。用之得当，可以治病救人，造福人类；使用不当，轻则延误治病，重则可致病，甚至危害人体健康，危及生命。因而用药风险是客观存在的，药品不良反应是法律允可的用药风险，也是药品使用者期待取得药用价值的代价；假劣药品、药品质量缺陷或人为差错导致的风险，则是药品研制、生产经营、使用、监管等各环节致力于管控的重点。

3. **质量的重要性** 药品是治病救人的物质，只有符合法定质量标准的合格药品才能保证疗效。否则，其安全性、有效性不能保证，因此，药品只能是合格品，不能像其他商品一样可分为一级品、二级品和次品。药品的真伪须由专业人员依照法定的药品标准和检测方法进行鉴别。一般来说，患者不具备鉴别药品真伪优劣的能力。

4. **时限性** 人们只有防病治病时才需要用药，但国家或药品市场应有适当储备。只能药等病，不能病等药。有些罕用药虽然需用量很少、有些稳定性差的药有效期短，宁可报废，也要有所储备；有些价低短缺药品即使无利可图，也必须保证生产。

（三）药品的质量特性

药品的质量特性指药品与满足预防、治疗、诊断人的疾病，有目的地调节人的生理功能的要求有关的固有特性，包括有效性、安全性、稳定性、均一性等方面。

1. **有效性** 药品的固有特性，若对防治疾病无效，则不能称为药品。我国对药品的有效性按在人体达到所规定的效应的程度分为痊愈、显效和有效，有的国家则采用完全缓解、部分缓解和稳定来区别。

2. **安全性** 指按规定的适应证在规定的用法、用量下使用药品后，人体产生毒副反应的程度。大多数药品均有不同程度的毒副反应，故只有在衡量有效性大于毒副反应，或可解除、缓解毒副作用的情况下才使用某种药品。某种药品即使对防治疾病有效，如对人体有致畸、致癌的严重损害，甚至会致人死亡，则不能作为药品。

3. **稳定性** 规定的条件下保持其有效性和安全性的能力。一般包括药品的有效期限以及生产、贮存、运输和使用的要求。若某药品性质不稳定，极易变质，即使具有防治疾病的有效性和安全性，也不能作为商品药。药品稳定性主要在药品生产过程中控制，同时贮存、运输和使用过程也会对药品的稳定性产生一定影响。

4．均一性　药物制剂的每一单位产品都符合有效性、安全性的规定要求。单位产品是指一片药、一包冲剂、一瓶糖浆、一支注射剂、一袋药、一桶药、一箱药等。用药剂量一般与药品的单位产品有密切关系，特别是有效成分在单位产品中含量很少的药品，若不均一，则可能因用量过小而无效，或因用量过大而中毒甚至死亡。均一性是在制药过程中形成的固有特性。

二、药品的法律法规相关条款

1.《药品管理法》（2019年修订）

第二条第二款　本法所称药品，是指用于预防、治疗、诊断人的疾病，有目的地调节人的生理机能并规定有适应症或者功能主治、用法和用量的物质，包括中药、化学药和生物制品等。

第二十四条第一款　在中国境内上市的药品，应当经国务院药品监督管理部门批准，取得药品注册证书；但是，未实施审批管理的中药材和中药饮片除外。实施审批管理的中药材、中药饮片品种目录由国务院药品监督管理部门会同国务院中医药主管部门制定。

第二十五条　对申请注册的药品，国务院药品监督管理部门应当组织药学、医学和其他技术人员进行审评，对药品的安全性、有效性和质量可控性以及申请人的质量管理、风险防控和责任赔偿等能力进行审查；符合条件的，颁发药品注册证书。

国务院药品监督管理部门在审批药品时，对化学原料药一并审评审批，对相关辅料、直接接触药品的包装材料和容器一并审评，对药品的质量标准、生产工艺、标签和说明书一并核准。

本法所称辅料，是指生产药品和调配处方时所用的赋形剂和附加剂。

第七十六条　医疗机构配制的制剂，应当是本单位临床需要而市场上没有供应的品种，并应当经所在地省、自治区、直辖市人民政府药品监督管理部门批准；但是，法律对配制中药制剂另有规定的除外。

2.《药品注册管理办法》（2020年修订）

第四条　药品注册按照中药、化学药和生物制品等进行分类注册管理。

中药注册按照中药创新药、中药改良型新药、古代经典名方中药复方制剂、同名同方药等进行分类。

化学药注册按照化学药创新药、化学药改良型新药、仿制药等进行分类。

生物制品注册按照生物制品创新药、生物制品改良型新药、已上市生物制品（含生物类似药）等进行分类。

中药、化学药和生物制品等药品的细化分类和相应的申报资料要求，由国家药品监督管理局根据注册药品的产品特性、创新程度和审评管理需要组织制定，并向社会公布。

境外生产药品的注册申请，按照药品的细化分类和相应的申报资料要求执行。

第一百二十二条　拟申报注册的药械组合产品，已有同类产品经属性界定为药品的，按照药品进行申报；尚未经属性界定的，申请人应当在申报注册前向国家药品监督管理局申请产品属性界定。属性界定为药品为主的，按照本办法规定的程序进行注册，其中属于医疗器械部分的研究资料由国家药品监督管理局医疗器械技术审评中心作出审评结论后，转交药品审评中心进行综合审评。

第一百二十三条　境内生产药品批准文号格式为：国药准字H（Z、S）+四位年号+四位顺序号。中国香港、澳门和台湾地区生产药品批准文号格式为：国药准字H（Z、S）C+四位年号+四位顺序号。

境外生产药品批准文号格式为：国药准字H（Z、S）J+四位年号+四位顺序号。

其中，H代表化学药，Z代表中药，S代表生物制品。药品批准文号，不因上市后的注册事项的变更而改变。中药另有规定的从其规定。

三、药品的法定属性界定

（一）药品的法定属性

同一种物质生产制作成的不同形态的商品，在市场中可能表现为食品、保健品、消毒品、毒品、兽用药品和人用药品等，根据《药品管理法》第二条第二款、第二十四条第一款的规定，只有符合"用于预防、治疗、诊断人的疾病，有目的地调节人的生理机能并规定有适应症或者功能主治、用法和用量的物质"法定要求的并取得药品注册证书（未实施审批管理的中药材和中药饮片除外）、医疗机构制剂批准文号（法律对配制中药制剂另有规定的除外）的人用药品，才能成为《药品管理法》所指的法定药品身份。因此，法定意义上的药品，符合以下要求：

1. 药品的使用对象　是人，仅限于人用药品，而非动物或农作物用药，兽药、农药，皆在《药品管理法》适用之外。

2. 药品的功能作用　有四种，分别为预防人的疾病、治疗人的疾病、诊断人的疾病、有目的地调节人的生理机能。

3. 药品的规定性　规定有适应证或者功能主治，规定了用法用量。

4. 药品的物质属性　药品是具体的物质商品，不是信息或心理疏导。

5. 药品的法定标识　除未实施审批管理的中药材和中药饮片、法律对配制中药制剂另有规定的以外，药品应当取得药品注册证书、医疗机构制剂批准文号，其产品包装标签上应印有境内药品生产批准文号、境外药品生产批准文号、医疗机构制剂批准文号。

（二）法定药品身份的界定

1. 药品　内外包装标有药品生产批准文号、境外药品生产批准文号（或进口药品注册证号、医药产品注册证号）、医疗机构制剂批准文号的，属于法定意义的药品；其他的商品如果不是未实施审批管理的中药材和中药饮片或医院配制的中药制剂，那么均为非药品。

2. 非药品　药品以外的产品。常在药店销售、医院、兽医站使用的产品通常有医疗器械、保健品、食品（功能性食品）、化妆品、消毒品、卫生用品、兽药（动物用药）等。

（1）医疗器械　按《医疗器械监督管理条例》第八十六条规定，医疗器械是指直接或者间接用于人体的仪器、设备、器具、体外诊断试剂及校准物、材料以及其他类似或者相关的物品，包括所需要的计算机软件；其效用主要通过物理等方式获得，不是通过药理学、免疫学或者代谢的方式获得，或者虽然有这些方式参与但是只起辅助作用；其目的是：①疾病的诊断、预防、监护、治疗或者缓解；②损伤的诊断、监护、治疗、缓解或者功能补偿；③生理结构或者生理过程的检验、替代、调节或者支持；④生命的支持或者维持；⑤妊娠控制；⑥通过对来自人体的样本进行检查，为医疗或者诊断目的提供信息。医疗器械分为三类。医疗器械说明书、标签上有医疗器械注册证编号或者备案凭证编号、通用名称、型号、规格等。

药品与医疗器械的区别主要在于：药品于人体的药用功效是通过药理、免疫、代谢等方式产生的，而医疗器械的医用价值则是通过物理的方式产生的。

第三类、第二类医疗器械注册证编号格式为：$\times^1$械注$\times^2\times\times\times\times^3\times^4\times\times^5\times\times\times\times^6$。其中：$\times 1$为注册审批部门所在地的简称：境内第三类医疗器械、进口第二类、第三类医疗器械为

"国"字；境内第二类医疗器械为注册审批部门所在地省、自治区、直辖市简称；×2为注册形式："准"字适用于境内医疗器械；"进"字适用于进口医疗器械；"许"字适用于香港、澳门、台湾地区的医疗器械；×××3为首次注册年份；×4为产品管理类别；×××5为产品分类编码；××××6为首次注册流水号。延续注册的，×××3和××××6数字不变。产品管理类别调整的，应当重新编号。例如：温度敏感型液体栓塞剂的注册证编号为"国械注准20203130345"，胶原止血剂为"国械注进20163140662"。

第一类医疗器械备案凭证编号的编排方式为：×¹械备××××²×××³号。其中：×1为备案部门所在地的简称：进口第一类医疗器械为"国"字；境内第一类医疗器械为备案部门所在地省、自治区、直辖市简称加所在地设区的市级行政区域的简称（无相应设区的市级行政区域时，仅为省、自治区、直辖市的简称）；××××2为备案年份；×××3为备案流水号。

（2）保健食品 指适宜于特定人群食用，具有调节机体功能，不以治疗疾病为目的的，并经依法批准具有特定保健功能的食品。保健食品对人体不能产生急性、亚急性或者慢性危害。以补充维生素、矿物质为目的的营养素补充剂纳入保健食品管理。原保健食品批准文号格式为：国食健字G（J）+8位数字，字母G指国产、J指进口；或原卫生部的批准文号：卫食健字（卫食健进字）+8位数字；《保健食品注册与备案管理办法》（2020年修订）后的国产保健食品注册号格式为：国食健注G+4位年代号+4位顺序号；进口保健食品注册号格式为：国食健注J+4位年代号+4位顺序号。国产保健食品备案号格式为：食健备G+4位年代号+2位省级行政区域代码+6位顺序编号；进口保健食品备案号格式为：食健备J+4位年代号+00+6位顺序编号。保健食品的标签、说明书主要内容不得涉及疾病预防、治疗功能，并声明"本品不能代替药物"。并且规定在包装或标签上方必须标有保健品的特殊标识：一个类似"蓝帽子"的图案，下面有"保健食品"四个字，保健食品四个字下面就是批准文号，见图3-1。

保健食品

图3-1 保健食品标示图

（3）预包装食品 食品是指各种供人食用或者饮用的成品和原料以及按照传统既是食品又是药品的物品，但是不包括以治疗为目的的物品。预包装食品标签中须标示食品生产许可证编号，在国内生产并在国内销售的预包装食品（不包括进口预包装食品）须标示产品所执行的标准代号和顺序号。食品生产许可证编号食品生产许可证编号由SC（"生产"的汉语拼音字母缩写）和14位阿拉伯数字组成。数字从左至右依次为：3位食品类别编码、2位省（自治区、直辖市）代码、2位市（地）代码、2位县（区）代码、4位顺序码、1位校验码。第1位数字代表食品、食品添加剂生产许可识别码，阿拉伯数字"1"代表食品，"2"代表食品添加剂。食品生产者同时生产食品、食品添加剂的，标注主要生产产品的识别码。第2、3位数字代表食品、食品添加剂类别编号。其中食品类别编号"01"代表粮食加工品，"02"代表食用油、油脂及其制品，"03"代表调味品，以此类推……，"27"代表保健食品，"28"代表特殊医学用途配方食品，"29"代表婴幼儿配方食品，"30"代表特殊膳食食品，"31"代表其他食品。食品添加剂类别编号标识为："01"代表一般食品添加剂，"02"代表食品用香精，"03"代表复配食品添加剂。生产不同类别的食品或食品添加剂的，以主要生产的产品为类别编号。除婴幼儿配方乳粉、特殊医学用途食品、保健食品等重点食品原则上由省级食药监部门组织生产许可审查外，其余食品的生产许可审批权限可以下放到市、县级食品生产监管部门。例如：长沙市批准的位于长沙市岳麓区生产的小麦粉企业食品生产许可证号为"SC10143010405015"。

特殊医学用途配方食品是在医生或临床营养师指导下使用的一类特殊食品，由国家市场监督管理总局依照法律、法规以及食品安全国家标准进行注册审批管理。2020年止，通过特殊医学用途配方食品注册审批的配方食品有48个。该类产品标签、说明书应当按照食品安全国家标准的规定在醒目位置标示："请在医生或者临床营养师指导下使用、不适用于非目标人群使用、本品禁止用于肠外营养支持和静脉注射等内容"。特殊医学用途配方食品注册号的格式为：国食注字TY+4位年号+4位顺序号，其中TY代表特殊医学用途配方食品。例如：贝因美特殊医学用途婴儿无乳糖配方食品注册号为"国食注字TY20180001"。

食药物质，是指按照传统既是食品又是中药材的物质。主要包括：2012年公布的86种既是食品又是药品的中药，如山药、葛根、芡实、八角、丁香、杏仁等；2014年、2018年新增需要在限定的适用范围和剂量内作为药食两用的的15种、9种中药材物质。2014年的有芫荽、玫瑰花、松花粉、人参、山银花、草果、姜黄、荜茇、粉葛等；2018年的为：党参、肉苁蓉、铁皮石斛、西洋参、黄芪、灵芝、天麻、山茱萸、杜仲叶。

（4）化妆品 是指以涂擦、喷洒或者其他类似方法，施用于皮肤、毛发、指甲、口唇等人体表面，以清洁、保护、美化、修饰为目的的日用化学工业产品。化妆品分为特殊化妆品和普通化妆品。国家对特殊化妆品实行注册管理，对普通化妆品实行备案管理。国家对风险程度较高的化妆品新原料实行注册管理，对其他化妆品新原料实行备案管理。化妆品标签内容中有产品名称、特殊化妆品注册证编号、化妆品生产许可证编号、产品执行的标准编号等。

普通化妆品备案编号规则：国产产品，省、自治区、直辖市简称+G妆网备字+四位年份数+本年度行政区域内备案产品顺序数；进口产品，国妆网备进字（境内责任人所在省、自治区、直辖市简称）+四位年份数+本年度全国备案产品顺序数；中国台湾、香港、澳门产品，国妆网备制字（境内责任人所在省、自治区、直辖市简称）+四位年份数+本年度全国备案产品顺序数。

特殊化妆品注册编号规则：国产产品，国妆特字+四位年份数+本年度注册产品顺序数；进口产品，国妆特进字+四位年份数+本年度注册产品顺序数；中国台湾、香港、澳门产品，国妆特制字+四位年份数+本年度注册产品顺序数。

（5）消毒品 指专门用于杀灭和清除传播媒介上的病原微生物，以化学、物理或生物方式预防控制感染性疾病或传染性疾病的一类特殊的健康相关产品。根据《传染病防治法》第七十八条的规定，消毒是指用化学、物理、生物的方法杀灭或者消除环境中的病原微生物。消毒产品包括消毒剂、消毒器械（含生物指示物、化学指示物和灭菌物品包装物）、卫生用品。消毒产品与药品的区别，消毒产品可以这样理解：①在作用目的上，它是一种防病的产品，而不是治病或诊断疾病的产品；②在作用机理上，它是一种用化学、物理、生物的方法消除病原微生物的产品，而不是用药理学或免疫学的方法预防疾病的产品；③在作用对象上，它是针对环境中的病源微生物，而不是针对人的疾病的一种产品。消毒产品生产企业卫生许可证编号格式为：（省、自治区、直辖市简称）卫消证字（发证年份）第××××号。新消毒产品的卫生许可批件，批准文号格式为：卫消新准字（年份）第××××号。

（6）兽药 是指用于预防、治疗、诊断动物疾病或者有目的地调节动物生理机能的物质（含药物饲料添加剂），主要包括：血清制品、疫苗、诊断制品、微生态制品、中药材、中成药、化学药品、抗生素、生化药品、放射性药品及外用杀虫剂、消毒剂等。兽药包装按照规定印有或者贴有标签，附具说明书，并在显著位置注明"兽用"字样，并注明产品批准文号（进口兽药注册证号）。兽药产品批准文号的编制格式为兽药类别简称+企业所在地省（自治区、直辖市）序号

+企业序号+兽药品种编号。药物饲料添加剂的类别简称为"兽药添字"；血清制品、疫苗、诊断制品、微生态制品等类别简称为"兽药生字"；中药材、中成药、化学药品、抗生素、生化药品、放射性药品、外用杀虫剂和消毒剂等类别简称为"兽药字"；原料药简称为"兽药原字"；农业部核发的临时兽药产品批准文号简称为"兽药临字"。

（三）区分药品与非药品的一般流程

区分药品与非药品，首先查看产品包装标签上是否有合法的药品注册证书号（新的境内外生产药品批准文号，原药品批准文号、进口药品注册号、医药产品注册证号），其次从购买渠道、包装标签、存放位置、官网数据库加以区分与识别。

1. **药品与非药品的注册证号格式不一致**　药品的包装标签均有批准文号、生产厂家、规格、批号、有效期等内容。原药品批准文号的格式为："国药准字"+H（Z、S、J）+4位年号+4位顺序号。其中H代表化学药品，Z代表中药，S代表生物制品，J代表进口药品分包装。进口药品注册证号为H（Z、S）+4位年号+4位顺序号；医药产品注册证号为H（Z、S）C+4位年号+4位顺序号。药品批准文号从2020年7月1日按新的格式执行。

2. **从购买渠道区别**　购买药品应该到正规的医疗机构和药店购买药品，并保存好药品包装、说明书和销售凭证。切不可到无《医疗机构许可证》的诊所或无《药品经营许可证》的药店、没有合法资质及合规标识的网上渠道购药。警惕打着免费讲课、赠药、免费试用、义诊的招牌推销冒充合法药品的非药品或假劣药品的骗局，更不要轻易相信网络或媒体发布的虚假广告，从非法的网络渠道邮购药品。网上药店均有药品经营许可证号、互联网药品交易资格证号，有的还有互联网药品信息服务资格证书编号等。

3. **从包装上区别**　非药品不得代替药品使用，请勿将消毒品、保健食品当作药品购买、使用，切勿上当受骗购买所谓的"神药"。购买药品，应去正规有合法资质的药店或者医疗机构购买。进口药品标签上必须用中文简体注明药品名称、成分、进口药品注册证号等事项，未注明中文或仅有外文说明的，均为未经我国批准进口药品或假冒的药品。

4. **查看药品存放位置**　正规零售药店均设置有非药品专柜或专区，非药品必须放置在非药品专柜或专区内销售，消费者可以根据药品存放位置判断所购买的产品是否为药品。

5. **NMPA官网药品数据库查询**　药品是否经过注册，可登陆国家药品监督管理局官方网站（https：//www.nmpa.gov.cn/）相应数据库进行查询。

任务二　判别假劣药品

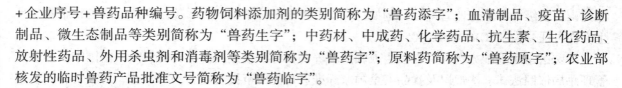
导学情景

情景描述：

2006年7月27日药监部门得到报告：部分患者在使用了安徽华源生物药业有限公司生产的克林霉素磷酸酯葡萄糖注射液"欣弗"后，出现了胸闷、心悸、心慌、过敏性休克、肝肾功能损害等情形。随后多地也分别报告病例，这就是"欣弗事件"。

经查企业在生产"欣弗"过程中违反规定，未按批准的工艺参数灭菌，降低灭菌温度，缩短灭菌时间，增加灭菌柜装载量，影响了灭菌效果。其后果给公众健康和生命安全带来了严重威胁，并造成恶劣的社会影响。

行政处罚：对安徽华源生产的"欣弗"药品按劣药论处，没收该企业违法所得，并处

2倍罚款；收回该企业的大容量注射剂《药品GMP证书》；撤消该企业的"欣弗"药品的批准文号，召回"欣弗"药品，销毁。

一、基础知识

（一）合格药品

首先应当是合法药品，也就是说生产或进口符合法定要求、药品注册合法合规、包装标签说明书合规，其次内在质量合乎法定药品标准的药品。因此，合格药品应是具有合法的药品注册证号（未实施审批管理的中药材和中药饮片除外），由合法药品生产企业生产或合法进口的质量符合法定药品标准，包装、标签、说明书合规，经合法药品经营企业销售或在合法医疗机构药房调配的药品。

（二）不合格药品

不合格药品是指药品生产经营进口合法，但药品包装标签不合规、外观质量不合格、内在质量不达药品标准且未达到假劣药情形及其它法律禁止性规定的药品。不合格药品发现渠道主要有：①国家或省、市各级药品监督管理部门发布的通知或质量公报中的不合格药品。②各级药品监督管理部门抽查检验不合格的药品。③药品质量检验、质量验收、保管养护和销售、使用过程中发现的质量指标未达到法定药品标准要求，外观、包装、标识与核准的包装标签说明书不符，包装污染、破碎的药品，并报质量管理员确认为不合格的。④生产厂商、供货单位来函通知的不合格药品。

（三）不合法药品

不合法药品主要包括《药品管理法》规定的假、劣药、其他违法违规的药品以及不合格药品。

其它不合法的药品：未取得药品批准证明文件生产、进口的药品；使用未按照规定审评、审批的原料药、包装材料和容器生产药品；使用采取欺骗手段取得的药品批准证明文件生产、进口药品；使用未经审评审批的原料药生产药品；应当检验而未经检验即销售药品；国务院药品监督管理部门禁止使用的药品；编造生产、检验记录的药品；未经批准在生产过程中进行重大变更的药品；未经批准开展的药物临床试验用药；使用未经核准的标签、说明书的药品。

二、假劣药的法定情形

1.《药品管理法》（2019年修订）

第九十八条　禁止生产（包括配制，下同）、销售、使用假药、劣药。

有下列情形之一的，为假药：

（一）药品所含成分与国家药品标准规定的成分不符；

（二）以非药品冒充药品或者以他种药品冒充此种药品；

（三）变质的药品；

（四）药品所标明的适应证或者功能主治超出规定范围。

有下列情形之一的，为劣药：

（一）药品成分的含量不符合国家药品标准；

（二）被污染的药品；

（三）未标明或者更改有效期的药品；

（四）未注明或者更改产品批号的药品；

（五）超过有效期的药品；

（六）擅自添加防腐剂、辅料的药品；

（七）其他不符合药品标准的药品。

2.《中药品种保护条例》（1992年）

第二十三条　违反本条例第十七条的规定，擅自仿制中药保护品种的，由县级以上卫生行政部门以生产假药依法论处。

三、假劣药的认定

（一）药监部门是对假劣药进行认定的法定机构

假劣药认定是一项系统性、技术性、业务性、程序性很强的执法活动，是药监部门的法定职责。《药品管理法》规定，各级药监部门负责本行政区域内的药品监管工作，依照法律法规的规定对药品研制、生产、经营和药品使用单位使用药品等活动进行监督检查或延伸检查，根据监管需要可以对药品质量进行抽查检验，药监部门设置或者指定的药品专业技术机构承担依法实施药品监督管理所需的审评、检验、核查、监测与评价等工作。

（二）药品检验机构是对药品质量进行检验的法定机构

药品检验机构是对药品质量进行检验的法定机构，是药品监管执法的技术支撑机构，依法定授权就药品是否符合药典或其他药品标准给出检验结果，作出技术判断。

（三）假劣药进行认定

药监部门对涉案药品是否为假劣药进行认定时，药检机构出具的检验报告书中的检验结果、检验结论是药监部门认定假劣药的重要证据和依据，而非唯一。药监部门需要根据当事人的具体情况、案件性质、案情实际，对不合格的性质、程度、原因以及复检、产品召回、社会危害等情况进行综合分析判断，作出相应的认定意见。

《药品管理法》（2019年修订）第一百二十一条规定，对假药、劣药的处罚决定，应当依法载明药品检验机构的质量检验结论。2020年7月国家药监局综合司在给贵州省药监局《关于假劣药认定有关问题的复函》中提出，根据《药品管理法》第九十八条第二款第四项"药品所标明的适应症或者功能主治超出规定范围"认定为假药，以及根据《药品管理法》第九十八条第三款第三项至第七项认定为劣药，只需要事实认定，不需要对涉案药品进行检验，处罚决定亦无需载明药品检验机构的质量检验结论。这一复函重申了2020年2月4日《关于严厉打击制售假劣药品医疗器械违法行为切实保障新型冠状病毒感染肺炎疫情防控药品医疗器械安全的通知》以及6月15日《进一步做好案件查办工作有关事项的通知》的相关规定，明确了药品监管执法中假劣药认定的指导原则，为基层药监部门的行政处罚提供了基本遵循。

该复函实质上属于行政解释，虽然经商全国人大法工委，但毕竟不同于人大释法。因此，为从根本上解决假劣药认定的执法难题，还应在《药品管理法实施条例》及相应的法规规章的修订时进行明确。

（四）避免买到假劣药

1. **学法用法** 消费者如何避免购买到假劣药品，要学习判断合格药品和假劣药品。而掌握假药、劣药的概念，明辨合格药品和假药、劣药的区别，是避免买假购劣的前提。《药品管理法》第九十八条对假药和劣药有明确的定义，可以作为判断合格药品和假药劣药的法定依据。

2. **假劣药及非法药品的市场表现形式**

（1）无中生有的假药 这类假药有从头到脚都是假的，如药品名称、生产许可证、批准文号、注册商标及检验报告书等均为伪造的。其特点是：①品种类别上多假冒补肾壮阳类中成药。功能主治上片面地夸大疗效，以宫廷秘方、祖传秘方、少数民族验方的形式迷惑人们，内容描绘过火、离奇、荒诞、淫秽；②包装精美，价格昂贵。③经销形式上往往以厂家代理、总经销的形式直接销售，或者在专柜、网络上销售；④广告宣传上往往以小报、网络、会议营销的形式进行宣传。如曾被查处的藏秘金丹、藏鞭金丹、参桂鹿茸丸、虫草清肺胶囊等假药。

（2）非法添加其他成分的假药 此类假药擅自改变药品的配方，在中药制剂中加入化学药物，如激素、化学药物等，对人体的危害大，有时可以使人脏器受损，严重时可致人死亡。常见有以下几种：①补肾类的药品。此类药品非法添加枸橼酸西地那非等化学药品。在药品外包装往往印有"速效型""无效退款"的广告语，标示成分以"××鞭""××肾"较为常见，如蛤蚧补肾胶囊、参桂鹿茸丸及藏鞭金丹等假药。一些补肾的保健食品也有类似现象。②抗风湿类药品。此类药品添加泼尼松、醋酸泼尼松、醋酸地塞米松等，或添加炎痛喜康、双氯灭痛等其他抗炎镇痛药。由于添加了激素类的药物，患者在服用后短时间内症状能缓解，往往认为疗效好，得到患者的信任。但长期服用此类假药会造成药源性疾病及激素类的副作用。如"高效骨痛康""高效风湿定胶囊"等假药。③平喘类药品。合法的治疗哮喘的中成药效果一般较慢，造假者在中成药添加醋酸泼尼松、氨茶碱、磺胺类等的化学药品。如邮寄的假药"复方川羚定喘胶囊"。④降糖类药品。中成药降糖的效果比较慢、疗程长，而广大糖尿病患者往往相信中药的副作用小，希望用中药来调理治疗。制假者利用患者的用药心理，添加盐酸二甲双胍、格列本脲、格列吡嗪等价格低廉的化学药品，然后以高出十几倍甚至上百倍的价格以"新药特药"的名义销售。如假药"消渴灵片"。⑤催眠类的中成药。添加镇静类如地西泮、利眠宁、舒乐安定等药物，如假药"睡安胶囊"。⑥降压药。中成药中添加氢氯噻嗪、利血平、盐酸可乐定、硝苯地平等常用的化学类降压药。⑦治疗前列腺的药品。添加大剂量的化学药氟喹诺酮类抗菌素，如假药"前列癃爽"。

（3）假冒品牌或进口的假药 假冒品牌的假药，市面比较多，其外包装、品名、规格与真的药品一样或近似，真假难辨。此类假药的特点：①是以次充好，以低价、低规格、低工艺制造的假药来冒充高价、高工艺要求的药品。②是仿冒畅销、广告做的好、价格高的药品。用假的或是其他厂家药品冒充名厂的名药。例如：假冒的感康（复方氨酚烷胺片）、严迪、三金片、利君沙等。这类假药有时从药品外观很难鉴别，专门的防伪标识可以来帮助鉴别。有的需要药品检测报告来鉴别，有的需要通过药厂质控办或打假办协查来判定真伪。

假冒进口药品的假药。在药品专柜、保健品标有德国××大药厂、法国××大药厂、日本××制药株式会社、星加坡××制药公司等生产厂商字样，有自制的防伪标识，印有德国、法国、日本的注册号，用中文介绍来欺骗患者。如被查获的德国产的脑活素、复方德国消石素、淋沙梅（德国马博士大药厂）、一次性菌必治（法国乐高大药厂出品），日本的速效坐骨神经痛丸等都属于此类。

（4）非法药品 未经批准生产的制剂、自制药品，走私进口的药品、制剂，通过非法渠道进入中国市场的境外生产的药品。医疗机构未经批准自行生产药品、配制制剂，对外销售或提供给患者使用。如在某医院查获的"风湿骨刺散"。

3. 识别假劣药品的途径

（1）从药名识别　药品说明书和标签中标注的药品名称必须符合国家药品监督管理局公布的药品通用名称和商品名称的命名原则，并与药品批准证明文件的相应内容一致。药品通用名称应当显著、突出，其字体、字号和颜色必须一致，并符合以下要求：①对于横版标签，必须在上三分之一范围内显著位置标出；对于竖版标签，必须在右三分之一范围内显著位置标出；②不得选用草书、篆书等不易识别的字体，不得使用斜体、中空、阴影等形式对字体进行修饰；③字体颜色应当使用黑色或者白色，与相应的浅色或者深色背景形成强烈反差；④除因包装尺寸的限制而无法同行书写的，不得分行书写。药品商品名称不得与通用名称同行书写，其字体和颜色不得比通用名称更突出和显著，其字体以单字面积计不得大于通用名称所用字体的二分之一。

（2）从药品批准文号上识别　合格的药品包装及标签、说明书上都必须印有国家药品监督管理部门批准的"国药准字"等药品批准证明文件的文号。如无药品批准文号、进口药品注册证号、医药产品注册证号、医疗机构制剂批准文号者，除未实施批准文号管理的中药材和中药饮片外，即为假药或者为其他法定意义的产品；如药品批准文号格式不合规，应当进一步鉴别，假药常使用废止的批准文号或假批准文号。

（3）从生产批号和有效期上识别　药品包装盒及标签所印的药品生产日期、生产批号及有效期三者缺一不可，查看是否齐全，以及该药品是否在有效期以内。未标明或更改生产批号，未标明、更改或超过有效期的药品，即劣药。药品的有效期若标明2025年4月或2025.4，表示该药可使用至2025年4月30日，超过2025年4月30日之后，就不能再用了。假药常有缺项或油印粘贴的批号、日期，钢印批号透过纸盒。

（4）从药品包装识别　合格药品的包装都必须经药监部门批准或备案，并且信息项目、排版格式须合规。合格药品的外包装及标签质地良好、字体和图案清晰、印刷色泽精致、色彩均匀、表面光洁、防伪标志亮丽，包装上无粘贴、涂改，药品自身无药液外漏污染的痕迹等。包装药品的铝箔板，正品印刷字色纯正，字迹清晰，边缘整齐。假药外包装质地较差，外观颜色不纯正，字体和图案印刷粗糙，防伪标志模糊。假药边缘不整齐，印刷字迹有些模糊、重影，字色深浅不一。

（5）从药品说明书上识别　根据国家药监部门规定，合格的药品说明书必须注明药品的名称、成分、性状、适应证、规格、用法用量、禁忌、不良反应、注意事项、药物相互作用、批准文号、药品上市许可持有人、生产企业【名称、地址、邮政编码、电话号码、传真号码、网址】等20多项内容。另外，进口药品说明书必须翻译成中文。合格药品说明书一般纸张质地好，印刷排版均匀、字迹清晰，内容准确齐全，适应证限定严格，且大多用机器折叠。假药说明书内容不全，印刷质量差，字迹模糊，且多数为人工折叠。

所有药品外包装或说明书内要详细注明生产企业名称、地址、邮编、电话、网址等内容，有的还设有查询专线电话，便于患者联系查询。假劣药这些项目不齐全或是编造的假信息。

（6）从药品外观性状上识别　合格药品片剂颜色均匀，表面光滑，片上所压字体深浅一致、清晰，无花斑、裂片、潮解等问题。假药片剂可能颜色不均匀，有花斑，糖衣褪色露底、开裂等。假注射剂、水剂易出现沉淀、结晶、变色，有絮状物等情形。颗粒剂黏结成块，不易溶解。膏剂失水、发霉或有油败气味。

在购买药品时，如发现药品的外观性状、颜色与说明书不一致，说明有问题。如片剂、胶囊剂有受潮发霉粘连、干燥碎裂、变色等现象；糖衣片表面褪色、裂开、发霉；糖浆剂有发霉、异味；丸剂出现白斑或无中药特有的药香味；颗粒剂出现发粘、结块；软膏剂干裂、变稀、变色、变气味；滴眼剂出现有浑浊或絮状物产生；注射剂有变色、混浊、絮状物现象，粉针剂有结块、变色等情况，不能购买使用。

（7）在国家药监局网上查询药品的真假　在国家药品监督管理局官网第一行栏目中点击数据查询，在高级查询栏下的药品批准文号后面方框内输入药品包装上标示的批准文号，点击查询。如果提示列表共有0条记录，就说明你所查的药品没有经过批准，是假药；如果查询的信息与包装标签上的有出入，可须进一步核对查询。

四、生产销售假劣药的法律风险

1.《药品管理法》（2019年修订）

第一百一十六条　生产、销售假药的，没收违法生产、销售的药品和违法所得，责令停产停业整顿，吊销药品批准证明文件，并处违法生产、销售的药品货值金额十五倍以上三十倍以下的罚款；货值金额不足十万元的，按十万元计算；情节严重的，吊销药品生产许可证、药品经营许可证或者医疗机构制剂许可证，十年内不受理其相应申请；药品上市许可持有人为境外企业的，十年内禁止其药品进口。

第一百一十七条　生产、销售劣药的，没收违法生产、销售的药品和违法所得，并处违法生产、销售的药品货值金额十倍以上二十倍以下的罚款；违法生产、批发的药品货值金额不足十万元的，按十万元计算，违法零售的药品货值金额不足一万元的，按一万元计算；情节严重的，责令停产停业整顿直至吊销药品批准证明文件、药品生产许可证、药品经营许可证或者医疗机构制剂许可证。

生产、销售的中药饮片不符合药品标准，尚不影响安全性、有效性的，责令限期改正，给予警告；可以处十万元以上五十万元以下的罚款。

第一百一十八条　生产、销售假药，或者生产、销售劣药且情节严重的，对法定代表人、主要负责人、直接负责的主管人员和其他责任人员，没收违法行为发生期间自本单位所获收入，并处所获收入百分之三十以上三倍以下的罚款，终身禁止从事药品生产经营活动，并可以由公安机关处五日以上十五日以下的拘留。

对生产者专门用于生产假药、劣药的原料、辅料、包装材料、生产设备予以没收。

第一百一十九条　药品使用单位使用假药、劣药的，按照销售假药、零售劣药的规定处罚；情节严重的，法定代表人、主要负责人、直接负责的主管人员和其他责任人员有医疗卫生人员执业证书的，还应当吊销执业证书。

第一百二十条　知道或者应当知道属于假药、劣药或者本法第一百二十四条第一款第一项至第五项规定的药品，而为其提供储存、运输等便利条件的，没收全部储存、运输收入，并处违法收入一倍以上五倍以下的罚款；情节严重的，并处违法收入五倍以上十五倍以下的罚款；违法收入不足五万元的，按五万元计算。

第一百二十一条　对假药、劣药的处罚决定，应当依法载明药品检验机构的质量检验结论。

2.《刑法修正案（十一）》（2020年12月26日第十三届全国人民代表大会常务委员会第二十四次会议通过）

第一百四十条　【生产、销售伪劣产品罪】生产者、销售者在产品中掺杂、掺假，以假充真，以次充好或者以不合格产品冒充合格产品，销售金额五万元以上不满二十万元的，处二年以下有期徒刑或者拘役，并处或者单处销售金额百分之五十以上二倍以下罚金；销售金额二十万元以上不满五十万元的，处二年以上七年以下有期徒刑，并处销售金额百分之五十以上二倍以下罚金；销售金额五十万元以上不满二百万元的，处七年以上有期徒刑，并处销售金额百分之五十以上二倍以下罚金；销售金额二百万元以上的，处十五年有期徒刑或者无期徒刑，并处销售金额百分之五十以上二倍以下罚金或者没收财产。

第一百四十一条 【生产、销售假药罪】生产、销售假药的，处三年以下有期徒刑或者拘役，并处罚金；对人体健康造成严重危害或者有其他严重情节的，处三年以上十年以下有期徒刑，并处罚金；致人死亡或者有其他特别严重情节的，处十年以上有期徒刑、无期徒刑或者死刑，并处罚金或者没收财产。

药品使用单位的人员明知是假药而提供给他人使用的，依照前款的规定处罚。

第一百四十二条 【生产、销售劣药罪】生产、销售劣药，对人体健康造成严重危害的，处三年以上十年以下有期徒刑，并处罚金；后果特别严重的，处十年以上有期徒刑或者无期徒刑，并处罚金或者没收财产。

药品使用单位的人员明知是劣药而提供给他人使用的，依照前款的规定处罚。

违反药品管理法规，有下列情形之一，足以严重危害人体健康的，处三年以下有期徒刑或者拘役，并处或者单处罚金；对人体健康造成严重危害或者有其他严重情节的，处三年以上七年以下有期徒刑，并处罚金：

（一）生产、销售国务院药品监督管理部门禁止使用的药品的；

（二）未取得药品相关批准证明文件生产、进口药品或者明知是上述药品而销售的；

（三）药品申请注册中提供虚假的证明、数据、资料、样品或者采取其他欺骗手段的；

（四）编造生产、检验记录的。

有前款行为，同时又构成本法第一百四十一条、第一百四十二条规定之罪或者其他犯罪的，依照处罚较重的规定定罪处罚。

任务三　药品分类管理

药品分类管理是根据药品的安全性、有效性原则，依品种规格、适应证、剂量及给药途径等的不同，将药品分为处方药和非处方药，并作出相应的管理规定的一种管理模式。处方药与非处方药分类管理的核心是加强处方药的管理，规范非处方药的管理，减少不合理用药的发生，切实保证人民用药的安全有效。

 知识链接

含麻黄碱类复方制剂转为处方药管理

2012年原国家食品药品监督管理局发布公告称，氯雷伪麻缓释片、复方盐酸伪麻黄碱缓释胶囊、氨酚氯雷伪麻缓释片、那敏伪麻胶囊、扑尔伪麻片和复方布洛伪麻缓释片6种含麻黄碱类复方制剂已转为处方药管理，药品生产企业对相关药品说明书进行修订。

一、基础知识

（一）处方药与非处方药的定义

处方药必须凭执业医师或执业助理医师处方才可调配、购买和使用；非处方药不需要凭执业医师或执业助理医师处方即可自行判断、购买和使用。

《药品管理法》第37条明确规定：国家对药品实行处方药与非处方药分类管理制度。实施药品分类管理对我国药品监督管理、医药卫生保健事业和医药产业都将产生深远的影响，也是促进药品监督管理与国际模式接轨的一项重要措施。

（二）分类管理的目的意义

药品实行分类管理的目的和意义主要是：

1. 规范临床用药行为，保证人民群众用药安全有效　国家药品监督管理部门颁布的《处方药与非处方药分类管理办法》（试行），2000年1月1日起实行。其目的是通过严格处方药的管理，规范非处方药的管理，保证人民群众用药的安全有效。未实行药品分类管理以前，医院药房销售的药品凭处方供应，社会零售药房销售药品，除毒、麻、精、放和戒毒药品实行特殊管理外，其他药品处于自由销售状态，药品在大众媒体的宣传没有明确的限制，加之消费者没有专业知识，自我购买、不合理使用处方药，身体健康和生命安全造成极大威胁。

2. 促进自我保健和自我药疗的实行，有利于合理利用医药资源　实行药品分类管理，为公众从社会零售药店和医院药房自购自用药品及实行自我药疗，提供了安全的基础。"大病去医院，小病去药店"，也使公共卫生资源的分配更趋于合理，推动我国医药经济和医药卫生保健事业健康快速地发展。

3. 为控制医药费用提供依据，有利于推动医疗制度的改革　施行药品分类管理后，不仅为公众提供了安全有效、质量可靠、使用方便的非处方药，也对减少医药费用、改变公众保健观念起了较大作用。这样既可以维持医疗保险制度的实施，又可通过控制药费来控制医疗费用的快速增长。

（三）我国药品分类管理的状况

1. 处方药的品种　被列为处方药的药品主要有：特殊管理的药品、由于药品的毒性或其他潜在影响使用不安全的药品、因使用方法的规定（如注射剂）、新化合物新药等。

国家药品监督管理局通过不同方式明确了下列药品在我国属于处方药：①采用公布停止在大众媒体发布广告的处方药的方式，公布的处方药有：粉针剂类、大输液类、抗生素类的抗感染药物。②采用规定药品零售企业不得销售或凭处方销售的方式，明确的处方药有：麻醉药品、放射性药品、一类精神药品、终止妊娠药品、蛋白同化制剂、肽类激素（胰岛素除外）、药品类易制毒化学品、疫苗（以上均为药品零售企业不得经营的处方药）；注射剂、医疗用毒性药品、第二类精神药品、其他按兴奋剂管理的药品、精神障碍治疗药（抗精神病、抗焦虑、抗躁狂、抗抑郁药）、抗病毒药（逆转录酶抑制剂和蛋白酶抑制剂）、肿瘤治疗药、含麻醉药品的复方口服溶液和曲马多制剂、未列入非处方药目录的抗菌药和激素（以上均为在全国范围内凭处方销售的处方药）。

2. 非处方药的品种　被列为非处方药的药品一般具有如下特点：①应用安全。药品的适应证患者能自行判断并准确选择、使用；药品的安全范围大，正常使用时无严重不良反应，或者不良反应轻微、可逆，可察觉，无潜在毒性；药品不致细菌耐药性；药品滥用、误用的潜在可能性小；保证在无医药专业人员的指导和监护下消费者能自行安全使用非处方药。②疗效确切。必须针对性强，适应证明确，而且应当能迅速起效，不会掩盖其他病情。药品诊疗效果确切且可觉察；③质量稳定。该类药品应性质稳定，一般贮存条件下较长时间不会变质，不需要特殊的保存条件，在正常条件下储存时药品质量稳定；④使用方便。药品主要为口服、外用或吸入等途径应用的方便制剂，方便携带；包装、标签、说明书内容确切、翔实，易于理解；用药前后不需要进行特殊试验和检查等，使用时不需要医药工作人员的指导与监控。

3. **非处方药的遴选原则** 遴选非处方药遵循"安全有效、慎重从严、结合国情、中西药并重"的指导思想，所遴选的非处方药具有"应用安全、疗效确切、质量稳定、使用方便"特点，这也是我国遴选、审评非处方药目录的基本原则。

二、药品分类管理的法定要求

1. **《药品管理法》（2019年修订）** 第五十四条 国家对药品实行处方药与非处方药分类管理制度。具体办法由国务院药品监督管理部门会同国务院卫生健康主管部门制定。

2. **《药品管理法实施条例》**

第十五条 国家实行处方药和非处方药分类管理制度。国家根据非处方药品的安全性，将非处方药分为甲类非处方药和乙类非处方药。

经营处方药、甲类非处方药的药品零售企业，应当配备执业药师或者其他依法经资格认定的药学技术人员。经营乙类非处方药的药品零售企业，应当配备经设区的市级药品监督管理机构或者省、自治区、直辖市人民政府药品监督管理部门直接设置的县级药品监督管理机构组织考核合格的业务人员。

第十八条 交通不便的边远地区城乡集市贸易市场没有药品零售企业的，当地药品零售企业经所在地县（市）药品监督管理机构批准并到工商行政管理部门办理登记注册后，可以在该城乡集市贸易市场内设点并在批准经营的药品范围内销售非处方药品。

3. **《处方药与非处方药分类管理办法》（试行）**

第二条 根据药品品种、规格、适应证、剂量及给药途径不同，对药品分别按处方药与非处方药进行管理。

处方药必须凭执业医师或执业助理医师处方才可调配、购买和使用；非处方药不需要凭执业医师或执业助理医师处方即可自行判断、购买和使用。

第五条 处方药、非处方药生产企业必须具有《药品生产企业许可证》，其生产品种必须取得药品批准文号。

第六条 非处方药标签和说明书除符合规定外，用语应当科学、易懂，便于消费者自行判断、选择和使用。非处方药的标签和说明书必须经国家药品监督管理局批准。

第八条 根据药品的安全性，非处方药分为甲、乙两类。

第九条 零售乙类非处方药的商业企业必须配备专职的具有高中以上文化程度，经专业培训后，由省级药品监督管理部门或其授权的药品监督管理部门考核合格并取得上岗证的人员。

第十条 医疗机构根据医疗需要可以决定或推荐使用非处方药。

第十一条 消费者有权自主选购非处方药，并须按非处方药标签和说明书所示内容使用。

第十二条 处方药只准在专业性医药报刊进行广告宣传，非处方药经审批可以在大众传播媒介进行广告宣传。

4. **《处方药与非处方药流通管理暂行规定》**

第七条 进入药品流通领域的处方药和非处方药，其相应的警示语或忠告语应由生产企业醒目地印制在药品包装或药品使用说明书上。

相应的警示语或忠告语如下：

处方药：凭医师处方销售、购买和使用！

甲类非处方药、乙类非处方药：请仔细阅读药品使用说明书并按说明使用或在药师指导下购买和使用！

第十二条 甲类非处方药、乙类非处方药可不凭医师处方销售、购买和使用，但病患者可以要求在执业药师或药师的指导下进行购买和使用。

执业药师或药师应对病患者选购非处方药提供用药指导或提出寻求医师治疗的建议。

第十三条 处方药、非处方药应当分柜摆放。

第十四条 处方药、非处方药不得采用有奖销售、附赠药品或礼品销售等销售方式，暂不允许采用网上销售方式。

5.《非处方药专有标识管理规定》

五、非处方药专有标识图案分为红色和绿色，红色专有标识用于甲类非处方药药品，绿色专有标识用于乙类非处方药药品和用作指南性标志。

六、使用非处方药专有标识时，药品的使用说明书和大包装可以单色印刷，标签和其他包装必须按照国家药品监督管理局公布的色标要求印刷。单印刷时，非处方药专有标识下方必须标示"甲类"或"乙类"字样。

非处方药专有标识应与药品标签、使用说明书、内包装、外包装一体化印刷，其大小可根据实际需要设定，但必须醒目、清晰，并按照国家药品监督管理局公布的坐标比例使用。

非处方药药品标签、使用说明书和每个销售基本单元包装印有中文药品通用名称（商品名称）的一面（侧），其右上角是非处方药专有标识的固定位置。

三、非处方药、处方药合规销售

（一）非处方药的合规销售

1．非处方药的专有标识 非处方药的标签和说明书必须经国家药品监督管理部门批准，用语应科学、简明、易懂，便于消费者自行判断、选择和使用。

非处方药的包装必须印有国家规定的非处方药专有标识。我国非处方药专用标识图案为椭圆形背景下的"OTC"3个英文字母，甲类非处方药为红底白字的图案，乙类非处方药为绿底白字的图案。

非处方药的包装、标签和说明书上必须印有"请仔细阅读药品说明书并按说明使用或在药师指导下购买和使用！"的忠告语。

非处方药的包装必须符合质量要求，方便储存、运输和使用；每个销售基本单元包装必须附有标签和说明书；儿童用药与成人用药剂量应分别包装。

2．非处方药的合规经营 经营非处方药的批发企业和甲类非处方药的零售药房必须具有《药品经营许可证》。销售甲类非处方药的零售药店必须配备执业药师或其他依法经资格认定的药学技术人员。经过地市级药品监督管理部门批准的普通商业企业可以零售乙类非处方药，但必须开设专柜，并配备专职的经市级药监部门培训、考核合格并取得上岗证的人员。

非处方药可不凭医师处方销售、购买和使用，但患者可以要求在执业药师或药师的指导下购买和使用，执业药师或药师应对患者选购非处方药提供用药指导或提出寻求医师治疗的建议。医疗机构可以根据医疗需要按法律法规的规定使用或推荐使用非处方药。

非处方药可采取开架自选销售方式，但不得采取有奖销售、附赠药品或礼品等销售方式。

非处方药的零售药店必须从具有《药品经营许可证》《药品生产许可证》的药品批发企业、

药品生产企业采购药品，并按有关药品监督管理规定保存采购记录备查。

（二）处方药的合规销售管理

1. 处方药的合规销售 处方药的批发与零售企业必须具有《药品经营许可证》，药品生产、批发企业不得以任何方式直接向患者推荐销售处方药。

处方药必须凭执业医师或执业助理医师处方在医疗机构药房配制、购买、使用，或凭处方在有许可证的零售药店购买和使用。销售处方药的零售药店必须配备驻店执业药师或药师以上药学技术人员。执业药师或药师必须对医师处方进行认真审核、查对，对有配伍禁忌或超剂量的处方，应当拒绝调配、销售；必要时，经处方医师更正或重新签字后，方可调配、销售。

处方药不得采取开架自选销售方式，并应与非处方药分柜摆放。处方药亦不得采用有奖销售、附赠药品或礼品等销售方式，暂不允许采用网上销售方式。

2. 处方药的广告媒体限制 处方药只能在国务院卫生行政部门和国家药品监督管理部门共同指定的专业性医药报刊进行广告宣传。

四、处方药违规销售的法律风险

《药品流通监督管理办法》（原国家食品药品监督管理局令第26号）相关规定如下：

第十八条 药品零售企业应当按照国家食品药品监督管理局药品分类管理规定的要求，凭处方销售处方药。

经营处方药和甲类非处方药的药品零售企业，执业药师或者其他依法经资格认定的药学技术人员不在岗时，应当挂牌告知，并停止销售处方药和甲类非处方药。

第二十条 药品生产、经营企业不得以搭售、买药品赠药品、买商品赠药品等方式向公众赠送处方药或者甲类非处方药。

第三十八条 药品零售企业违反本办法第十八条第一款规定的，责令限期改正，给予警告；逾期不改正或者情节严重的，处以一千元以下的罚款。

违反本办法第十八条第二款规定，药品零售企业在执业药师或者其他依法经过资格认定的药学技术人员不在岗时销售处方药或者甲类非处方药的，责令限期改正，给予警告；逾期不改正的，处以一千元以下的罚款。

第四十条 药品生产、经营企业违反本办法第二十条规定的，限期改正，给予警告；逾期不改正或者情节严重的，处以赠送药品货值金额二倍以下的罚款，但是最高不超过三万元。

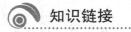 **知识链接**

国家基本药物

基本药物是适应我国基本医疗卫生需求，剂型适宜，价格合理，能够保障供应，公众可公平获得的药品。

国家基本药物制度是对基本药物目录制定、生产供应、采购配送、合理使用、价格管理、支付报销、质量监管、监测评价等多个环节实施有效管理的制度。国家基本药物制度可以改善目前的药品供应保障体系，保障人民群众的安全用药。

国家基本药物的遴选原则是防治必需、安全有效、价格合理、使用方便、中西药并重、基本保障、临床首选和基层能够配备的原则，结合我国用药特点，参照国际经验，合理确定品种（剂型）和数量。

国家将基本药物全部纳入基本医疗保障药品目录，报销比例明显高于非基本药物，降低个人自付比例，用经济手段引导广大群众首先使用基本药物。

国家基本药物目录中的药品包括化学药品、生物制品、中成药和中药饮片。化学药品和生物制品主要依据临床药理学分类，中成药主要依据功能分类。

下列药品不纳入国家基本药物目录遴选范围：

（1）含有国家濒危野生动植物药材的；

（2）主要用于滋补保健作用，易滥用的；

（3）非临床治疗首选的；

（4）因严重不良反应，国家食品药品监管部门明确规定暂停生产、销售或使用的；

（5）违背国家法律、法规，或不符合伦理要求的；

（6）国家基本药物工作委员会规定的其他情况。

【技能训练】

一、案情简介

案例一：群众举报！涉嫌擅自减少投料处方量被收回GMP证书

2016年5月27日，根据群众举报，发现某企业存在违法违规行为。原国家食品药品监督管理总局发布关于江西普正制药有限公司违法生产穿王消炎胶囊的通告，该企业存在以下主要问题：涉嫌擅自减少投料处方量。2015年1月至2016年4月期间，该企业擅自减少处方投料量生产穿王消炎胶囊，仅按照注册批准穿心莲和了哥王药材处方量的70%进行投料。已严重违反《中华人民共和国药品管理法》及《药品生产质量管理规范》等有关规定，江西省原食品药品监督管理局已收回该企业相关《药品GMP证书》。

案例二：违法生产销售银杏叶提取物及制剂

桂林兴达药业有限公司外购无资质企业生产的银杏叶提取物，生产销售假药银杏叶片，违法情节严重，依据《中华人民共和国药品管理法》第七十三条的规定，吊销该企业《药品生产许可证》，没收违法生产的产品及违法所得，并处罚款。同时，对该企业2名责任人员何飞、陶玉良依法作出十年内不得从事药品生产、经营活动的资格处罚。

桂林红会药业有限公司生产销售假药银杏叶胶囊及劣药银杏叶片，广西半宙大康制药有限公司生产销售假药银杏叶片，依据《中华人民共和国药品管理法》均没收两家药企违法生产的产品及违法所得，并处罚款。

海南两家药企生产假药劣药被重罚。海口奇力制药股份有限公司、海南海力制药有限公司两家企业违法生产销售银杏叶制剂，被海南省原食品药品监管局依法查处。对海口奇力制药股份有限公司处以没收违法生产的产品及违法所得、罚款的行政处罚，罚没款总计1 087 008.4元。对海南海力制药有限公司处以没收违法生产的产品及违法所得、罚款的行政处罚，罚没款总计636 435.36元。

河北三药企被罚没近六百万，用不合格银杏叶提取物生产假劣药。河北天成药业股份有限公司、涿州市东乐制药有限公司、唐山市福乐药业有限公3家药品生产企业因使用不合格银杏叶提取物生产假药或劣药被行政处罚。分别被罚309 960元，1 166 540.8元，4 359 129.55元。

二、实训要求

分析案例，根据《药品管理法》列出相关法律依据。通过案例谈谈对假药、劣药事件的看法和认识。

三、实训内容

以3~5人为小组，登录国家药品监督管理局网站，查询、检索我国药事法规，完成实训任务。

四、实训评价

各小组将实训成果制成表格，老师予以批阅，记录为平时成绩。

项目四　药品信息管理

PPT

导学情景

情景描述：

　　小孙在某药店工作，发现最近进货的某药品包装标签上的生产批号、有效期等字迹模糊不清。该药品包装的标签是否合规呢？

任务一　合规性审阅药品标签

一、基础知识

　　药品信息包括关于药品的有效性、安全性、经济性、稳定性等方面的信息和关于药品研制、生产、经营、使用等变化过程的信息。药品信息管理包括对药品信息活动的管理和国家对药品信息的监督管理。由于药物治疗直接影响人们的健康和生命，影响人类的生存繁衍，因此药品信息备受社会各方面的重视。药品信息的法定载体是经国家药品监督管理部门核定的药品标签和说明书，以保证人们用药安全。

　　药品的标签是指药品包装上印有或者贴有的内容，分为内标签和外标签。内标签是直接接触药品的包装上的标签，外标签则是除内标签以外的其他包装上的标签。

　　药品标签是药品包装的重要组成部分，它在药品的使用、运输、贮存等活动中有着举足轻重的作用。

　　药品包装必须按照规定印有或者贴有标签并附有说明书。药品标签由国家药品监督管理局予以审核，药品的标签应当以说明书为依据。其内容不得超出说明书的范围，不得印有暗示疗效、误导使用和不适当宣传产品的文字和标识。

二、药品标签的法定要求

（一）《药品管理法》（2019年修订）

第二十五条第二款　　国务院药品监督管理部门在审批药品时，对化学原料药一并审评审批，对相关辅料、直接接触药品的包装材料和容器一并审评，对药品的质量标准、生产工艺、标签和说明书一并核准。

第四十六条　　直接接触药品的包装材料和容器，应当符合药用要求，符合保障人体健康、安全的标准。

对不合格的直接接触药品的包装材料和容器，由药品监督管理部门责令停止使用。

第四十八条　　药品包装应当适合药品质量的要求，方便储存、运输和医疗使用。

发运中药材应当有包装。在每件包装上，应当注明品名、产地、日期、供货单位，并附有质量合格的标志。

第四十九条　　药品包装应当按照规定印有或者贴有标签并附有说明书。

标签或者说明书应当注明药品的通用名称、成份、规格、上市许可持有人及其地址、生产企业及其地址、批准文号、产品批号、生产日期、有效期、适应症或者功能主治、用法、用量、禁忌、不良反应和注意事项。标签、说明书中的文字应当清晰，生产日期、有效期等事项应当显著标注，容易辨识。

麻醉药品、精神药品、医疗用毒性药品、放射性药品、外用药品和非处方药的标签、说明书，应当印有规定的标志。

（二）《药品说明书和标签管理规定》

该部门规章于2006年3月10日经原国家食品药品监督管理局局务会审议通过，自2006年6月1日起施行。要求在中国境内上市销售的药品，其说明书和标签均应符合本规定的要求。

三、药品标签合规审阅

药品标签是否合规，应从药品标签的类别、信息项目、信息项目顺序、内容的一致性、完整性、规范性以及文字要求、印刷、标签色调图案的合规性等几个方面加以审阅辨识。

（一）药品标签的类别、项目、内容的合法性

药品的标签应当以说明书为依据，其内容不得超出说明书的范围，不得印有暗示疗效、误导使用和不适当宣传产品的文字和标识。药品标签可分内标签、外标签及运输包装标签、原料药标签、中药标签，它们的信息项目略有不同，如表4-1所示。药品标签不得印制"原装正品""进口原料分装""驰名商标""××省专销""专利药品""××监制""××总代理""公费报销"等字样。"印刷企业""印刷批次"等与药品使用无关的，不得在药品标签中标注。

1. **药品内标签**　应包含药品通用名称、适应证或功能主治、规格、用法用量、生产日期、产品批号、有效期、生产企业等。由于包装尺寸过小无法全部显示以上内容的，至少应标注药品通用名称、规格、产品批号、有效期等内容。

2. **药品外标签**　应注明药品通用名称、成分、性状、适应证或功能主治、规格、用法用量、不良反应、禁忌、注意事项、贮藏、生产日期、产品批号、有效期、批准文号、生产企业等内容。适应证或功能主治、用法用量、不良反应、禁忌、注意事项不能全部注明的，应标注该项的主要内容并注明"详见说明书"字样。

3. **用于运输、贮藏的包装标签**　至少应注明药品通用名称、规格、贮藏、生产日期、产品批号、有效期、批准文号、生产企业，也可以根据需要注明包装数量、运输注意事项及其他需要标注的内容，对贮藏有特殊要求的药品，应在标签的醒目位置注明。

4. **原料药标签**　应当注明药品名称、贮藏、生产日期、产品批号、有效期、执行标准、批准文号、生产企业，同时还需注明包装数量以及运输注意事项等必要内容。

5. **中药饮片的标签**　必须注明品名、规格、产地、生产企业、产品批号、生产日期，实施批准文号管理的中药饮片还必须注明药品批准文号。

中药材必须有包装，在每件包装上，必须注明品名、产地、日期、调出单位，并附有质量合格的标志。

表4-1　药品各类包装标签及内容

项　目	内包装标签	最小包装标签	外包装标签	运输包装标签	原料药包装标签
药品通用名称	√	√	√	√	√
成分			√		
性状			√		
规格	√	√	√	√	
用法用量	√		√*		
适应证或者功能主治	√		√*		
不良反应			√*		
禁忌			√*		
注意事项			√*		
贮藏			√	√	√
生产日期	√		√	√	√
产品批号	√	√	√	√	√
有效期	√	√	√	√	√
批准文号			√	√	√
上市许可持有人及其地址	√		√	√	√
生产企业及其地址	√		√	√	√
执行标准					√
包装数量				√	√
运输注意事项				√	√

注：*表示不能全部注明的，应当标出主要内容，并注明"详见说明书"。

6. **专有标识**　特殊管理药品、非处方药和外用药品的标签必须印有规定的专有标识，如图4-1。

麻醉药品

精神药品

医疗用毒性药品

放射性药品

外用药品

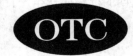

甲类非处方药

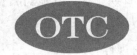
乙类非处方药

图4-1　特殊管理药品、外用药品、非处方药专有标识

（二）药品标签项目设置以及位置、形状大小

1. **药品名称**　药品通用名称是指列入国家药品标准中的药品名称。药品标签中使用的药品名称必须符合国家药品监督管理局公布的药品通用名称和商品名称的命名原则，并与药品批准证明文件的相应内容一致。

药品通用名称应显著突出，其字体、字号和颜色必须一致，并符合以下要求：①药品通用名称应在横版标签的上1/3及竖版标签的右1/3范围内显著位置标出。②不得选用草书、篆书等不易识别的字体，不得使用斜体、中空、阴影等形式对字体进行修饰。③除由于包装尺寸限制无法一行书写的，不得分行书写。④药品通用名称应使用黑色系或白色系颜色，并与相应的浅色或深色背景形成强烈反差。且商品名称颜色不得比通用名称更突出显著。⑤以企业名称等作为标签底纹的，不得以突出显示某一名称来弱化药品通用名称。

药品商品名称，是指经国家药品监督管理部门批准的特定企业使用的该药品专用的商品名称。未经注册的商标以及未经国家药品监督管理局批准的药品名称禁止使用。并且药品的商品名称不得与通用名称同行书写，其字体和颜色不得比通用名称更突出和显著，其字体以单字面积计算不得大于通用名称所用字体的1/2。

根据《关于进一步规范药品名称管理的通知》的规定，自2006年6月1日起，属于下列情形的药品可以申请使用商品名称：①新化学结构、新活性成分且在保护期、过渡期或者监测期内的药品；②在我国具有化合物专利，且该专利在有效期内的药品。2006年6月1日前批准使用的商品名称可以继续使用，除此之外其他药品一律不得使用商品名。同一企业生产的同一药品，成分相同但剂型或规格不同的，也必须使用同一商品名，药品广告宣传中不得单独使用商品名。

2. **注册商标**　注册商标是指国家市场监督管理总局商标局依照法定程序核准注册的商标。注册商标具有排他性、独占性、唯一性等特点，属于注册商标所有人所独占，受法律保护，任何企业或个人未经注册商标所有权人许可或授权，均不可自行使用，否则将承担侵权责任。

药品标签中禁止使用未经注册的商标（包括所有未取得《商标注册证》的商标）以及其他未经国家药品监督管理局批准的药品名称。药品标签使用注册商标的，应当印刷在药品标签的边角，商标中包含文字的，其字体以单字面积计算不得大于药品通用名称所用字体的1/4。在药品广告中宣传注册商标的，必须同时使用药品通用名称。

3. **药品专有标识**　麻醉药品、精神药品、医疗用毒性药品、放射性药品、外用药、非处方药等国家规定有专用标识的，在标签专有位置上印刷。

（三）药品标签项下内容的规范性

药品标签中各项目下内容应以说明书为准，不得有超出说明书内容的表述。

药品有效期应按照年、月、日的顺序标注，年份用四位数字表示，月与日用两位表示。其具体标注格式为"有效期至××××年××月××日"或者"有效期至××××年××月"；也可以用数字和其他符号表示："有效期至××××.××.××"或者"有效期至××××/××/××"。

预防用生物制品有效期的标注应按照国家药品监督管理局批准的注册标准执行，治疗用生物制品有效期的标注自分装日期计算，其他药品有效期的标注应从生产日期计算。有效期标注到月的，应为起算月份对应年月的前一月；若标注到日，应为起算日期对应年月日的前一天。

（四）文字及印刷的合规性

药品标签的表述应科学、规范和准确，文字应使用国家语言文字工作委员会公布的规范化汉字，增加其他文字对照的，以汉字为准，且字形清晰易辨、标识应清楚醒目，不得有印字脱落或粘贴不牢等现象，不得以粘贴、剪切、涂改等方式进行修改或补充，专有标识应与标签一体化印刷。

在印刷方面，要求药品包装必须按规定印有或贴有标签，不得夹带其他任何介绍或宣传产品、企业的文字、音像及其他资料。

（五）同一企业同一药品标签要求

对于同一个药品生产企业生产的同一药品，药品规格相同的，其标签的内容、格式及颜色必须一致。

对于同一个药品生产企业生产的同一药品，药品规格或包装规格不同的，其标签应有明显区别或在规格项中明显标注。

同一生产企业生产的同一药品，若分别按处方药和非处方药管理的，即双跨品种，如抑制胃酸分泌的药物铝碳酸镁片，作为非处方药时用于治疗慢性胃炎、与胃酸有关的胃部不适症状，如胃痛、胃灼热、酸性嗳气、饱胀等，而作为处方药时，铝碳酸镁片主要用于治疗胆酸相关性疾病，急、慢性胃炎，反流性食管炎，胃、十二指肠溃疡等，由于两者的适应证及用量、疗程均不同，因此其包装颜色及说明书均应有明显区别。

四、药包材管理

药包材即直接与药品接触的包装材料和容器，系指药品生产企业生产药品和医疗机构配制的制剂所使用的直接与药品接触的包装材料和容器。药包材是药品不可分割的一部分，其伴随药品生产、流通、使用的全过程，由于药包材与药品直接接触，不适宜的材料可引起材料本身被药物腐蚀、溶出，药物活性成分的迁移、吸附，甚至药包材与药品间发生化学反应，导致某些有害物质的浸入，最终影响药品的质量，危害患者的生命健康。

目前，我国药包材产业发展迅速，现有生产企业3000多家，生产玻璃、金属、明胶制品、橡胶、塑料及复合片（膜）五大类60余品种。但同发达国家相比，仍存在许多问题，如剂量准确性差、儿童包装匮乏；药品包装粗糙、取用不便；对特殊药品的包装缺乏安全性等等。

为加强药包材的监督管理，保证药包材的质量，原SFDA于2004年7月颁布实施《直接接触药品的包装材料和容器管理办法》。2017年11月23日《原国家药品监管总局关于调整原料药、药用辅料和药包材审评审批事项的公告（2017年第146号）》中的关于药包材等注册管理政策正式实施。为贯彻落实中共中央办公厅、国务院办公厅《关于深化审评审批制度改革鼓励药品医疗器械创新的意见》（厅字〔2017〕42号）与《国务院关于取消一批行政许可事项的决定》（国发〔2017〕46号），取消药用辅料与直接接触药品的包装材料和容器（以下简称药包材）审批，原料药、药用辅料和药包材在审批药品制剂注册申请时一并审评审批。

1. 药包材分类　作为药品的一部分，药包材本身的质量、安全性、使用性能以及药包材与药物之间的相容性对药品质量有着十分重要的影响。药包材是由一种或多种材料制成的包装组件组合而成，应具有良好的安全性、适应性、稳定性、功能性、保护性和便利性，在药品的包装、贮藏、运输和使用过程中起到保护药品质量、安全、有效、实现给药目的（如气雾剂）的作用。

药包材可以按材质、形制和用途进行分类。

按材质分类，可分为塑料类、金属类、玻璃类、陶瓷类、橡胶类和其他类（如纸、干燥剂）等，也可以由两种或两种以上的材料复合或组合而成（如复合膜、铝塑组合盖等）。常用的塑料类药包材有药用低密度聚乙烯滴眼剂瓶、口服固体药用高密度聚乙烯瓶、聚丙烯输液瓶等；常用的玻璃类药包材有钠钙玻璃输液瓶、低硼硅玻璃安瓿、中硼硅管制注射剂瓶等；常用的橡胶类药包材有注射液用氯化丁基橡胶塞、药用合成聚异戊二烯垫片、口服液体药用硅橡胶垫片等；常用的金属类药包材如药用铝箔、铁制的清凉油盒。

按用途和形制分类，可分为输液瓶（袋、膜及配件）、安瓿、药用（注射剂、口服或者外用剂型）瓶（管、盖）、药用胶塞、药用预灌封注射器、药用滴眼（鼻、耳）剂瓶、药用硬片（膜）、药用铝箔、药用软膏管（盒）、药用喷（气）雾剂泵（阀门、罐、筒）、药用干燥剂等。

药包材的命名应按照用途、材质和形制的顺序编制，文字简洁，不使用夸大修饰语言，尽量不使用外文缩写。如口服液体药用聚丙烯瓶。

2. 在生产和应用中对药包材的合规要求　药包材的原料应经过物理、化学性能和生物安全评估，应具有一定的机械强度、化学性质稳定、对人体无生物学意义上的毒害。

生产、进口和使用药包材，必须符合药包材国家标准。药包材国家标准由国家药品监督管理局组织国家药典委员会制定和修订，并由国家药品监督管理局颁布实施。凡列入产品目录并在我国批准生产和使用或进口使用的药包材，必须符合国家药包材标准。尚未列入国家药包材产品目录的药包材产品除外。

药包材的包装上应注明包装使用范围、规格及贮藏要求，并应注明使用期限。

任务二　药品说明书的合规管理

一、基础知识

（一）药品说明书的定义

药品说明书是由国家药品监督管理局批准的有关药品的安全性、有效性等基本科学信息的说明性文件，包含药品成分、物化性质、药效学、毒理学、药物代谢动力学、医学等有关药品安全性、有效性的重要科学数据和结论。药品说明书是药品的一项重要文件，是指导患者选择药品的主要依据，也是合理、正确使用药品的指示说明。药品生产企业生产供上市销售的药品最小包装必须附有说明书。

（二）药品说明书的作用

药品说明书的作用主要有：

（1）介绍药品性质　介绍药品的主要特征，应科学严谨、实事求是。

（2）指导合理用药　包含有关药品安全性、有效性的重要科学数据、结论和信息，用以指导安全、合理用药。

（3）普及医药知识　为提高安全使用药品，要求文字通俗易懂、增加忠告或警示语。

（4）法律和技术性依据　临床用药过程中，药品说明书是所有医师、患者使用药品唯一具有法律依据的资料，是医疗事故处理过程中的裁决依据，也是评价医师用药是否得当的重要依据之一。因此药品说明书是临床正确使用药品的技术性依据，也是解决医疗纠纷时的法律性依据。

二、药品说明书的合规要求

（一）《药品管理法》（2019年修订）

第二十五条第二款 国务院药品监督管理部门在审批药品时，对化学原料药一并审评审批，对相关辅料、直接接触药品的包装材料和容器一并审评，对药品的质量标准、生产工艺、标签和说明书一并核准。

第四十九条 药品包装应当按照规定印有或者贴有标签并附有说明书。

标签或者说明书应当注明药品的通用名称、成份、规格、上市许可持有人及其地址、生产企业及其地址、批准文号、产品批号、生产日期、有效期、适应症或者功能主治、用法、用量、禁忌、不良反应和注意事项。标签、说明书中的文字应当清晰，生产日期、有效期等事项应当显著标注，容易辨识。

麻醉药品、精神药品、医疗用毒性药品、放射性药品、外用药品和非处方药的标签、说明书，应当印有规定的标志。

（二）《药品说明书和标签管理规定》（2006年颁布实施）

要求说明书和标签内容不得超出核准的说明书的范围，不得印有暗示疗效、误导使用和不适当宣传产品的文字和标识。

（三）药品说明书规范细则

为贯彻落实《药品说明书和标签管理规定》，规范药品说明书，原SFDA组织制定了《化学药品和治疗用生物制品说明书规范细则》和《预防用生物制品说明书规范细则》于2006年5月公布实施；为规范中药、天然药物处方药说明书的书写和印制，《中药、天然药物处方药说明书格式》《中药、天然药物处方药说明书内容书写要求》以及《中药、天然药物处方药说明书撰写指导原则》于2006年6月公布实施；为做好非处方药说明书规范工作，根据《药品说明书和标签管理规定》和《处方药与非处方药分类管理办法》（试行），《化学药品非处方药说明书规范细则》和《中成药非处方药说明书规范细则》于2006年10月公布实施。

这些说明书规范细则、格式、内容书写要求及说明书撰写指导原则指导药品注册申请人根据药品药学、药理毒理、临床试验的结果、结论和其他相关信息起草和撰写药品说明书这一技术文件，也是药品监督管理部门核准药品说明书的重要依据。

三、药品说明书合规辨析

（一）药品说明书格式类别

药品的说明书包括化学药品和治疗用生物制品说明书、预防用生物制品说明书、中药、天然药物处方药说明书以及化学药品非处方药药品说明书和中成药非处方药说明书等。

（二）不同类别说明书信息项目的异同

要正确辨识处方药、非处方药说明书，我们要从说明书的格式、专有标识，以及说明书中的项目及内容一一辨识。

1. 格式区别 药品的说明书包括化学药品和治疗用生物制品说明书、预防用生物制品说明书、中药、天然药物处方药说明书以及化学药品非处方药药品说明书和中成药非处方药说明书等。其格式如表4-2。

表4-2　药品说明书格式

处方药的"核准和修改日期"标注位置

OTC、特殊药品、外用药品标识位置

×××说明书

"请仔细阅读说明书并在医师指导下使用"——处方药的标注语

"请仔细阅读说明书并按说明使用或在药师指导下购买和使用"——OTC的标注语

警示语位置

项目	处方药			非处方药	
	化学药品和治疗用生物制品处方药	预防用生物制品	中药、天然药物处方药	化学药品非处方药	中成药非处方药
【药品名称】	√	√	√	√	√
【成分】	√		√	√	√
【性状】	√		√	√	√
【成分和性状】		√			
【适应证】	√			√	
【接种对象】		√			
【功能主治】/【适应证】			√		
【作用类别】				√	
【功能主治】					√
【作用与用途】		√			
【规格】	√	√	√	√	√
【用法用量】	√		√	√	√
【免疫程序和剂量】		√			
【不良反应】	√	√	√	√	√
【禁忌】	√	√	√	√	√
【注意事项】	√		√	√	√
【孕妇及哺乳期妇女用药】	√		√		
【儿童用药】	√		√		
【老年用药】	√		√		
【药物相互作用】	√		√	√	√
【药物过量】	√				
【临床试验】	√		√		
【药理毒理】	√		√		
【药代动力学】	√				
【贮藏】	√	√	√	√	√
【包装】	√	√	√	√	√
【有效期】	√	√	√	√	√
【执行标准】	√	√	√	√	√
【批准文号】	√	√	√	√	√
【说明书修订日期】				√	√
【上市许可持有人及其地址】	√	√	√	√	√
【生产企业及其地址】	√	√	√	√	√

2. **处方药与OTC说明书的区别** 核准日期的位置不同。处方药需要在说明书的左上角注明核准日期和修改日期，核准日期为国家药品监督管理局批准该药品注册的时间。修改日期为此后历次修改的时间。非处方药的修订日期，是指经批准使用该说明书的日期。

OTC有专有标识。药品说明书的右上角为OTC、特殊管理药品、外用药品的专有标识位置。

提示语不同。处方药的提示语为"请仔细阅读说明书并在医师指导下使用"，非处方药的提示语为"请仔细阅读说明书并按说明使用或在药师指导下购买和使用"。

信息项目有部分不同。非处方药说明书中所列项目与处方药有一定的区别。非处方药说明书应列明药品名称、成分、性状、适应证或功能主治、规格、用法用量、不良反应、禁忌、注意事项、有效期、包装贮存、执行标准、生产企业等相关信息；处方药除了以上内容还应详细注明孕妇及哺乳期妇女、儿童和老人用药以及药物的药理毒理、临床试验、药代动力学等内容。化学药品非处方药的说明书还有专门的一个信息项目"作用类别"。

（三）药品说明书信息项目的合规要求

药品说明书中包括药品名称、成分性质、适应证、规格用量、不良反应、禁忌和注意事项药理毒理、产品生产及企业信息等内容。除了排列位置有顺序要求外，每个信息项目也有具体的合规要求。

1. **警示语** 药品说明书中的"警示语"是指对药品严重不良反应及潜在的安全性问题的警告，也可包括药品禁忌、注意事项及剂量过量等需提示药物使用者特别注意的事项。中药复方制剂中含有化学药品的（维生素类除外），应注明本品含×××（化学药品的通用名称）。需要警示的，应在该位置以醒目的黑体字注明。如奥美拉唑肠溶胶囊说明书中的警示语："对本品过敏者、严重肾功能不全者禁用，肝肾功能不全者慎用，孕妇一般不用，对哺乳期妇女也应慎用"。

2. **药品名称** 药品说明书应按下列顺序依次列出——通用名称、商品名称、英文名称、汉语拼音。

通用名称，按药品通用名称命名原则制订的药品名称为中国药品通用名称（china approved drug names，CADN）。药品通用名不得采用药品的商品名（包括外文名和中文名）。药品的通用名（包括INN）及其专用词干的英文及中文译名也均不得作为商品名或用以组成商品名，用于商标注册。

商品名称，是指经国家药品监督管理局批准的特定企业使用的该药品专用的商品名称。商品名称由汉字组成，不得使用图形、字母、数字、符号等标志；不得使用《中华人民共和国商标法》规定禁止使用的文字，并且不得使用以下文字：①扩大或者暗示药品疗效的；②表示治疗部位的；③直接表示药品的剂型、质量、原料、功能、用途及其他特点的；④直接表示使用对象特点的；⑤涉及药理学、解剖学、生理学、病理学或者治疗学的；⑥使用国际非专利药名（INN）的中文译名及其主要字词的；⑦引用与药品通用名称音似或形似的；⑧引用药品习用名称或曾用名称的；⑨与他人使用的商品名称相同或相似的；⑩人名、地名、药品生产企业名称或其他有特定含义的词汇。

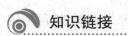 **知识链接**

不得作为商标使用的标志

《中华人民共和国商标法》第十条 下列标志不得作为商标使用：

（一）同中华人民共和国的国家名称、国旗、国徽、国歌、军旗、军徽、军歌、勋章等相同或者近似的，以及同中央国家机关的名称、标志、所在地特定地点的名称或者标志性建筑物的名称、图形相同的；

（二）同外国的国家名称、国旗、国徽、军旗等相同或者近似的，但经该国政府同意的除外；

（三）同政府间国际组织的名称、旗帜、徽记等相同或者近似的，但经该组织同意或者不易误导公众的除外；

（四）与表明实施控制、予以保证的官方标志、检验印记相同或者近似的，但经授权的除外；

（五）同"红十字""红新月"的名称、标志相同或者近似的；

（六）带有民族歧视性的；

（七）带有欺骗性，容易使公众对商品的质量等特点或者产地产生误认的；

（八）有害于社会主义道德风尚或者有其他不良影响的。

县级以上行政区划的地名或者公众知晓的外国地名，不得作为商标。但是，地名具有其他含义或者作为集体商标、证明商标组成部分的除外；已经注册的使用地名的商标继续有效。

3. 成分及性状　处方组成及各成分含量与该药品注册批准证明文件具有一致性；性状包括药品的外观、臭、味、溶解度及物理常数等。应符合国家标准。

在化学药品和治疗用生物制品的说明书包括：①应依次列出活性成分的化学名称、化学结构式、分子式、分子量；②复方制剂的表达形式为"本品为复方制剂，其组分为：……"。组分按一个制剂单位（每支、片、粒等）分别列出所含的全部活性成分含量；③对多组分或化学结构尚不明确的化学药品或治疗用生物制品的，应列出主要成分，并简述活性成分的来源；④注射剂说明书中应列出全部辅料名称，其他剂型处方中应列出可能引起严重不良反应的辅料名称。

中药、天然药物处方药说明书中应注意以下内容：①应列出处方中所有的药味或有效部位、有效成分等。中药注射剂应列出所用的全部辅料名称；处方中如果含有可能会引起严重不良反应的辅料，应列出。②各成分排序应与国家批准的该品种药品标准的序列一致，辅料列在成分之后。③若处方已列入国家秘密技术项目或获得中药一级保护的品种，可不列该项。

化学药品非处方药说明书中的成分项目应列出：①处方组成及各成分含量应与该药品注册批准证明文件一致。成分含量按每一个制剂单位（如每片、粒、包、支、瓶等）计；②单一成分的制剂须写明成分通用名称及含量，并列出所有辅料成分；③复方制剂须写明全部活性成分组成及各成分含量，并列出所有辅料成分。

中成药非处方药说明书应注意：①除《中药品种保护条例》第十三条即处于保护期限内的中药一级保护品种的处方组成、工艺制法应予以保密等所规定的情形之外，其他中成药非处方药必须列出全部处方组成和辅料，处方所含成分及药味排序应与药品标准一致。②处方中所列药味本身为多种药材制成的饮片，且该饮片为国家药品标准收载的，只列出该饮片名称。

4. 适应证/功能主治/接种对象　在药品说明书中应采用准确的表述方式，根据该药品的用途，明确表示其用于预防、治疗、诊断、缓解或辅助治疗某种疾病（状态）或症状。并与国家批准的该品种标准中的功能主治或适应证一致。

预防用生物制品说明书中【接种对象】，应注明适宜接种的易感人群、接种人群的年龄、适宜接种季节等。

化学药品非处方药说明书还应按照国家药品监督管理局公布的该药品非处方药类别书写"作用类别"，如"解热镇痛类"等。

5. 规格及用法用量/免疫程序和剂量　规格指每支、每片或其他每一单位制剂中含有主药的重量、含量或装量。生物制品应标明每支（瓶）有效成分效价（或含量）及装量（或冻干制剂的复溶体积），并符合国家药品标准。在非处方药说明书中计量单位必须以中文表示。预防用生物制品说明书应明确该制品每1次人用剂量计有效成分的含量或效价单位，及装量（或冻干制剂的复溶体积）。

对于同一药品生产企业生产的同一品种的不同规格药品，应使用不同的说明书。

用法用量包括用法和用量两部分。在该项下详细准确地列出了用药方法、用药剂量、计量方法、疗程期限，并应特别注意与药品规格的关系。如在用法上有特殊要求的，应按实际情况详细列出。

非处方药说明书的该项要求数字以阿拉伯数字表示，所有重量或容量单位均以中文表示。

在预防用生物制品说明书中【免疫程序和剂量】项目下应明确接种部位、接种途径（如肌内注射、皮下注射、划痕接种等）。特殊接种途径的应描述接种方法、全程免疫程序和剂量（包括免疫针次、每次免疫剂量、时间间隔、加强免疫的时间和剂量）。每次免疫程序因年龄段而不同的，应分别做出规定。冻干制品应规定复溶量及所用溶媒。

6. 不良反应　药品不良反应（adverse drug reaction）指合格药品在正常用法用量下出现的与用药目的无关的或意外的有害反应。在该项目下应真实、详细列出该药品的不良反应，并按不良反应发生的严重程度、发生频率或症状系统性地列出。对于出现的不良反应要标明是否需要特殊处理，并不得删减国家药品监督管理局公布的该药品不良反应内容。

7. 禁忌　在药品说明书中应列出禁止使用该药物的人群或疾病情况，禁忌的内容应采用加重字体印刷。

8. 注意事项　注意事项是指药品使用时必须注意的问题，包括慎用的情形（肝肾功能），影响药物疗效的因素（如食物、饮品、烟、酒等），用药过程中需要观察的情形（如过敏反应，定期检查血象、肝功能、肾功能）及用药对临床检验的影响等。滥用或药物依赖性的内容也要列在该项中。所有药品说明书中对国家药品监督管理局公布的该药品注意事项内容不得删减。【注意事项】内容应采用加重字体印刷。

（1）中药、天然药物处方药药品说明书　须注意以下内容：①注明处方中如含有可能引起严重不良反应的成分或辅料；②注射剂如需进行皮内敏感试验的；③中药和化学药品组成的复方制剂，必须列出成分中化学药品的相关内容和注意事项；④处方中如有与中医理论有关的症候、配伍、妊娠、饮食等注意事项。

（2）化学药品、中成药非处方药药品的说明书　须注意以下内容："对本品过敏者禁用，过敏体质者慎用""本品性状发生改变时禁止使用""如正在使用其他药品，使用本品前请咨询医师或药师""请将本品放在儿童不能接触的地方"，对可用于儿童的药品则要求"儿童必须在成人监护下使用"。处方中含兴奋剂的品种时注明"运动员应在医师指导下使用"。对孕妇、哺乳期妇女、儿童、老年人等特殊人群是否适用尚不明确的，必须注明"应在医师指导下使用"。

（3）中药和化学药品组成的复方制剂的说明书　应注明所含化学药品的通用名称，并列出成分中化学药品的相关内容及注意事项。

（4）预防用生物制品说明书　应列出使用时的各种注意事项。以特殊接种途径进行免疫的制品，应明确接种途径，如注明"严禁皮下或肌内注射"等；使用前应检查包装容器、标签、外观、有效期是否合规，以及疫苗包装容器开启时，对制品使用的要求，冻干品的复溶时间等；疫苗开启后的使用时限，以及由于使用该疫苗而出现的紧急情况的应急处理办法等。减活疫苗还应在该项注明："本品为减活疫苗，不推荐在该疾病流行季节使用"。

9. 孕妇及哺乳期妇女、儿童和老年人用药及药物临床药理学知识　处方药说明书中在孕妇及哺乳期妇女、儿童和老年人用药项下应着重明确该药品对妊娠分娩及哺乳期母婴、儿童生长发育、老年人各功能衰退机体的影响，并写明可否应用本品及用药时的主要事项。

药物临床药理学知识包括药物相互作用、药物过量、临床试验、药理毒理、药代动力学五项。药物相互作用，是指两种或两种以上的药物同时使用时发生的药效变化，应在该项中列出与该药产生相互作用的药物及合并用药时的注意事项。非处方药说明书还须注明"如与其他药物同时使用可能会发生药物相互作用，详情请咨询医师或药师"。

处方药的说明书中应准确、客观地概述该药品的临床试验。包括临床试验的给药方法、研究对象、主要观察指标、试验结果、不良反应等。

处方药的说明书中还应详细、真实阐述该药的药理毒理、药代动力学等内容。药理毒理学包括药理作用和毒理研究两部分：药理作用为临床药理中药物对人体作用的有关信息。也可列出与临床适应证有关或有助于阐述临床药理作用的体外试验和（或）动物实验的结果。对于复方制剂可以列每一组成成分的药理作用。毒理研究方面应当描述动物种属类型，给药方法（剂量、给药周期、给药途径）和主要毒性表现等重要信息。药物动力学应以人体临床试验结果为主，描述药物在体内吸收、分布、代谢和排泄的全过程及主要的药代动力学参数，以及特殊人群的药代动力学参数或特征，并说明药物有否通过乳汁分泌、是否可透过胎盘屏障及血脑屏障等。对于缺乏人体临床试验结果的，可列出非临床试验的结果并加以说明。

化学药品、治疗用生物制品处方药说明书还应在药物过量栏目中详述过量使用该药物可能发生的毒性反应、剂量及处理措施。未进行该项实验且无可靠参考文献的，予以说明。

10. 包装贮存、有效期、执行标准及批准文号　药品具体贮藏条件的表示方法按《中国药典》中的要求书写，并注明具体温度。生物制品还应同时注明保存和运输的环境条件，特别应明确具体温度。

按直接接触药品的包装材料和容器及包装规格的顺序依次列出包装规格。

有效期是指该药品在规定的储存条件下，能够保持质量稳定的期限。以月为单位表述。如"有效期：24个月"。

药品说明书中须列出执行标准的名称、版本或者药品标准编号，以及药品的批准文号、进口注册证号或医药产品注册证号。麻醉药品、精神药品、蛋白同化制剂和肽类激素另需注明药品准许证号。

11. 上市许可持有人及企业信息　自2019年12月1日起，凡持有药品注册证书（药品批准文号、进口药品注册证、医药产品注册证）的企业或者药品研制机构为药品上市许可持有人。上市许可持有人应当按照有关规定更新说明书和标签中上市许可持有人的相关信息。"上市许可持有人"项相关信息应当注明上市许可持有人的名称、注册地址及其他相关内容。

国产药品生产企业应与《药品生产许可证》载明内容相一致，进口药品应与提供的政府证明文件一致。并采用以下格式列出：

企业名称：

生产地址：

邮政编码：

电话号码：需注明区号

传真号码：需注明区号

网址：（如无网址可不写，此项不保留）

"如有问题可与生产企业联系"该内容必须标注，并采用加重字体印刷在【生产企业】项后。

四、药品标签、说明书违法违规的法律风险

《药品管理法》（2019年修订）第一百二十五条　违反本法规定，有下列行为之一的，没收违法生产、销售的药品和违法所得以及包装材料、容器，责令停产停业整顿，并处五十万元以上五百万元以下的罚款；情节严重的，吊销药品批准证明文件、药品生产许可证、药品经营许可证，对法定代表人、主要负责人、直接负责的主管人员和其他责任人员处二万元以上二十万元以下的罚款，十年直至终身禁止从事药品生产经营活动：

（一）未经批准开展药物临床试验；

（二）使用未经审评的直接接触药品的包装材料或者容器生产药品，或者销售该类药品；

（三）使用未经核准的标签、说明书。

第一百二十八条　除依法应当按照假药、劣药处罚的外，药品包装未按照规定印有、贴有标签或者附有说明书，标签、说明书未按照规定注明相关信息或者印有规定标志的，责令改正，给予警告；情节严重的，吊销药品注册证书。

任务三　药品广告合规管理

一、基础知识

广告，是指商品经营者或者服务提供者承担费用，通过一定媒介和形式直接或者间接地介绍自己所推销的商品或者所提供的服务的商业广告。

药品是一类特殊商品，其广告也具有一定的特殊性。药品广告是以销售药品为目的的产品广告，通过实物、文字、绘画、音响、视频等多种媒体方式向社会宣传产品，加强药品生产、经营者和用户之间的联系，从而达到销售药品、指导患者合理用药的目的，但稍有不慎，也会误导消费者对药品的盲目选购和滥用，甚至危害公众身体健康。因此，药品广告和其他商品广告相比，在广告内容的设计、媒体的选择、审批部门和审批程序上均有严格的规定。

二、药品广告的法律法规要求

《广告法》规定广告不得含有虚假或者引入误解的内容，不得欺骗、误导消费者。广告主应当对广告内容的真实性负责。并对禁止发布广告的药品、以及药品广告内容进行详细的规定。

《药品管理法》第八十九条至第九十一条规定如下：

第八十九条　药品广告应当经广告主所在地省、自治区、直辖市人民政府确定的广告审查机关批准；未经批准的，不得发布。

第九十条　药品广告的内容应当真实、合法，以国务院药品监督管理部门核准的药品说明书为准，不得含有虚假的内容。

药品广告不得含有表示功效、安全性的断言或者保证；不得利用国家机关、科研单位、学术机构、行业协会或者专家、学者、医师、药师、患者等的名义或者形象作推荐、证明。

非药品广告不得有涉及药品的宣传。

第九十一条　药品价格和广告，本法未作规定的，适用《中华人民共和国价格法》、《中华人民共和国反垄断法》、《中华人民共和国反不正当竞争法》、《中华人民共和国广告法》等的规定。

根据《广告法》《药品管理法》等法律法规，国家市场监督管理部门制定颁布了《药品、医疗器械、保健食品、特殊医学用途配方食品广告审查管理暂行办法》，于2019年12月24日颁布。

三、药品广告合规管理

凡利用各种媒介或者其他形式发布的广告含有药品名称、药品适应证（功能主治）或者与药品有关的其他内容的，为药品广告。药品广告应当按照《药品广告审查办法》《药品广告审查发布标准》进行审查发布。

1. 药品广告的许可　药品广告应当经广告主所在地省、自治区、直辖市人民政府确定的广告审查机关批准；经批准的药品广告，在发布时不得更改广告内容。如需改动，应重新申请药品广告批准文号。未经批准的，不得发布。非药品广告不得有涉及药品的宣传。

药品广告仅宣传药品名称（含药品通用名称和商品名称）的，不再对其内容进行审查。

2. 药品广告的审查　包括禁止发布广告的药品、药品广告的限制以及对药品广告内容的禁止情形等。

（1）《药品广告审查发布标准》规定，不得发布广告的药品及限制发布广告的药品，见表4-3。

表4-3　禁止和限制发布药品广告的种类及情形

分类	情形或内容
禁止发布	①麻醉药品、精神药品、医疗用毒性药品、放射性药品 ②医疗机构配制的制剂 ③军队特需药品 ④国家药品监督管理局明令禁止生产、销售、使用的药品 ⑤批准试生产的药品
限制发布	①处方药可以在卫生健康委员会和国家药品监督管理局共同指定的医学、药学专业刊物上发布广告，不得在大众传播媒介发布广告或者以其他方式进行以公众为对象的广告宣传 ②不得以赠送医学、药学专业刊物等形式向公众发布处方药广告 ③处方药名称与该药品的商标、生产企业字号相同的，只能在医学、药学专业刊物上宣传，不得使用该商标、企业字号在其他媒介变相发布广告 ④不得以处方药名称或者以处方药名称注册的商标以及企业字号为各种活动冠名

（2）药品广告内容的合规要求　药品广告应当宣传和引导合理用药，不得直接或者间接怂恿任意、过量地购买和使用药品。发布的药品广告必须遵循客观、真实、准确、科学的原则，不得弄虚作假、欺骗误导消费者。

药品广告内容要以国家药品监督管理局批准的该药品质量标准和说明书为依据，有关药品功能疗效的宣传应当科学准确，任何单位和个人不得随意扩大广告的范围。

药品广告内容应当真实、合法，应当以国家药品监督管理局核准的该药品说明书为依据，药品广告涉及药品名称、药品适应证或功能主治、药理作用等内容的不得超出说明书范围。

药品广告中必须显著标明禁忌、不良反应、忠告语、药品广告批准文号；非处方药广告必须显著标明OTC专用标识。显著标明的内容其字体和颜色必须清晰可见、易于辨认，在视频广告中应当持续显示。

处方药广告的忠告语是："本广告仅供医学药学专业人士阅读"。非处方药广告的忠告语是："请按药品说明书或在药师指导下购买和使用"。

发布药品广告的禁止性情形和内容如表4-4。

表4-4　药品广告中禁止发布的情形和内容及相关规定

分类	情形及内容
药品广告不得出现的情形	①含有不科学地表示功效的断言或者保证的 ②说明治愈率或者有效率的 ③与其他药品的功效和安全性进行比较的 ④利用广告代言人作推荐、证明 ⑤法律、行政法规规定禁止的其他内容
《广告法》禁止出现的情形	①使用或变相使用中华人民共和国国旗、国徽、国歌，军旗、军歌、军徽 ②使用或变相使用国家机关和国家机关工作人员的名义或者形象 ③使用国家级、最高级、最佳等用语 ④损害国家尊严或利益，泄露国家秘密；妨碍社会安定，损害社会公共利益 ⑤危害人身、财产安全，泄露个人隐私 ⑥妨碍社会公共秩序或违背社会良好风尚 ⑦含有淫秽、色情、赌博、迷信、恐怖、暴力的内容 ⑧含有民族、种族、宗教、性别歧视的内容 ⑨妨碍环境、自然资源或者文化遗产保护 ⑩法律、行政法规规定禁止的其他情形
药品广告不得含有的内容	①不得使用或者变相使用国家机关、国家机关工作人员、军队单位或者军队人员的名义或形象，或者军队装备、设施从事药品广告宣传 ②不得使用科研单位、学术机构、行业协会或者专家、学者、医师、药师、患者等的名义或形象作推荐、证明 ③不得含有违反科学规律，明示或暗示可以治疗所有疾病、适应所有症状、适应所有人群，或者正常生活和治疗病症所必需等内容 ④不得含有引起公众对所处健康状况和所患疾病产生不必要的担忧和恐惧，或者使公众误解不使用该药品会患某种疾病或加重病情的内容 ⑤不得含有"安全""安全无毒副作用""毒副作用小"；明示或者暗示成分为"天然"，因而安全性有保证等内容 ⑥不得含有"热销、抢购、试用""家庭必备、免费治疗、免费赠送"等诱导性内容，"评比、排序、推荐、指定、选用、获奖"等综合性评价内容，"无效退款、保险公司保险"等保证性内容，怂恿消费者任意、过量使用的内容 ⑦不得含有医疗机构的名称、地址、联系方式、诊疗项目、诊疗方法以及有关义诊、医疗咨询电话、开设特约门诊等医疗服务的内容 ⑧法律、行政法规规定不得含有的其他内容

3. 药品广告审查　广告申请人申请广告审查，应当依法提交《药品广告审查表》、广告样件以及合法有效的材料。

4. 药品广告批准文号格式　药品广告的批准文号格式为"×药广审（视）00000000000号""×药广审（声）00000000000号""×药广审（文）00000000000号"。

其中"×"为省、自治区、直辖市的简称，"0"为"0~9"数字组成，共11位，前6位代表失效年月日，后5位为代表广告批准序号，"视""声""文"代表用于广告媒介形式的分类代码。

药品广告批准文号的有效期限与药品注册证明文件的有效期一致，应当严格按照审查通过的内容发布，不得进行剪辑、拼接、修改，如需发动，应当重新申请广告审查。

四、药品广告违法违规的法律风险

1. 违反规定，发布虚假广告的，由市场监督管理部门责令停止发布广告，责令广告主在相应范围内消除影响，处广告费用三倍以上五倍以下的罚款，广告费用无法计算或者明显偏低的，处二十万以上一百万以下的罚款；两年内有三次以上违法行为或者有其他严重情节的，处广告费用五倍以上十倍以下的罚款，广告费用无法计算或者明显偏低的，处一百万元以上二百万元以下的罚款，可以吊销营业执照，并由广告审查机关撤销广告审查批准文件、一年内不受理其广告审查申请。

2. 未经审查发布药品广告，或者变相发布药品广告的，由市场监督管理部门责令停止发布广告，责令广告主在相应范围内消除影响，处广告费用一倍以上三倍以下的罚款，广告费用无法计算或者明显偏低的，处十万元以上二十万元以下的罚款；情节严重的，处广告费用三倍以上五倍以下的罚款，广告费用无法计算或者明显偏低的，处二十万元以上一百万元以下的罚款，可以吊销营业执照，并由广告审查机关撤销广告审查批准文件、一年内不受理其广告审查申请。

五、互联网药品信息管理

利用互联网发布药品信息和广告成为众多药品生产商和销售商的广告新媒介。采用互联网发布药品广告可跨越时空和地域限制，受众数量巨大，宣传范围广，针对性更强，成本低，广告效果更佳。但由于互联网信息具有繁杂、虚拟、变动大等特征，一些网站违法药品广告信息的行为更加隐蔽。

为加强药品监督管理，规范互联网药品信息服务活动，保证互联网药品信息的真实、准确，根据《药品管理法》《互联网信息服务管理办法》，制定颁布实施《互联网药品信息服务管理办法》，对互联网药品信息进行规范化管理。

1. **互联网药品信息服务的定义、类别及监督管理机关**　互联网药品信息服务是指通过互联网向上网用户提供药品（含医疗器械）信息的服务活动。分为经营性和非经营性两类。经营性互联网药品信息服务是指通过互联网向上网用户有偿提供药品信息等服务的活动。非经营性互联网药品信息服务是指通过互联网向上网用户无偿提供公开的、共享性药品信息等服务的活动。

国家药品监督管理局对全国提供互联网药品信息服务活动的网站实施监督管理。省级药品监督管理部门对本行政区域内提供互联网药品信息服务活动的网站实施监督管理。

2. **申请、审批流程**　具备条件的申请人持相关文件资料向网站所在地省级药品监督管理部门办理审批手续。

（1）应具备的条件　申请提供互联网药品信息服务，除应当符合《互联网信息服务管理办法》规定的要求外，还应当具备下列条件：①互联网药品信息服务的提供者应当为依法设立的企事业单位或者其他组织；②具有与开展互联网药品信息服务活动相适应的专业人员、设施及相关制度；③有两名以上熟悉药品、医疗器械管理法律、法规和药品、医疗器械专业知识，或者依法经资格认定的药学、医疗器械技术人员；④提供互联网药品信息服务的网站发布的药品（含医疗器械）广告，必须经过药品监督管理部门审查批准。提供互联网药品信息服务的网站发布的药品（含医疗器械）广告要注明广告审查批准文号。

（2）申请　提供互联网药品信息服务的申请应当以一个网站为基本单元。申请提供互联网药品信息服务，可在网上填报、打印国家药品监督管理局统一制发的《互联网药品信息服务申请表》，向网站主办单位所在地省级药品监督管理部门提出申请，同时提交以下材料：

①企业营业执照复印件（新办企业提供市场监督管理部门出具的名称预核准通知书及相关材料）。

②网站域名注册的相关证书或者证明文件。

③网站栏目设置说明（申请经营性互联网药品信息服务的网站需提供收费栏目及收费方式的

说明）。

④网站对历史发布信息进行备份和查阅的相关管理制度及执行情况说明。

⑤药品监督管理部门在线浏览网站上所有栏目、内容的方法及操作说明。

⑥药品及医疗器械相关专业技术人员学历证明或者其专业技术资格证书复印件、网站负责人身份证复印件及简历。

⑦健全的网络与信息安全保障措施，包括网站安全保障措施、信息安全保密管理制度、用户信息安全管理制度。

⑧保证药品信息来源合法、真实、安全的管理措施、情况说明及相关证明。

拟提供互联网药品信息服务的网站首先向该网站主办单位所在地省级药品监督管理部门提出申请，经审核同意后取得提供互联网药品信息服务的资格，再向国务院信息产业主管部门或者省级电信管理机构申请办理经营许可证或者办理备案手续。

（3）审批　省级药品监督管理部门在收到申请材料之日起5日内做出受理与否的决定，受理的，发给受理通知书；不受理的，书面通知申请人并说明理由，同时告知申请人享有依法申请行政复议或者提起行政诉讼的权利。对于申请材料不规范、不完整的，应自申请之日起5日内一次告知申请人需要补正的全部内容；逾期不告知的，自收到材料之日起即为受理。

省级药品监督管理部门自受理之日起20日内对申请提供互联网药品信息服务的材料进行审核，并做出同意或者不同意的决定。同意的，由省级药品监督管理部门核发由国家药品监督管理局统一制定的《互联网药品信息服务资格证书》，同时报国家药品监督管理局备案并发布公告；不同意的，应当书面通知申请人并说明理由。

提供互联网药品信息服务的网站，应当在其网站主页显著位置标注《互联网药品信息服务资格证书》的证书编号，不得发布麻醉药品、精神药品、医疗用毒性药品、放射性药品、戒毒药品和医疗机构制剂的产品信息，所登载的药品信息必须科学、准确，必须符合国家的法律法规和国家有关药品、医疗器械管理的相关规定。

提供互联网药品信息服务的网站必须经过药品监督管理部门审查批准后才可发布药品（含医疗器械）广告，并标注药品广告的批准文号。

（4）换发证与变更　《互联网药品信息服务资格证书》有效期为5年。有效期届满，需要继续提供互联网药品信息服务的，持证单位应当在有效期届满前6个月内，向原发证机关申请换发《互联网药品信息服务资格证书》，原发证机关进行审核后，认为符合条件的，予以换发新证；认为不符合条件的，发不予换发新证的通知并说明理由，原《互联网药品信息服务资格证书》由原发证机关收回并公告注销。

《互联网药品信息服务资格证书》可以根据互联网药品信息服务提供者的书面申请，由原发证机关收回，原发证机关应当报国家药品监督管理局备案并发布公告。被收回《互联网药品信息服务资格证书》的网站不得继续从事互联网药品信息服务。

互联网药品信息服务提供者变更下列事项之一的，应当向原发证机关申请办理变更手续，填写《互联网药品信息服务项目变更申请表》，同时提供下列相关证明文件：①《互联网药品信息服务资格证书》中审核批准的项目（互联网药品信息服务提供者单位名称、网站名称、IP地址等）；②互联网药品信息服务提供者的基本项目（地址、法定代表人、企业负责人等）；③网站提供互联网药品信息服务的基本情况（服务方式、服务项目等）。

省级药品监督管理部门自受理变更申请之日起20个工作日内做出是否同意变更的审核决定。同意变更的，将变更结果予以公告并报国家药品监督管理局备案；不同意变更的，以书面形式通知申请人并说明理由。省级药品监督管理部门对申请人的申请进行审查时，应当公示审批过程和审批结果。申请人和利害关系人可以对直接关系其重大利益的事项提交书面意见进行陈述和申辩。依法需要听证的，应按照法定程序举行听证。

【技能训练】药品信息规范性比对

一、实践名称

药品标签、说明书实样分析讨论。

二、实训目的

通过对药品标签、说明书实样的分析讨论，熟悉药品标签、说明书格式、信息项目和合规要求，掌握药品信息管理的法规规定，并能应用相关法规判断其是否规范。

三、实训内容

收集中药、化学药品等常用药品的标签、说明书，依据合规要求对其进行分析讨论。

四、实训步骤

1. 每5人一个小组，分别收集中成药、化学药品等常用处方药和非处方药品的标签、说明书各5种。

2. 依据相关法律法规规定，对药品的标签、说明书上印制的格式、信息项目和内容进行比较、分析。

3. 写出比较结果，判断印制是否合规，找出存在的问题，完成实践报告。

4. 每组指定学生发言，全班进行讨论。根据实训报告质量以及各小组的发言，对学生的实训效果做出评定。

项目五　药品注册管理

PPT

📑 导学情景

情景描述：

某医药高专应届生对药品注册岗位十分感兴趣，希望在医药研发或生产企业的药品注册业务相关岗位就职。目前他收到了面试通知，他该如何准备面试，系统化地了解药品注册相关知识呢？

任务一　药品注册申请

一、基础知识

（一）药物临床前研究

为申请药品注册而进行的药物临床前研究（药物非临床研究），包括药物合成工艺、提取方法、理化性质及纯度、剂型选择、处方筛选、制备工艺、检验方法、质量指标、稳定性，药理、毒理、动物药代动力学等。中药制剂还包括原药材的来源、加工及炮制等，生物制品还包括菌毒种、细胞株、生物组织等起始材料的质量标准、保存条件、遗传稳定性及免疫学的研究等。

临床前药物安全性评价是药物临床前研究的核心内容，药物临床前研究中安全性评价研究必须执行《药物非临床研究质量管理规范（GLP）》。从事药物研究开发的机构必须具有与其研究相适应的条件，应保证所有试验数据和资料的真实性。

（二）药物临床研究

药物临床试验是指以药品上市注册为目的，为确定药物安全性与有效性在人体开展的药物研究。药物临床试验分为Ⅰ期临床试验、Ⅱ期临床试验、Ⅲ期临床试验、Ⅳ期临床试验以及生物等效性试验。根据药物特点和研究目的，研究内容包括临床药理学研究、探索性临床试验、确证性临床试验和上市后研究。药物临床研究必须经国家药品监督管理局（NMPA）批准后实施，申请人应从具有药物临床试验资格的机构中选择进行临床试验，临床研究必须执行《药物临床试验质量管理规范》（GCP）。

1. 临床试验 申请新药必须进行临床试验，分为Ⅰ、Ⅱ、Ⅲ、Ⅳ期，具体目的和方法见表5-1所示。

表5-1 新药临床试验分期

试验分期	试验阶段	试验目的	试验方法
Ⅰ期	初步的临床药理学及人体安全性评价试验	观察人体对于新药的耐受程度和药代动力学，为制定给药方案提供依据	开放、基线对照、随机和盲法
Ⅱ期	治疗作用初步评价阶段	其目的是初步评价药物对目标适应症患者的治疗作用和安全性，也包括为Ⅲ期临床试验研究设计和给药剂量方案的确定提供依据	采用多种形式，包括随机盲法对照临床试验
Ⅲ期	治疗作用确证阶段	其目的是进一步验证药物对目标适应症患者的治疗作用和安全性，评价利益与风险关系，最终为药物注册申请的审查提供充分的依据	一般应为具有足够样本量的随机盲法对照试验
Ⅳ期	新药上市后应用研究阶段	其目的是考察在广泛使用条件下的药物的疗效和不良反应，评价在普通或者特殊人群中使用的利益与风险关系以及改进给药剂量等	一般可不设对照组，应在多家医疗机构进行

2. 生物等效性试验 是指用生物利用度研究方法，以药代动力学参数为指标，比较同一种药物的相同或者不同剂型的制剂，在相同的试验条件下，其活性成分吸收程度和速度有无统计学差异的人体试验。为贯彻落实国务院办公厅《关于开展仿制药质量和疗效一致性评价的意见》（国办发〔2016〕8号），规范仿制药质量和疗效一致性评价工作要求，仿制药品需开展生物等效性研究。

（三）药品注册

药品注册是指药品注册申请人依照法定程序和相关要求提出药物临床试验、药品上市许可、再注册等申请以及补充申请，药品监督管理部门基于法律法规和现有科学认知进行安全性、有效性和质量可控性等审查，决定是否同意其申请的活动。

对药品注册申请人来说，药品注册申请的目的是取得药品开展临床试验或药品生产上市的行政许可，获得相应的批准证明文件。如药物临床试验批件、药品批准文号、新药证书等。其中药品批准文号格式有三类，境内生产药品批准文号格式为：国药准字H（Z、S）+四位年号+四位顺序号。中国香港、澳门和台湾地区生产药品批准文号格式为：国药准字H（Z、S）C+四位年号+四位顺序号。境外生产药品批准文号格式为：国药准字H（Z、S）J+四位年号+四位顺序号。其中，H代表化学药，Z代表中药，S代表生物制品。药品批准文号，不因上市后的注册事项的变更而改变。中药另有规定的从其规定。

二、药品注册的法定要求

（一）《药品管理法》（2019年修订）

第十九条　开展药物临床试验，应当按照国务院药品监督管理部门的规定如实报送研制方法、质量指标、药理及毒理试验结果等有关数据、资料和样品，经国务院药品监督管理部门批准。国务院药品监督管理部门应当自受理临床试验申请之日起六十个工作日内决定是否同意并通知临床试验申办者，逾期未通知的，视为同意。其中，开展生物等效性试验的，报国务院药品监督管理部门备案。

第二十四条　在中国境内上市的药品，应当经国务院药品监督管理部门批准，取得药品注册证书；但是，未实施审批管理的中药材和中药饮片除外。实施审批管理的中药材、中药饮片品种目录由国务院药品监督管理部门会同国务院中医药主管部门制定。

申请药品注册，应当提供真实、充分、可靠的数据、资料和样品，证明药品的安全性、有效性和质量可控性。

第二十五条　对申请注册的药品，国务院药品监督管理部门应当组织药学、医学和其他技术人员进行审评，对药品的安全性、有效性和质量可控性以及申请人的质量管理、风险防控和责任赔偿等能力进行审查；符合条件的，颁发药品注册证书。

国务院药品监督管理部门在审批药品时，对化学原料药一并审评审批，对相关辅料、直接接触药品的包装材料和容器一并审评，对药品的质量标准、生产工艺、标签和说明书一并核准。

本法所称辅料，是指生产药品和调配处方时所用的赋形剂和附加剂。

第二十六条　对治疗严重危及生命且尚无有效治疗手段的疾病以及公共卫生方面急需的药品，药物临床试验已有数据显示疗效并能预测其临床价值的，可以附条件批准，并在药品注册证书中载明相关事项。

（二）《中医药法》

第三十条　生产符合国家规定条件的来源于古代经典名方的中药复方制剂，在申请药品批准文号时，可以仅提供非临床安全性研究资料。具体管理办法由国务院药品监督管理部门会同中医药主管部门制定。

前款所称古代经典名方，是指至今仍广泛应用、疗效确切、具有明显特色与优势的古代中医典籍所记载的方剂。具体目录由国务院中医药主管部门会同药品监督管理部门制定。

（三）《药品注册管理办法》（于2020年3月30日公布，自2020年7月1日起施行）

第八条　从事药物研制和药品注册活动，应当遵守有关法律、法规、规章、标准和规范；参照相关技术指导原则，采用其他评价方法和技术的，应当证明其科学性、适用性；应当保证全过程信息真实、准确、完整和可追溯。

药品应当符合国家药品标准和经国家药品监督管理局核准的药品质量标准。经国家药品监督管理局核准的药品质量标准，为药品注册标准。药品注册标准应当符合《中华人民共和国药典》通用技术要求，不得低于《中华人民共和国药典》的规定。申报注册品种的检测项目或者指标不适用《中华人民共和国药典》的，申请人应当提供充分的支持性数据。

药品审评中心等专业技术机构，应当根据科学进展、行业发展实际和药品监督管理工作需要制定技术指导原则和程序，并向社会公布。

第九条　申请人应当为能够承担相应法律责任的企业或者药品研制机构等。境外申请人应当指定中国境内的企业法人办理相关药品注册事项。

第十条　申请人在申请药品上市注册前，应当完成药学、药理毒理学和药物临床试验等相关研究工作。药物非临床安全性评价研究应当在经过药物非临床研究质量管理规范认证的机构开展，并遵守药物非临床研究质量管理规范。药物临床试验应当经批准，其中生物等效性试验应当备案；药物临床试验应当在符合相关规定的药物临床试验机构开展，并遵守药物临床试验质量管理规范。

申请药品注册，应当提供真实、充分、可靠的数据、资料和样品，证明药品的安全性、有效性和质量可控性。

使用境外研究资料和数据支持药品注册的，其来源、研究机构或者实验室条件、质量体系要求及其他管理条件等应当符合国际人用药品注册技术要求协调会通行原则，并符合我国药品注册管理的相关要求。

第十一条　变更原药品注册批准证明文件及其附件所载明的事项或者内容的，申请人应当按照规定，参照相关技术指导原则，对药品变更进行充分研究和验证，充分评估变更可能对药品安全性、有效性和质量可控性的影响，按照变更程序提出补充申请、备案或者报告。

第十二条　药品注册证书有效期为五年，药品注册证书有效期内持有人应当持续保证上市药品的安全性、有效性和质量可控性，并在有效期届满前六个月申请药品再注册。

第十三条　国家药品监督管理局建立药品加快上市注册制度，支持以临床价值为导向的药物创新。对符合条件的药品注册申请，申请人可以申请适用突破性治疗药物、附条件批准、优先审评审批及特别审批程序。在药品研制和注册过程中，药品监督管理部门及其专业技术机构给予必要的技术指导、沟通交流、优先配置资源、缩短审评时限等政策和技术支持。

第十四条　国家药品监督管理局建立化学原料药、辅料及直接接触药品的包装材料和容器关联审评审批制度。在审批药品制剂时，对化学原料药一并审评审批，对相关辅料、直接接触药品的包装材料和容器一并审评。药品审评中心建立化学原料药、辅料及直接接触药品的包装材料和容器信息登记平台，对相关登记信息进行公示，供相关申请人或者持有人选择，并在相关药品制剂注册申请审评时关联审评。

第十五条　处方药和非处方药实行分类注册和转换管理。药品审评中心根据非处方药的特点，制定非处方药上市注册相关技术指导原则和程序，并向社会公布。药品评价中心制定处方药和非处方药上市后转换相关技术要求和程序，并向社会公布。

（四）《化学药品注册分类改革工作方案》（国家药品监督管理局2016年第51号文件，2016年3月4日发布实施）

为鼓励新药创制，严格审评审批，提高药品质量，促进产业升级，对当前化学药品注册分类进行改革，特制定本工作方案。对化学药品注册分类类别进行调整，化学药品新注册分类共分为5个类别，具体如下：

1类：境内外均未上市的创新药。指含有新的结构明确的、具有药理作用的化合物，且具有临床价值的药品。

2类：境内外均未上市的改良型新药。指在已知活性成份的基础上，对其结构、剂型、处方工艺、给药途径、适应症等进行优化，且具有明显临床优势的药品。

3类：境内申请人仿制境外上市但境内未上市原研药品的药品。该类药品应与原研药品的质量和疗效一致。

原研药品指境内外首个获准上市，且具有完整和充分的安全性、有效性数据作为上市依据的药品。

4类：境内申请人仿制已在境内上市原研药品的药品。该类药品应与原研药品的质量和疗效一致。

5类：境外上市的药品申请在境内上市。

化学药品新注册分类、说明及包含的情形见表5-2。

表5-2　化学药品新注册分类、说明及包含的情形

注册分类	分类说明	包含的情形
1	境内外均未上市的创新药	含有新的结构明确的、具有药理作用的化合物，且具有临床价值的原料药及其制剂
2	境内外均未上市的改良型新药	2.1 含有用拆分或者合成等方法制得的已知活性成分的光学异构体，或者对已知活性成分成酯，或者对已知活性成分成盐（包括含有氢键或配位键的盐），或者改变已知盐类活性成分的酸根、碱基或金属元素，或者形成其他非共价键衍生物（如络合物、螯合物或包合物），且具有明显临床优势的原料药及其制剂
		2.2 含有已知活性成分的新剂型（包括新的给药系统）、新处方工艺、新给药途径，且具有明显临床优势的制剂
		2.3 含有已知活性成分的新复方制剂，且具有明显临床优势
		2.4 含有已知活性成分的新适应证的制剂
3	仿制境外上市但境内未上市原研药品的药品	具有与原研药品相同的活性成分、剂型、规格、适应证、给药途径和用法用量的原料药及其制剂
4	仿制境内已上市原研药品的药品	具有与原研药品相同的活性成分、剂型、规格、适应证、给药途径和用法用量的原料药及其制剂
5	境外上市的药品申请在境内上市	5.1 境外上市的原研药品（包括原料药及其制剂）申请在境内上市
		5.2 境外上市的非原研药品（包括原料药及其制剂）申请在境内上市

注：1. "已知活性成份"指"已上市药品的活性成份"。

　　2. 注册分类2.3中不包括"含有未知活性成份的新复方制剂"。

三、药品注册申请

（一）药品品种的注册分类类别

确定申报的药品品种的注册分类类别是填写《药品注册申报表》的基本前提。《国家药品监督管理局关于发布化学药品注册分类改革工作方案的公告（2016年第51号）》及《药品注册管理办法》（2020年修订）第四条规定，药品注册按照中药、化学药和生物制品等进行分类注册管理。

1. 中药注册分类　2020年国家药监局着力构建、完善符合中药特点的审评审批机制，依据《药品管理法》《中医药法》以及《药品注册管理办法》，组织制定了《中药注册分类及申报资料要求》。

中药是指在我国中医药理论指导下使用的药用物质及其制剂。中药注册按照中药创新药、中

药改良型新药、古代经典名方中药复方制剂、同名同方药等进行分类。

表5-3 中药新注册分类、说明及包含的情形

注册分类	分类说明	包含的情形
1. 中药创新药	指处方未在国家药品标准、药品注册标准及国家中医药主管部门发布的《古代经典名方目录》中收载，具有临床价值，且未在境外上市的中药新处方制剂	1.1 中药复方制剂，系指由多味饮片、提取物等在中医药理论指导下组方而成的制剂
		1.2 从单一植物、动物、矿物等物质中提取得到的提取物及其制剂
		1.3 新药材及其制剂，即未被国家药品标准、药品注册标准以及省、自治区、直辖市药材标准收载的药材及其制剂，以及具有上述标准药材的原动、植物新的药用部位及其制剂
2. 中药改良型新药	指改变已上市中药的给药途径、剂型，且具有临床应用优势和特点，或增加功能主治等的制剂	2.1 改变已上市中药给药途径的制剂，即不同给药途径或不同吸收部位之间相互改变的制剂
		2.2 改变已上市中药剂型的制剂，即在给药途径不变的情况下改变剂型的制剂
		2.3 中药增加功能主治
		2.4 已上市中药生产工艺或辅料等改变引起药用物质基础或药物吸收、利用明显改变的
3. 古代经典名方中药复方制剂	古代经典名方是指符合《中华人民共和国中医药法》规定的，至今仍广泛应用、疗效确切、具有明显特色与优势的古代中医典籍所记载的方剂。古代经典名方中药复方制剂是指来源于古代经典名方的中药复方制剂	3.1 按古代经典名方目录管理的中药复方制剂
		3.2 其他来源于古代经典名方的中药复方制剂。包括未按古代经典名方目录管理的古代经典名方中药复方制剂和基于古代经典名方加减化裁的中药复方制剂
4. 同名同方药	指通用名称、处方、剂型、功能主治、用法及日用饮片量与已上市中药相同，且在安全性、有效性、质量可控性方面不低于该已上市中药的制剂	

天然药物是指在现代医药理论指导下使用的天然药用物质及其制剂。天然药物参照中药注册分类。

其他情形，主要指境外已上市境内未上市的中药、天然药物制剂。

2. 化学药注册分类 化学药注册按照化学药创新药、化学药改良型新药、仿制药等进行分类。见表5-2。

3. 生物制品注册分类 2020年以前生物制品注册按照生物制品创新药、生物制品改良型新药、已上市生物制品（含生物类似药）等进行分类。2020年7月国家药品监督管理局制定的《生物制品注册分类及申报资料要求》生效。为规范生物制品注册申报和管理，将生物制品分为预防用生物制品、治疗用生物制品和按生物制品管理的体外诊断试剂。

生物制品是指以微生物、细胞、动物或人源组织和体液等为起始原材料，用生物学技术制成，用于预防、治疗和诊断人类疾病的制剂。预防用生物制品是指为预防、控制疾病的发生、流行，用于人体免疫接种的疫苗类生物制品，包括免疫规划疫苗和非免疫规划疫苗。治疗用生物制品是指用于人类疾病治疗的生物制品，如采用不同表达系统的工程细胞（如细菌、酵母、昆虫、植物和哺乳动物细胞）所制备的蛋白质、多肽及其衍生物；细胞治疗和基因治疗产品；变态反应原制品；微生态制品；人或者动物组织或者体液提取或者通过发酵制备的具有生物活性的制品等。生物制品类体内诊断试剂按照治疗用生物制品管理。按照生物制品管理的体外诊断试剂包括用于血源筛查的体外诊断试剂、采用放射性核素标记的体外诊断试剂等。

表5-4　生物制品新注册分类、说明及包含的情形

生物制品类别	注册分类	分类说明	包含的情形
预防用生物制品	1类 创新型疫苗	境内外均未上市的疫苗	1.1无有效预防手段疾病的疫苗
			1.2在已上市疫苗基础上开发的新抗原形式，如新基因重组疫苗、新核酸疫苗、已上市多糖疫苗基础上制备的新的结合疫苗等
			1.3含新佐剂或新佐剂系统的疫苗
			1.4含新抗原或新抗原形式的多联/多价疫苗
	2类 改良型疫苗	对境内或境外已上市疫苗产品进行改良，使新产品的安全性、有效性、质量可控性有改进，且具有明显优势的疫苗	2.1在境内或境外已上市产品基础上改变抗原谱或型别，且具有明显临床优势的疫苗
			2.2具有重大技术改进的疫苗，包括对疫苗菌毒种/细胞基质/生产工艺/剂型等的改进。（如更换为其他表达体系或细胞基质的疫苗；更换菌毒株或对已上市菌毒株进行改造；对已上市细胞基质或目的基因进行改造；非纯化疫苗改进为纯化疫苗；全细胞疫苗改进为组分疫苗等）
			2.3已有同类产品上市的疫苗组成的新的多联/多价疫苗
			2.4改变给药途径，且具有明显临床优势的疫苗
			2.5改变免疫剂量或免疫程序，且新免疫剂量或免疫程序具有明显临床优势的疫苗
			2.6改变适用人群的疫苗
	3类 境内或境外已上市的疫苗		3.1境外生产的境外已上市、境内未上市的疫苗申报上市
			3.2境外已上市、境内未上市的疫苗申报在境内生产上市
			3.3境内已上市疫苗
治疗用生物制品	1类 创新型生物制品	境内外均未上市的治疗用生物制品	
	2类 改良型生物制品	对境内或境外已上市制品进行改良，使新产品的安全性、有效性、质量可控性有改进，且具有明显优势的治疗用生物制品	2.1在已上市制品基础上，对其剂型、给药途径等进行优化，且具有明显临床优势的生物制品
			2.2增加境内外均未获批的新适应症和/或改变用药人群
			2.3已有同类制品上市的生物制品组成新的复方制品
			2.4在已上市制品基础上，具有重大技术改进的生物制品，如重组技术替代生物组织提取技术；较已上市制品改变氨基酸位点或表达系统、宿主细胞后具有明显临床优势等
	3类		3.1境外生产的境外已上市、境内未上市的生物制品申报上市
			3.2境外已上市、境内未上市的生物制品申报在境内生产上市
			3.3生物类似药
			3.4其他生物制品
按生物制品管理的体外诊断试剂	1类	创新型体外诊断试剂	
	2类	境内外已上市的体外诊断试剂	

　　中药、化学药和生物制品等药品的细化分类和相应的申报资料要求，由国家药品监督管理局根据注册药品的产品特性、创新程度和审评管理需要组织制定，并向社会公布。

　　境外生产药品的注册申请，按照药品的细化分类和相应的申报资料要求执行。

（二）药品注册申请填表说明

　　《药品注册电子申请表》正式填写之前必须就填写内容进行保证与事项申明，具体内容如下。

我们保证：本项内容是各申请机构对于本项申请符合法律、法规和规章的郑重保证，各申请机构应当一致同意。其他特别申明事项：需要另行申明的事项。声明项下方的公章、法定代表人签名、签字日期应当由机构1（药品注册申请人）其法定代表人在此签名、加盖机构公章。日期的填写格式为××××年××月××日。本项内容为手工填写。

1. **本申请属于**　系指如果属于申请境内注册品种选"境内生产药品注册"，如果属于申请境外注册选"境外生产药品注册"，如果属于申请港澳台注册选"港澳台医药产品注册"。本项为必选项目。

2. **药品加快上市注册程序**　在药品上市许可申请前，经与药品审评中心沟通交流确认申请附条件批准程序的，选择"附条件批准程序"；申请优先审评审批程序的，选择"优先审评审批程序"。对于国家药品监督管理局依法决定实行特别审批的，选择"特别审批程序"。符合上述程序的，本项为非必选项目。

3. **申请事项**　按照该申请实际申请事项填写。申请临床研究，选临床试验；申请上市，选择上市许可。本项为必选项目。

4. **药品注册分类**　药品分类及注册分类按照《药品注册管理办法》及中药、化学药和生物制品注册分类及申报资料要求等有关分类要求选择。本项为必选项目。（系统设置为下拉选择菜单。中药设置为1.1、1.2、1.3、1.4、2.1、2.2、2.3、2.4、3、4、5类；化药设置为1、2.1、2.2、2.3、2.4、3、4、5.1、5.2类；生物制品依次设置为治疗用生物制品1、2.1、2.2、2.3、3.1、3.2、3.3、3.4类，预防用生物制品1.1、1.2、1.3、1.4、2.1、2.2、2.3、2.4、2.5、2.6、3.1、3.2、3.3类，按生物制品管理的诊断试剂1、2类）。

5. **其他事项**　在药品注册分类选定后，如同时申请非处方药，则选非处方药，如申请处方药，则选处方药；如申请仿制的药品属于按非处方药管理的，则此项必须选择非处方药；按照《药品注册管理办法》要求，对于未列入国家药品标准或者药品注册标准的药品通用名称，申请人应当在提出药品上市许可申请时同时提出药品通用名称核准申请，则选药品通用名核准，并提交药品通用名称核准相关资料；符合小型微型企业条件的企业申请收费优惠的，可选小微企业收费优惠。属于上述申请以外的其他附加申请事项，可选择其他。选择"其他"的，应当简要填写申请事项。

6. **药品通用名称**　应当使用国家药品标准或者药品注册标准收载的药品通用名称。申报复方制剂或者中药制剂自拟药品名称的，应当预先进行药品名称查重工作。本项为必填项目。

7. **药品通用名称来源**　来源于中国药典、局颁标准的，选国家药品标准；来源于药品注册标准的，选药品注册标准；属申请人按有关命名原则自行命名的，选自拟。本项为必选项目。

8. **英文名称**　英文名填写INN英文名；中药制剂没有英文名的，可以免填；申报中药材的需提供拉丁名。本项为必填项目。

9. **汉语拼音**　均需填写，注意正确区分字、词、字母大小写等。可以参照中国药典格式填写。本项为必填项目。

10. **化学名称**　应当以文字正确表达药物活性物质的化学结构，不要采用结构式。本项为必填项目。

11. **其他名称**　系指曾经作为药品名称使用，但现在已被国家规范的药品通用名称取代者。

12. **商品名称**　申请人为方便其药品上市销售而申请使用的商品名称。境外生产药品可同时填写英文商品名称。商品名称仅限于符合新药要求的化学药品、生物制品及境外生产中药可以申请使用。

13. **剂型**　本项为必选项目。境外生产药品同时填写剂型的英文。

中国药典剂型：在"剂型"后选择所属剂型；剂型属于《中国药典》或其增补本收载的剂型，选中国药典剂型。

非制剂类：根据本品类型进行选择。其中"有效成分"系从植物、动物、矿物等物质中提取的有效成分。"有效部位"系指从植物、动物、矿物等物质中提取的有效部位，不属所列类型，选"其他"，并应简要填写所属类型。

特殊剂型：如属于靶向制剂、缓释、控释制剂等特殊制剂的，可同时选择特殊剂型。非属《中国药典》现行版及其增补本未收载的剂型，选特殊剂型中其他，并简要填写所属剂型。

14. **规格** 填写本制剂单剂量包装的规格，使用药典规定的单位符号。例如"克"应写为"g"，"克/毫升"应填写为"g/ml"。每一规格填写一份申请表，多个规格应分别填写申请表。本项为必填项目。中成药规格按照《中成药规格表述技术指导原则》要求填写。

15. **同品种已被受理或同期申报的其他制剂及规格** 填写该品种已被受理或同期申报的制剂或不同规格品种的受理号及名称，包括联合用药的制剂受理号及名称。若为完成临床研究申请上市许可的需填写原临床试验申请受理号、临床试验批件号、临床试验登记号或生物等效性试验备案号等。

16. **包装** 系指直接接触药品的包装材料或容器，如有多个包装材质要分别填写，中间用句号分开，例如"玻璃瓶。塑料瓶"。包装规格是指基本包装单元的规格，药品的基本包装单元，是药品生产企业生产供上市的药品最小包装，如：每瓶×片，每瓶×毫升，每盒×支，对于按含量或浓度标示其规格的液体、半固体制剂或颗粒剂，其装量按包装规格填写。配用注射器、输液器或者专用溶媒的，也应在此处填写。每一份申请表可填写多个包装规格，不同包装规格中间用句号分开，书写方式为"药品规格：包装材质：包装规格"，例如："0.25g：玻璃瓶：每瓶30片。塑料瓶：每瓶100片"，多个规格的按上述顺序依次填写。本项为必填项目。

17. **药品有效期** 本品种的有效期，以月为单位填写。如有多个规格、包装材质，有效期如有不同则要分别对应填写，如包装材质为"玻璃瓶。塑料瓶"两种，有效期分别为18个月、12个月，应写为"18个月。12个月"。诊断试剂类制品，如有多个组份且有效期不同的应以最短的有效期作为产品有效期填写。

18. **处方** 应当使用规范的药物活性成分或者中药材、中药饮片、有效部位等名称。申报复方制剂，应当预先进行处方查重工作。本项为必填项目。

处方内辅料：对处方使用的每种辅料均应填写，包括着色剂、防腐剂、香料、矫味剂等。本项为必填项目。

19. **原/辅料/包材来源** 申报药品注册时，对药品制剂选用的化学原料药、辅料及直接接触药品的包装材料和容器进行关联审评。申请人须按照关联审评审批制度要求，填写"批准文号/注册证号/登记号/受理号"项等信息。其中，对于已在原辅包登记平台公示的，"原/辅料/包材名称""生产企业名称"应与平台登记信息保持一致。复方制剂应填写全部原料药。此项为必填项目。

20. **中药材标准** 制剂中所含中药材，规范填写药材名称。如有地方或国家药品标准的，属于法定标准药材；若没有地方或国家药品标准的中药材，属于非法定标准药材；明确各药材检验所采用的标准来源（国家标准、地方药材标准或自拟标准）。本项为必填项目。

21. **药品标准依据** 指本项药品申请所提交药品标准的来源或执行依据。来源于中国药典的，需写明药典版次；属局颁或部颁标准的，需写明何种及第几册，药品注册标准应写明药品标准编号；来源于国外药典的，需注明药典名称及版次；其他是指非以上来源的，应该写明具体来源，如自行研究等情况。本项为必填项目。

22. 受理前药品注册检验 已开展受理前药品注册检验的，勾选是，并填写检品编号；未开展受理前药品注册检验的，勾选否。本项为必填项目。

23. 主要适应证或功能主治 简略填写主要适应证或者功能主治，不必照抄说明书详细内容，限300字以内。药物临床试验申请和新药上市许可申请均按所申报的适应证管理，同一药物不同适应证应分别提交申请。适应证分类（本项为必选项目）：

（1）化学药品

①精神障碍疾病药物：精神障碍、物质依赖及成瘾障碍、老年精神病学。

②风湿性疾病及免疫药物：类风湿关节炎、强直性脊柱炎、银屑病关节炎、幼年特发性关节炎、骨关节炎、系统性红斑狼疮、狼疮性肾炎、干燥综合征、炎症性肌病、系统性硬化症、痛风及痛风性关节炎、血管炎和免疫相关罕见疾病等。不包括：炎症性肠病和炎症性皮肤病。

③呼吸系统疾病及抗过敏药物：呼吸、过敏、职业病、呼吸相关睡眠障碍。

④抗肿瘤药物：包括治疗及辅助用药。

⑤内分泌系统药物：糖尿病及低血糖症、骨质疏松等骨代谢疾病、肥胖症、下丘脑-垂体疾病及矮小、甲状腺及甲状旁腺疾病、肾上腺疾病、性腺功能疾病，糖原累积症、黏多糖贮积病、鞘脂贮积病等内分泌相关罕见病。

⑥血液系统疾病药物：凝血系统异常。

⑦医学影像学药物：超声、介入、放疗、核医学、放射。

⑧镇痛药及麻醉科用药：镇痛、麻醉。

⑨电解质、酸碱平衡及营养药、扩容药：维生素类药物，电解质类，钙补充剂，肠内和肠外营养，微量元素和矿物质类，扩容药。

⑩抗感染药物：抗细菌药物、抗病毒药物、抗真菌药物、抗结核、抗寄生虫及其它。

⑪皮肤及五官科药物：皮肤：感染性皮肤病、自身免疫性皮肤病（银屑病、系统性红斑狼疮、硬皮病等）、变态反应性皮肤病，皮肤附属器疾病等。五官：感染性眼病、眼前段疾病、眼视光疾病、眼底病，耳鼻喉疾病，口腔疾病。

⑫神经系统疾病药物：脑血管病，脊髓疾病，锥体外系疾病，脑部发作性疾病（癫痫等），脱髓鞘疾病，神经退行性病变，认知障碍，周围神经病等

⑬肾脏/泌尿系统疾病药物：肾小球肾炎，肾病综合征，继发性肾脏损害，间质性肾炎，泌尿系疾病。

⑭生殖系统疾病药物：感染性妇科疾病，妇科生殖，妇科内分泌，产科。

⑮外科及其他药物：外科（创伤、血管、烧伤等），男性生殖，外周血管病，其它。

⑯消化系统疾病药物：溃疡性胃肠疾病，肠道疾病（炎症性肠病，肠易激综合征），肝脏疾病（肝硬化），功能性胃肠疾病。

⑰循环系统疾病药物：冠状动脉粥样硬化性心脏病，高血压病，脂代谢异常疾病，心律失常，心力衰竭，心肌病，肺动脉高压。

（2）生物制品

①精神障碍疾病药物。

②风湿性疾病及免疫药物。

③呼吸系统疾病及抗过敏药物。

④抗肿瘤药物。

⑤内分泌系统药物。

⑥血液系统疾病药物。

⑦镇痛药及麻醉科用药。

⑧抗感染药物。

⑨皮肤及五官科药物。

⑩神经系统疾病药物。

⑪肾脏/泌尿系统疾病药物。

⑫生殖系统疾病药物。

⑬外科及其他药物。

⑭消化系统疾病药物。

⑮循环系统疾病药物。

⑯体外诊断试剂。

预防用生物制品以及上述适应证中涉及的血液制品（包括血浆来源制品和作为代替血浆的基因工程重组类产品）、细胞和基因治疗产品、治疗性疫苗。适应症分组的解释说明可以直接采用化药的分组说明。

（3）中药

①风湿免疫：包括类风湿关节炎、痛风、系统性红斑狼疮、干燥综合征、皮肌炎、艾滋病等。

②骨科：骨科疾病。

③外科：包括乳腺增生、烧伤、术后用药、伤科用药、肛肠科用药等。

④皮肤/性病：包括皮肤科疾病及性病。

⑤精神神经：包括神经系统疾病、抑郁症、焦虑症、失眠、焦虑等。

⑥心血管：心血管系统疾病。

⑦五官：包括眼科、耳鼻喉、口腔等系统疾病。

⑧呼吸：呼吸系统疾病。

⑨内分泌：包括甲状腺疾病、糖尿病等。

⑩妇科：女性生殖系统疾病。

⑪肾脏/泌尿系：肾脏病、泌尿系统和男性生殖系统疾病。

⑫消化：胃、肠、肝、胆系统疾病。

⑬肿瘤：包括治疗及辅助用药。

⑭血液病：包括贫血、再生障碍性贫血、特发性血小板减少性紫癜等。

⑮儿科：儿科用药。

⑯传统中药（建议人工分适应证）：包括来源于古代经典名方的中药复方制剂、主治为证候的中药复方制剂。

24. 专利情况　所申请药品的专利情况应当经过检索后确定，发现本品已在中国获得保护的有关专利或国外专利信息均应填写。本项申请实施了其他专利权人专利的，应当注明是否得到其实施许可。已知有中国专利的，填写其属于化合物专利、工艺专利、处方专利等情况。

25. 是否涉及特殊管理药品或成份　属于麻醉药品、精神药品、医疗用毒性药品、放射性药品管理办法管理的特殊药品，应分别选填。

26. 中药品种保护　根据所了解情况分别填写。

27. 同品种新药监测期　如有，需填写终止日期。

28.　**本次申请为**　填写申报品种本次属于第几次申报。简要说明既往申报及审批情况。如申请人自行撤回或因资料不符合审批要求曾被国家药品监督管理局不予批准等情况。原申请审批结束后，方可再行申报。

29.　**机构1—5**　机构1：是指能够承担相应法律责任的企业或者药品研制机构等。对于境内生产药品申请上市许可时，申请人或生产企业应当取得相应的药品生产许可证。

机构2：药品上市申请人可以自行生产药品，也可以委托药品生产企业生产。委托生产药品的应当填写受托药品生产企业，自行生产药品的也应当填写。对于药品临床试验申请，尚不具备生产条件或尚未确定本品生产企业的，可不填写。机构3：对于境外生产药品申请，如有境外生产药品包装厂的，应填写此项；包装厂与生产厂信息一致的，无需重复填写。

境外申请人应当指定中国境内的企业法人办理相关药品注册事项，应填写"境外生产药品注册代理机构"信息。

各申请机构栏内："名称"，应当填写其经过法定登记机关注册登记的名称。"本机构负责缴费"的选项，用于申请人指定其中一个申请机构负责向国家缴纳注册费用，该机构住所即成为缴费收据的邮寄地址。"所在省份"是指申请人、生产企业等所在的省份。"社会信用代码/组织机构代码"，是指境内管理机构发给的机构代码或社会信用代码，境外申请机构免填。"注册申请负责人"，是指本项药品注册申请的项目负责人。电话、手机、传真和电子信箱，是与该注册负责人的联系方式，其中电话应当提供多个有效号码，确保能及时取得联系。填写时须包含区号（境外的应包含国家或者地区号），经总机接转的须提供分机号码。"联系人"，应当填写具体办理注册事务的工作人员姓名，以便联系。

各申请机构名称、公章、法定代表人签名、签名日期：已经填入的申请人各机构均应当由其法定代表人在此签名、加盖机构公章。日期的填写格式为×××× 年×× 月×× 日。本项内容为手工填写。

境外生产药品注册代理机构名称、公章、法定代表人签名、签名日期：药品注册代理机构在此由法定代表人签名、加盖机构公章。

30.　**委托研究机构**　系指药品申报资料中凡属于非申请机构自行研究取得而是通过委托其他研究机构所取得的试验资料或数据（包括药学、药理毒理等）的研究机构。

31.　填表应当使用中文简体字，必要的英文除外。文字陈述应简明、准确。选择性项目中，"○"为单选框，只能选择一项或者全部不选；"□"为复选框，可以选择多项或者全部不选。需签名处须亲笔签名。

32.　本申请表必须使用国家药品监督管理局制发的申请表填报软件填写、修改和打印，申报时应当将打印表格连同该软件生成的电子表格一并提交，并且具有同样的效力，申请人应当确保两种表格的数据一致。为帮助判断两种表格内数据是否完全一致，电子表格一经填写或者修改后，即由软件自动生成新的"数据核对码"，两套"数据核对码"一致即表明两套表格数据一致。对申请表填写内容的修改必须通过该软件进行，修改后计算机自动在电子表格内产生新的"数据核对码"，并打印带有同样"数据核对码"的整套表格。未提交电子表格、电子表格与打印表格"数据核对码"不一致、或者本申请表除应当亲笔填写项目外的其他项目使用非国家药品监督管理局制发的申请表填报软件填写或者修改者，其申报不予接受。

33.　本表打印表格各页边缘应当骑缝加盖负责办理申请事宜机构或者药品注册代理机构的公章，以保证本申请表系完全按照规定，使用国家药品监督管理局制发的申请表填报软件填写或者修改。

（三）药品上市注册

1. 药物临床试验　药物临床试验应当在具备相应条件并按规定备案的药物临床试验机构开展。其中，疫苗临床试验应当由符合国家药品监督管理局和国家卫生健康委员会规定条件的三级医疗机构或者省级以上疾病预防控制机构实施或者组织实施。

申请人完成支持药物临床试验的药学、药理毒理学等研究后，提出药物临床试验申请的，应当按照申报资料要求提交相关研究资料。经形式审查，申报资料符合要求的，予以受理。药品审评中心应当组织药学、医学和其他技术人员对已受理的药物临床试验申请进行审评。对药物临床试验申请应当自受理之日起六十日内决定是否同意开展，并通过药品审评中心网站通知申请人审批结果；逾期未通知的，视为同意，申请人可以按照提交的方案开展药物临床试验。

申请人拟开展生物等效性试验的，应当按照要求在药品审评中心网站完成生物等效性试验备案后，按照备案的方案开展相关研究工作。

开展药物临床试验，应当经伦理委员会审查同意。药物临床试验用药品的管理应当符合药物临床试验质量管理规范的有关要求。获准开展药物临床试验的，申办者在开展后续分期药物临床试验前，应当制定相应的药物临床试验方案，经伦理委员会审查同意后开展，并在药品审评中心网站提交相应的药物临床试验方案和支持性资料。

获准开展药物临床试验的药物拟增加适应证（或者功能主治）以及增加与其他药物联合用药的，申请人应当提出新的药物临床试验申请，经批准后方可开展新的药物临床试验。获准上市的药品增加适应证（或者功能主治）需要开展药物临床试验的，应当提出新的药物临床试验申请。

申请人获准开展药物临床试验的为药物临床试验申办者。申办者应当定期在药品审评中心网站提交研发期间安全性更新报告。研发期间安全性更新报告应当每年提交一次，于药物临床试验获准后每满一年后的两个月内提交。药品审评中心可以根据审查情况，要求申办者调整报告周期。对于药物临床试验期间出现的可疑且非预期严重不良反应和其他潜在的严重安全性风险信息，申办者应当按照相关要求及时向药品审评中心报告。根据安全性风险严重程度，可以要求申办者采取调整药物临床试验方案、知情同意书、研究者手册等加强风险控制的措施，必要时可以要求申办者暂停或者终止药物临床试验。研发期间安全性更新报告的具体要求由药品审评中心制定公布。

药物临床试验期间，发生药物临床试验方案变更、非临床或者药学的变化或者有新发现的，申办者应当按照规定，参照相关技术指导原则，充分评估对受试者安全的影响。申办者评估认为不影响受试者安全的，可以直接实施并在研发期间安全性更新报告中报告。可能增加受试者安全性风险的，应当提出补充申请。对补充申请应当自受理之日起六十日内决定是否同意，并通过药品审评中心网站通知申请人审批结果；逾期未通知的，视为同意。申办者发生变更的，由变更后的申办者承担药物临床试验的相关责任和义务。

药物临床试验期间，发现存在安全性问题或者其他风险的，申办者应当及时调整临床试验方案、暂停或者终止临床试验，并向药品审评中心报告。可以要求申办者调整药物临床试验方案、暂停或者终止药物临床试验的情形有8种：①伦理委员会未履行职责的；②不能有效保证受试者安全的；③申办者未按照要求提交研发期间安全性更新报告的；④申办者未及时处置并报告可疑且非预期严重不良反应的；⑤有证据证明研究药物无效的；⑥临床试验用药品出现质量问题的；⑦药物临床试验过程中弄虚作假的；⑧其他违反药物临床试验质量管理规范的情形。

药物临床试验中出现大范围、非预期的严重不良反应，或者有证据证明临床试验用药品存在严重质量问题时，申办者和药物临床试验机构应当立即停止药物临床试验。药品监督管理部门依职责可以责令调整临床试验方案、暂停或者终止药物临床试验。药物临床试验被责令暂停后，申办者拟继续开展药物临床试验的，应当在完成整改后提出恢复药物临床试验的补充申请，经审查同意后方可继续开展药物临床试验。药物临床试验暂停时间满3年且未申请并获准恢复药物临床试验的，该药物临床试验许可自行失效。药物临床试验终止后，拟继续开展药物临床试验的，应当重新提出药物临床试验申请。

药物临床试验应当在批准后三年内实施。药物临床试验申请自获准之日起，三年内未有受试者签署知情同意书的，该药物临床试验许可自行失效。仍需实施药物临床试验的，应当重新申请。

申办者应当在开展药物临床试验前在药物临床试验登记与信息公示平台登记药物临床试验方案等信息。药物临床试验期间，申办者应当持续更新登记信息，并在药物临床试验结束后登记药物临床试验结果等信息。登记信息在平台进行公示，申办者对药物临床试验登记信息的真实性负责。药物临床试验登记和信息公示的具体要求，由药品审评中心制定公布。

2. 药品上市许可　申请人在完成支持药品上市注册的药学、药理毒理学和药物临床试验等研究，确定质量标准，完成商业规模生产工艺验证，并做好接受药品注册核查检验的准备后，提出药品上市许可申请，按照申报资料要求提交相关研究资料。经对申报资料进行形式审查，符合要求的，予以受理。

仿制药、按照药品管理的体外诊断试剂以及其他符合条件的情形，经申请人评估，认为无需或者不能开展药物临床试验，符合豁免药物临床试验条件的，申请人可以直接提出药品上市许可申请。豁免药物临床试验的技术指导原则和有关具体要求，由药品审评中心制定公布。仿制药应当与参比制剂质量和疗效一致。申请人应当参照相关技术指导原则选择合理的参比制剂。

可以直接提出非处方药上市许可申请的4种情形：①境内已有相同活性成分、适应证（或者功能主治）、剂型、规格的非处方药上市的药品；②经国家药品监督管理局确定的非处方药改变剂型或者规格，但不改变适应证（或者功能主治）、给药剂量以及给药途径的药品；③使用国家药品监督管理局确定的非处方药的活性成份组成的新的复方制剂；④其他直接申报非处方药上市许可的情形。

申报药品拟使用的药品通用名称，未列入国家药品标准或者药品注册标准的，申请人应当在提出药品上市许可申请时同时提出通用名称核准申请。药品上市许可申请受理后，通用名称核准相关资料转药典委，药典委核准后反馈药品审评中心。申报药品拟使用的药品通用名称，已列入国家药品标准或者药品注册标准，药品审评中心在审评过程中认为需要核准药品通用名称的，应当通知药典委核准通用名称并提供相关资料，药典委核准后反馈药品审评中心。药典委在核准药品通用名称时，应当与申请人做好沟通交流，并将核准结果告知申请人。

药品审评中心应当组织药学、医学和其他技术人员，按要求对已受理的药品上市许可申请进行审评。审评过程中基于风险启动药品注册核查、检验，相关技术机构应当在规定时限内完成核查、检验工作。

药品审评中心根据药品注册申报资料、核查结果、检验结果等，对药品的安全性、有效性和质量可控性等进行综合审评，非处方药还应当转药品评价中心进行非处方药适宜性审查。

综合审评结论通过的，批准药品上市，发给药品注册证书。综合审评结论不通过的，作出不予批准决定。药品注册证书载明药品批准文号、持有人、生产企业等信息。非处方药的药品注册证书还应当注明非处方药类别。经核准的药品生产工艺、质量标准、说明书和标签作为药品注册证书的附件一并发给申请人，必要时还应当附药品上市后研究要求。上述信息纳入药品品种档案，并根据上市后变更情况及时更新。药品批准上市后，持有人应当按照国家药品监督管理局核准的生产工艺和质量标准生产药品，并按照药品生产质量管理规范要求进行细化和实施。

药品上市许可申请审评期间，发生可能影响药品安全性、有效性和质量可控性的重大变更的，申请人应当撤回原注册申请，补充研究后重新申报。申请人名称变更、注册地址名称变更等不涉及技术审评内容的，应当及时书面告知药品审评中心并提交相关证明性资料。

3. 关联审评审批　药品审评中心在审评药品制剂注册申请时，对药品制剂选用的化学原料药、辅料及直接接触药品的包装材料和容器进行关联审评。

化学原料药、辅料及直接接触药品的包装材料和容器生产企业应当按照关联审评审批制度要求，在化学原料药、辅料及直接接触药品的包装材料和容器登记平台登记产品信息和研究资料。药品审评中心向社会公示登记号、产品名称、企业名称、生产地址等基本信息，供药品制剂注册申请人选择。

药品制剂申请人提出药品注册申请，可以直接选用已登记的化学原料药、辅料及直接接触药品的包装材料和容器；选用未登记的化学原料药、辅料及直接接触药品的包装材料和容器的，相关研究资料应当随药品制剂注册申请一并申报。

药品审评中心在审评药品制剂注册申请时，对药品制剂选用的化学原料药、辅料及直接接触药品的包装材料和容器进行关联审评，需补充资料的，按照补充资料程序要求药品制剂申请人或者化学原料药、辅料及直接接触药品的包装材料和容器登记企业补充资料，可以基于风险提出对化学原料药、辅料及直接接触药品的包装材料和容器企业进行延伸检查。

仿制境内已上市药品所用的化学原料药的，可以申请单独审评审批。化学原料药、辅料及直接接触药品的包装材料和容器关联审评通过的或者单独审评审批通过的，药品审评中心在化学原料药、辅料及直接接触药品的包装材料和容器登记平台更新登记状态标识，向社会公示相关信息。其中，化学原料药同时发给化学原料药批准通知书及核准后的生产工艺、质量标准和标签，化学原料药批准通知书中载明登记号；不予批准的，发给化学原料药不予批准通知书。未通过关联审评审批的，化学原料药、辅料及直接接触药品的包装材料和容器产品的登记状态维持不变，相关药品制剂申请不予批准。

4. 药品注册核查　药品注册核查，是指为核实申报资料的真实性、一致性以及药品上市商业化生产条件，检查药品研制的合规性、数据可靠性等，对研制现场和生产现场开展的核查活动，以及必要时对药品注册申请所涉及的化学原料药、辅料及直接接触药品的包装材料和容器生产企业、供应商或者其他受托机构开展的延伸检查活动。

药品注册核查启动的原则、程序、时限和要求，由药品审评中心制定公布；药品注册核查实施的原则、程序、时限和要求，由药品核查中心制定公布。

药品审评中心根据药物创新程度、药物研究机构既往接受核查情况等，基于风险决定是否开展药品注册研制现场核查。药品审评中心决定启动药品注册研制现场核查的，通知药品核查中心在审评期间组织实施核查，同时告知申请人。药品核查中心应当在规定时限内完成现场核查，并将核查情况、核查结论等相关材料反馈药品审评中心进行综合审评。

药品审评中心根据申报注册的品种、工艺、设施、既往接受核查情况等因素，基于风险决定是否启动药品注册生产现场核查。对于创新药、改良型新药以及生物制品等，应当进行药品注册生产现场核查和上市前药品生产质量管理规范检查。对于仿制药等，根据是否已获得相应生产范围药品生产许可证且已有同剂型品种上市等情况，基于风险进行药品注册生产现场核查、上市前药品生产质量管理规范检查。

药品注册申请受理后，药品审评中心应当在受理后40日内进行初步审查，需要药品注册生产现场核查的，通知药品核查中心组织核查，提供核查所需的相关材料，同时告知申请人以及申请人或者生产企业所在地省、自治区、直辖市药品监督管理部门。药品核查中心原则上应当在审评时限届满40日前完成核查工作，并将核查情况、核查结果等相关材料反馈至药品审评中心。需要上市前药品生产质量管理规范检查的，由药品核查中心协调相关省、自治区、直辖市药品监督管理部门与药品注册生产现场核查同步实施。上市前药品生产质量管理规范检查的管理要求，按照药品生产监督管理办法的有关规定执行。申请人应当在规定时限内接受核查。

药品审评中心在审评过程中，发现申报资料真实性存疑或者有明确线索举报等，需要现场检查核实的，应当启动有因检查，必要时进行抽样检验。申请药品上市许可时，申请人和生产企业应当已取得相应的药品生产许可证。

5. **药品注册检验** 药品注册检验，包括标准复核和样品检验。标准复核，是指对申请人申报药品标准中设定项目的科学性、检验方法的可行性、质控指标的合理性等进行的实验室评估。样品检验，是指按照申请人申报或者药品审评中心核定的药品质量标准对样品进行的实验室检验。

药品注册检验启动的原则、程序、时限等要求，由药品审评中心组织制定公布。药品注册申请受理前提出药品注册检验的具体工作程序和要求以及药品注册检验技术要求和规范，由中检院制定公布。

与国家药品标准收载的同品种药品使用的检验项目和检验方法一致的，可以不进行标准复核，只进行样品检验。其他情形应当进行标准复核和样品检验。

中检院或者经国家药品监督管理局指定的药品检验机构承担以下药品注册检验：①创新药；②改良型新药（中药除外）；③生物制品、放射性药品和按照药品管理的体外诊断试剂；④国家药品监督管理局规定的其他药品。境外生产药品的药品注册检验由中检院组织口岸药品检验机构实施。其他药品的注册检验，由申请人或者生产企业所在地省级药品检验机构承担。

申请人完成支持药品上市的药学相关研究，确定质量标准，并完成商业规模生产工艺验证后，可以在药品注册申请受理前向中检院或者省、自治区、直辖市药品监督管理部门提出药品注册检验；申请人未在药品注册申请受理前提出药品注册检验的，在药品注册申请受理后四十日内由药品审评中心启动药品注册检验。原则上申请人在药品注册申请受理前只能提出一次药品注册检验，不得同时向多个药品检验机构提出药品注册检验。

申请人提交的药品注册检验资料应当与药品注册申报资料的相应内容一致，不得在药品注册检验过程中变更药品检验机构、样品和资料等。

境内生产药品的注册申请，申请人在药品注册申请受理前提出药品注册检验的，向相关省、自治区、直辖市药品监督管理部门申请抽样，省、自治区、直辖市药品监督管理部门组织进行抽样并封签，由申请人将抽样单、样品、检验所需资料及标准物质等送至相应药品检验机构。境外生产药品的注册申请，申请人在药品注册申请受理前提出药品注册检验的，申请人应当按规定要求抽取样品，并将样品、检验所需资料及标准物质等送至中检院。

境内生产药品的注册申请，药品注册申请受理后需要药品注册检验的，药品审评中心应当在受理后四十日内向药品检验机构和申请人发出药品注册检验通知。申请人向相关省、自治区、直辖市药品监督管理部门申请抽样，省、自治区、直辖市药品监督管理部门组织进行抽样并封签，申请人应当在规定时限内将抽样单、样品、检验所需资料及标准物质等送至相应药品检验机构。境外生产药品的注册申请，药品注册申请受理后需要药品注册检验的，申请人应当按规定要求抽取样品，并将样品、检验所需资料及标准物质等送至中检院。

药品检验机构应当在五日内对申请人提交的检验用样品及资料等进行审核，作出是否接收的决定，同时告知药品审评中心。需要补正的，应当一次性告知申请人。药品检验机构原则上应当在审评时限届满四十日前，将标准复核意见和检验报告反馈至药品审评中心。

在药品审评、核查过程中，发现申报资料真实性存疑或者有明确线索举报，或者认为有必要进行样品检验的，可抽取样品进行样品检验。审评过程中，药品审评中心可以基于风险提出质量标准单项复核。

（四）药品加快上市注册程序

1. **突破性治疗药物程序**　药物临床试验期间，用于防治严重危及生命或者严重影响生存质量的疾病，且尚无有效防治手段或者与现有治疗手段相比有足够证据表明具有明显临床优势的创新药或者改良型新药等，申请人可以申请适用突破性治疗药物程序。

申请适用突破性治疗药物程序的，申请人应当向药品审评中心提出申请。符合条件的，药品审评中心按照程序公示后纳入突破性治疗药物程序。

对纳入突破性治疗药物程序的药物临床试验，给予以下政策支持：①申请人可以在药物临床试验的关键阶段向药品审评中心提出沟通交流申请，药品审评中心安排审评人员进行沟通交流；②申请人可以将阶段性研究资料提交药品审评中心，药品审评中心基于已有研究资料，对下一步研究方案提出意见或者建议，并反馈给申请人。

2. **附条件批准程序**　药物临床试验期间，符合以下情形的药品，可以申请附条件批准：①治疗严重危及生命且尚无有效治疗手段的疾病的药品，药物临床试验已有数据证实疗效并能预测其临床价值的；②公共卫生方面急需的药品，药物临床试验已有数据显示疗效并能预测其临床价值的；③应对重大突发公共卫生事件急需的疫苗或者国家卫生健康委员会认定急需的其他疫苗，经评估获益大于风险的。

对附条件批准的药品，持有人应当在药品上市后采取相应的风险管理措施，并在规定期限内按照要求完成药物临床试验等相关研究，以补充申请方式申报。

3. **优先审评审批程序**　药品上市许可申请时，以下具有明显临床价值的药品，可以申请适用优先审评审批程序：

（1）临床急需的短缺药品、防治重大传染病和罕见病等疾病的创新药和改良型新药。

（2）符合儿童生理特征的儿童用药品新品种、剂型和规格。

（3）疾病预防、控制急需的疫苗和创新疫苗。

（4）纳入突破性治疗药物程序的药品。

（5）符合附条件批准的药品。

（6）国家药品监督管理局规定其他优先审评审批的情形。

申请人在提出药品上市许可申请前，应当与药品审评中心沟通交流，经沟通交流确认后，在提出药品上市许可申请的同时，向药品审评中心提出优先审评审批申请。符合条件的，药品审评中心按照程序公示后纳入优先审评审批程序。

对纳入优先审评审批程序的药品上市许可申请，给予以下政策支持：①药品上市许可申请的审评时限为一百三十日；②临床急需的境外已上市境内未上市的罕见病药品，审评时限为七十日；③需要核查、检验和核准药品通用名称的，予以优先安排；④经沟通交流确认后，可以补充提交技术资料。

4. **特别审批程序**　在发生突发公共卫生事件的威胁时以及突发公共卫生事件发生后，国家药品监督管理局可以依法决定对突发公共卫生事件应急所需防治药品实行特别审批。

对实施特别审批的药品注册申请，国家药品监督管理局按照统一指挥、早期介入、快速高效、科学审批的原则，组织加快并同步开展药品注册受理、审评、核查、检验工作。特别审批的情形、程序、时限、要求等按照药品特别审批程序规定执行。

对纳入特别审批程序的药品，可以根据疾病防控的特定需要，限定其在一定期限和范围内使用。

（五）药品注册申请不予批准的情形

药品注册申请符合法定要求的，予以批准。

药品注册申请有下列情形之一的，不予批准：①药物临床试验申请的研究资料不足以支持开展药物临床试验或者不能保障受试者安全的；②申报资料显示其申请药品安全性、有效性、质量可控性等存在较大缺陷的；③申报资料不能证明药品安全性、有效性、质量可控性，或者经评估认为药品风险大于获益的；④申请人未能在规定时限内补充资料的；⑤申请人拒绝接受或者无正当理由未在规定时限内接受药品注册核查、检验的；⑥药品注册过程中认为申报资料不真实，申请人不能证明其真实性的；⑦药品注册现场核查或者样品检验结果不符合规定的；⑧法律法规规定的不应当批准的其他情形。

（六）药品上市后变更和再注册

1. 补充申请的申报与审批　药品上市后的变更，按照其对药品安全性、有效性和质量可控性的风险和产生影响的程度，实行分类管理，分为审批类变更、备案类变更和报告类变更。

（1）审批类变更　以下变更，持有人应当以补充申请方式申报，经批准后实施：①药品生产过程中的重大变更；②药品说明书中涉及有效性内容以及增加安全性风险的其他内容的变更；③持有人转让药品上市许可；④国家药品监督管理局规定需要审批的其他变更。

（2）备案类变更　以下变更，持有人应当在变更实施前，报所在地省、自治区、直辖市药品监督管理部门备案：①药品生产过程中的中等变更；②药品包装标签内容的变更；③药品分包装；④国家药品监督管理局规定需要备案的其他变更。境外生产药品发生上述变更的，应当在变更实施前报药品审评中心备案。

（3）报告类变更　以下变更，持有人应当在年度报告中报告：①药品生产过程中的微小变更；②国家药品监督管理局规定需要报告的其他变更。

2. 药品再注册　持有人应当在药品注册证书有效期届满前6个月申请再注册。境内生产药品再注册申请由持有人向其所在地省、自治区、直辖市药品监督管理部门提出，境外生产药品再注册申请由持有人向药品审评中心提出。

药品再注册申请受理后，省、自治区、直辖市药品监督管理部门或者药品审评中心对持有人开展药品上市后评价和不良反应监测情况，按照药品批准证明文件和药品监督管理部门要求开展相关工作情况，以及药品批准证明文件载明信息变化情况等进行审查，符合规定的，予以再注册，发给药品再注册批准通知书。不符合规定的，不予再注册，并报请国家药品监督管理局注销药品注册证书。

不予再注册的情形有：①有效期届满未提出再注册申请的；②药品注册证书有效期内持有人不能履行持续考察药品质量、疗效和不良反应责任的；③未在规定时限内完成药品批准证明文件和药品监督管理部门要求的研究工作且无合理理由的；④经上市后评价，属于疗效不确切、不良反应大或者因其他原因危害人体健康的；⑤法律、行政法规规定的其他不予再注册情形。

对不予再注册的药品，药品注册证书有效期届满时予以注销。

（七）注销药品注册证书的情形

具有下列情形之一的，由国家药品监督管理局注销药品注册证书，并予以公布：①持有人自行提出注销药品注册证书的；②按照《药品注册管理办法》规定不予再注册的；③持有人药品注册证书、药品生产许可证等行政许可被依法吊销或者撤销的；④按照《药品管理法》第八十三条的规定，疗效不确切、不良反应大或者因其他原因危害人体健康的；⑤按照《疫苗管理法》第六十一条的规定，经上市后评价，预防接种异常反应严重或者其他原因危害人体健康的；⑥按照《疫苗管理法》第六十二条的规定，经上市后评价发现该疫苗品种的产品设计、生产工艺、安全性、有效性或者质量可控性明显劣于预防、控制同种疾病的其他疫苗品种的；⑦违反法律、行政法规规定，未按照药品批准证明文件要求或者药品监督管理部门要求在规定时限内完成相应研究工作且无合理理由的；⑧其他依法应当注销药品注册证书的情形。

四、药品注册的法律风险

1.《药品管理法》（2019年修订）

第一百二十三条 提供虚假的证明、数据、资料、样品或者采取其他手段骗取临床试验许可、药品生产许可、药品经营许可、医疗机构制剂许可或者药品注册等许可的，撤销相关许可，十年内不受理其相应申请，并处五十万元以上五百万元以下的罚款；情节严重的，对法定代表人、主要负责人、直接负责的主管人员和其他责任人员，处二万元以上二十万元以下的罚款，十年内禁止从事药品生产经营活动，并可以由公安机关处五日以上十五日以下的拘留。

第一百二十四条 违反本法规定，有下列行为之一的，没收违法生产、进口、销售的药品和违法所得以及专门用于违法生产的原料、辅料、包装材料和生产设备，责令停产停业整顿，并处违法生产、进口、销售的药品货值金额十五倍以上三十倍以下的罚款；货值金额不足十万元的，按十万元计算；情节严重的，吊销药品批准证明文件直至吊销药品生产许可证、药品经营许可证或者医疗机构制剂许可证，对法定代表人、主要负责人、直接负责的主管人员和其他责任人员，没收违法行为发生期间自本单位所获收入，并处所获收入百分之三十以上三倍以下的罚款，十年直至终身禁止从事药品生产经营活动，并可以由公安机关处五日以上十五日以下的拘留：

（一）未取得药品批准证明文件生产、进口药品；

（二）使用采取欺骗手段取得的药品批准证明文件生产、进口药品；

（三）使用未经审评审批的原料药生产药品；

第一百二十五条 违反本法规定，有下列行为之一的，没收违法生产、销售的药品和违法所得以及包装材料、容器，责令停产停业整顿，并处五十万元以上五百万元以下的罚款；情节严重的，吊销药品批准证明文件、药品生产许可证、药品经营许可证，对法定代表人、主要负责人、直接负责的主管人员和其他责任人员处二万元以上二十万元以下的罚款，十年直至终身禁止从事药品生产经营活动：

（1）未经批准开展药物临床试验

第一百二十六条 除本法另有规定的情形外，药品上市许可持有人、药品生产企业、药品经营企业、药物非临床安全性评价研究机构、药物临床试验机构等未遵守药品生产质量管理规范、药品经营质量管理规范、药物非临床研究质量管理规范、药物临床试验质量管理规范等的，责令限期改正，给予警告；逾期不改正的，处十万元以上五十万元以下的罚款；情节严重的，处五十万元以上二百万元以下的罚款，责令停产停业整顿直至吊销药品批准证明文件、药品生产许可证、药品经营许可证等，药物非临床安全性评价研究机构、药物临床试验机构等五年内不得开展药物非临床安全性评价研究、药物临床试验，对法定代表人、主要负责人、直接负责的主管人员和其他责任人员，没收违法行为发生期间自本单位所获收入，并处所获收入百分之十以上百分之五十以下的罚款，十年直至终身禁止从事药品生产经营等活动。

第一百二十七条　违反本法规定，有下列行为之一的，责令限期改正，给予警告；逾期不改正的，处十万元以上五十万元以下的罚款：

（一）开展生物等效性试验未备案；

（二）药物临床试验期间，发现存在安全性问题或者其他风险，临床试验申办者未及时调整临床试验方案、暂停或者终止临床试验，或者未向国务院药品监督管理部门报告；

（三）未按照规定建立并实施药品追溯制度；

（四）未按照规定提交年度报告；

（五）未按照规定对药品生产过程中的变更进行备案或者报告；

（六）未制定药品上市后风险管理计划；

（七）未按照规定开展药品上市后研究或者上市后评价。

2.《疫苗管理法》

第八十一条　有下列情形之一的，由省级以上人民政府药品监督管理部门没收违法所得和违法生产、销售的疫苗以及专门用于违法生产疫苗的原料、辅料、包装材料、设备等物品，责令停产停业整顿，并处违法生产、销售疫苗货值金额十五倍以上五十倍以下的罚款，货值金额不足五十万元的，按五十万元计算；情节严重的，吊销药品相关批准证明文件，直至吊销药品生产许可证等，对法定代表人、主要负责人、直接负责的主管人员和关键岗位人员以及其他责任人员，没收违法行为发生期间自本单位所获收入，并处所获收入百分之五十以上十倍以下的罚款，十年内直至终身禁止从事药品生产经营活动，由公安机关处五日以上十五日以下拘留：

（一）申请疫苗临床试验、注册、批签发提供虚假数据、资料、样品或者有其他欺骗行为；

（二）编造生产、检验记录或者更改产品批号；

（三）疾病预防控制机构以外的单位或者个人向接种单位供应疫苗；

（四）委托生产疫苗未经批准；

（五）生产工艺、生产场地、关键设备等发生变更按照规定应当经批准而未经批准；

（六）更新疫苗说明书、标签按照规定应当经核准而未经核准。

3.《药品注册管理法》（2020年修订）

第一百一十六条　违反本办法第二十八条、第三十三条规定，申办者有下列情形之一的，责令限期改正；逾期不改正的，处一万元以上三万元以下罚款：

（一）开展药物临床试验前未按规定在药物临床试验登记与信息公示平台进行登记；

（二）未按规定提交研发期间安全性更新报告；

（三）药物临床试验结束后未登记临床试验结果等信息。

任务二　整理药品注册申报材料

药品注册具有政策性强、技术要求高、涉及领域广的特点，是药品研究、生产、流通、使用的源头，更是药品安全性的源头，"药品质量源于设计"。

一、基础知识

除填报药品注册电子申报表外，药品注册申报资料项目一般需要整理上报概要、主要研究信息汇总表、药学研究资料、非临床研究资料、临床试验资料等五部分共三十多项材料，要求做到真实、完整、规范。由于中药、化学药品、生物制品的药品注册分类不同，不同的注册分类，其上报的材料项目要求也有不同。

药品注册申报人员，在这个看似资料整理员的工作岗位，需要将注册资料中综述资料、药学研究资料、药理毒理研究资料和临床研究资料四部分独立资料联系起来。这四部分资料涉及拟开发药物的所有信息，关联新药研发的每一个环节，也体现了药物研究的整体性和全面性。药品注册时应确保资料的完整、规范、真实可靠，除了根据相关标准、技术指导原则、指南进行审核把关，更需要注册申报人员对药品研发流程各环节的掌握与督促，药品注册申报人员在职能部门间、项目间的沟通桥梁作用更是不可或缺，有助于提高药物研发的质量与效率。

二、药品注册申报资料的合规要求

（一）《药品管理法》（2019年修订）

第二十四条　在中国境内上市的药品，应当经国务院药品监督管理部门批准，取得药品注册证书；但是，未实施审批管理的中药材和中药饮片除外。实施审批管理的中药材、中药饮片品种目录由国务院药品监督管理部门会同国务院中医药主管部门制定。

申请药品注册，应当提供真实、充分、可靠的数据、资料和样品，证明药品的安全性、有效性和质量可控性。

（二）《药品注册管理办法》（2020年修订）

第八条　从事药物研制和药品注册活动，应当遵守有关法律、法规、规章、标准和规范；参照相关技术指导原则，采用其他评价方法和技术的，应当证明其科学性、适用性；应当保证全过程信息真实、准确、完整和可追溯。

第九条　申请人应当为能够承担相应法律责任的企业或者药品研制机构等。境外申请人应当指定中国境内的企业法人办理相关药品注册事项。

第十条　申请人在申请药品上市注册前，应当完成药学、药理毒理学和药物临床试验等相关研究工作。药物非临床安全性评价研究应当在经过药物非临床研究质量管理规范认证的机构开展，并遵守药物非临床研究质量管理规范。药物临床试验应当经批准，其中生物等效性试验应当备案；药物临床试验应当在符合相关规定的药物临床试验机构开展，并遵守药物临床试验质量管理规范。

申请药品注册，应当提供真实、充分、可靠的数据、资料和样品，证明药品的安全性、有效性和质量可控性。

使用境外研究资料和数据支持药品注册的，其来源、研究机构或者实验室条件、质量体系要求及其他管理条件等应当符合国际人用药品注册技术要求协调会通行原则，并符合我国药品注册管理的相关要求。

三、化学药品申报资料举例

药品注册申报资料的整理须达到真实、完整、规范的要求。

药品注册分类定位好之后，应当确定需要整理上报的注册申报材料项目。下面以2016年调整的化学药品注册分类1、2、3、5.1类申报资料要求（试行）为例，化学药品注册申报资料主要有以下项目。

（一）概要

1. 药品名称。

2. 证明性文件。第1、2、3类证明性文件、第5.1类证明性文件。

3. 立题目的与依据。

4. 自评估报告。

5. 上市许可人信息。

6. 原研药品信息。

7. 药品说明书、起草说明及相关参考文献。

8. 包装、标签设计样稿。

（二）主要研究信息汇总表

9. 药学研究信息汇总表。

10. 非临床研究信息汇总表。

11. 临床研究信息汇总表。

（三）药学研究资料

12. 原料药

12.1基本信息 12.2生产信息 12.3特性鉴定 12.4原料药的质量控制 12.5对照品 12.6包装材料和容器 12.7稳定性。

13. 制剂

13.1剂型及产品组成 13.2产品开发 13.3生产 13.4原辅料的控制 13.5制剂的质量控制 13.6对照品 13.7稳定性。

（四）非临床研究资料

14. 非临床研究资料综述。

15. 主要药效学试验资料及文献资料。

16. 安全药理学的试验资料及文献资料。

17. 单次给药毒性试验资料及文献资料。

18. 重复给药毒性试验资料及文献资料。

19. 遗传毒性试验资料及文献资料。

20. 生殖毒性试验资料及文献资料。

21. 致癌试验资料及文献资料。

22. 依赖性试验资料及文献资料。

23. 过敏性（局部、全身和光敏毒性）、溶血性和局部（血管、皮肤、粘膜、肌肉等）刺激性等特殊安全性试验资料及文献资料。

24. 其他安全性试验资料及文献资料。

25. 非临床药代动力学试验资料及文献资料。

26. 复方制剂中多种成分药效、毒性、药代动力学相互影响的试验资料及文献资料。

（五）临床试验资料

27. 临床试验综述资料。

28. 临床试验计划及研究方案。

29. 数据管理计划、统计分析计划。

30. 临床研究者手册。

31. 知情同意书样稿、伦理委员会批准件；科学委员会审查报告。

32. 临床试验报告。

33. 临床试验数据库电子文件（原始数据库、衍生的分析数据库及其变量说明文件）。

34. 数据管理报告、统计分析报告。

【技能训练】

一、实训目的

熟悉药品注册电子申报表的填写内容及要求

二、实训要求

掌握药品注册电子申报表下载安装；了解药品注册电子申报表应当填写的内容和项目；.熟悉药品电子申报表的各个栏目的填写要求。

三、实训内容

1. 全班以5人为一组，分成若干实训小组，并推举小组长一名。

2. 从《中国药典》中分别选取中成药2个、化学原料药1个、化学药制剂1个、预防用生物制品1个、治疗用生物制品1个，共6个具体品种。

3. 由小组长抽签决定注册申报其中1个品种的仿制注册申请。

4. 小组长带领组员分析填报内容，列出需要完成的事项，进行分工，做好分工安排，研究填报材料准备的时间与具体要求。

5. 各自查找资料并列出遇到的问题，老师召开一次小组长会议，对各小组遇到的问题进行指导。

6. 最后各小组汇报完成的情况，并进行评比。

四、实训评价

1. 实训成绩实行竞赛制：根据分数高低，确定：优、良、中、合格、基本合格、不合格。

2. 各小组分别选出一名评分员，对各组的实训成果及汇报情况进行综合评分。

3. 指导老师在各小组的平均分的基础上，计算实训成绩，并确定实训成绩的等级。

项目六　药品生产合规管理

📖 学习目标

知识目标

1. 掌握　药品生产许可，药品生产质量管理规范的主要内容。
2. 熟悉　药品生产、质量管理和GMP持续合规的相关法律规定。
3. 了解　相关药品生产违法违规的法律风险。

技能目标

4. 学会合规开展药品生产与质量管理工作。
5. 学会办理药品生产许可变更事务。

📋 导学情景

情景描述：

李某药品生产技术专业毕业，任职药厂多年，行业经验丰富，欲合资筹办药厂。那么开办药品生产企业必须具备哪些法定条件？

任务一　药品生产许可

药品生产是指将药物原料加工制备成能供临床使用的各种剂型药品的整个过程。由于药品是特殊商品，因此药品生产具有产品种类剂型和规格多、产品质量要求高、生产设备和环境要求高、生产质量管理法制化等特点。药品生产具有严格的准入控制。需要具备三个合法合规要求：一是取得药品生产许可证；二是药品生产持续符合GMP要求；三是药品取得相应的批准文号。

一、基础知识

（一）药品生产许可

1. 药品生产的法定条件　《药品管理法》（2019年修订）第四十一条规定，从事药品生产活动，应当经所在地省、自治区、直辖市人民政府药品监督管理部门批准，取得药品生产许可证。无药品生产许可证的，不得生产药品。

《药品管理法》（2019年修订）第四十二条规定了从事药品生产活动的法定条件。

《药品生产监督管理办法》（2020年1月22日国家市场监督管理总局令第28号公布）规定，从事药品生产，应当符合以下条件：①有依法经过资格认定的药学技术人员、工程技术人员及相应的技术工人，法定代表人、企业负责人、生产管理负责人（以下称生产负责人）、质量管理负责人（以下称质量负责人）、质量受权人及其他相关人员符合《药品管理法》《疫苗管理法》规定的条件；②有与药品生产相适应的厂房、设施、设备和卫生环境；③有能对所生产药品进行质量管理和质量检验的机构、人员；④有能对所生产药品进行质量管理和质量检验的必要的仪器设备；⑤有保证药品质量的规章制度，并符合药品生产质量管理规范要求。从事疫苗生产活动的，还应当具备下列条件：具备适度规模和足够的产能储备；具有保证生物安全的制度和设施、设备；符合疾病预防、控制需要。

生产疫苗、血液制品、麻醉药品、精神药品、医疗用毒性药品、放射性药品、药品类易制毒化学品，配制医疗机构制剂、种植生产中药材等国家有法律、法规另有规定的，依照其规定。

2.《药品生产许可证》基本信息

（1）《药品生产许可证》样式　药品生产许可证有效期为五年，分为正本和副本。药品生产许可证样式由国家药品监督管理局统一制定。药品生产许可证电子证书与纸质证书具有同等法律效力。

（2）《药品生产许可证》载明事项　药品生产许可证应当载明许可证编号、分类码、企业名称、统一社会信用代码、住所（经营场所）、法定代表人、企业负责人、生产负责人、质量负责人、质量受权人、生产地址和生产范围、发证机关、发证日期、有效期限等项目。企业名称、统一社会信用代码、住所（经营场所）、法定代表人等项目应当与市场监督管理部门核发的营业执照中载明的相关内容一致。

药品生产许可证载明事项分为许可事项和登记事项。许可事项是指生产地址和生产范围等；登记事项是指企业名称、住所（经营场所）、法定代表人、企业负责人、生产负责人、质量负责人、质量受权人等。

药品生产许可证编号格式为"省份简称+四位年号+四位顺序号"。企业变更名称等许可证项目以及重新发证，原药品生产许可证编号不变。企业分立，在保留原药品生产许可证编号的同时，增加新的编号。企业合并，原药品生产许可证编号保留一个。

分类码是对许可证内生产范围进行统计归类的英文字母串。大写字母用于归类药品上市许可持有人和产品类型，包括：A代表自行生产的药品上市许可持有人、B代表委托生产的药品上市许可持有人、C代表接受委托的药品生产企业、D代表原料药生产企业；小写字母用于区分制剂属性，h代表化学药、z代表中成药、s代表生物制品、d代表按药品管理的体外诊断试剂、y代表中药饮片、q代表医用气体、t代表特殊药品、x代表其他。

生产范围应当按照《中华人民共和国药典》制剂通则及其他的国家药品标准等要求填写。主要有以下剂型：大容量注射剂、小容量注射剂、粉针剂、冻干粉针剂、片剂、硬胶囊剂、软胶囊剂（胶丸）、颗粒剂、散剂、丸剂（蜜丸、水蜜丸、水丸、浓缩丸、糖丸、蜡丸、滴丸等）、口服混悬剂、合剂、口服溶液剂、口服乳剂、糖浆剂、酒剂、酊剂、茶剂、露剂、搽剂、洗剂、栓剂、涂剂、软膏剂、乳膏剂、眼用制剂（滴眼剂、洗眼剂、眼内注射溶液、眼膏剂、眼用乳膏剂、眼用凝胶剂、眼膜剂、眼丸剂、眼内插入剂）、耳用制剂、鼻用制剂、凝胶剂、贴剂、贴膏剂、膏药、锭剂、流浸膏剂、浸膏剂、煎膏剂（膏滋）、胶剂、膜剂、涂膜剂、糊剂、植入剂、冲洗剂、灌肠剂、吸入制剂、气雾剂、喷雾剂、进口药品分包装（注明剂型）。其中，青霉素类、头孢菌素类、激素类、抗肿瘤药、避孕药等类别产品应同时在括弧内注明。一种剂型既有注明类别品种也有其他普通品种，应在类别前加"含"字。外用制剂应在制剂后加括弧注明外用，既有口服也有外用的制剂，应在制剂后括弧内注明含外用。例如：片剂（头孢菌素类）、片剂（头孢菌素类、抗肿瘤类）、小容量注射剂（含激素类）、颗粒剂、胶囊剂（含头孢菌素类）、冻干粉针剂、片剂（含青霉素类、头孢菌素类）、酊剂（外用）、酊剂（含外用）。

原料药、无菌原料药的填写，正本上只注明类别，副本上在类别后括弧内注明其通用名称。

例如：正本生产范围：原料药。副本生产范围：原料药（***、***）。生物制品应在正本上按预防用生物制品、治疗用生物制品、血液制品、体内诊断试剂、体外诊断试剂等分类填写，副本上在类别后括弧内注明产品名称。例如：正本生产范围：预防用生物制品。副本生产范围：预防用生物制品（****疫苗、****）。医疗用毒性药品、麻醉药品、精神药品、药品类易制毒化学品等特殊药品，应在正本上填写类别，副本上在类别后括弧内注明产品名称。例如：正本生产范围：医疗用毒性药品。副本生产范围：医疗用毒性药品（****、****）。药用辅料在正本上只填写类别，副本上在括弧内注明产品名称。中药饮片在正本上括弧内注明含毒性饮片、直接口服饮片，副本上括弧内除注明含毒性饮片、直接口服饮片外，还应注明炮制范围，包括净制、切制、炒制、炙制、煅制、蒸制等。医用气体应在正本上填写类别，副本上在类别后括弧内注明产品名称。医用氧气生产应注明是空分还是分装。空心胶囊直接填写。以上类别之外的药品可直接填写通用名称。

3. 《药品生产许可证》申请与审批

（1）申请　从事制剂、原料药、中药饮片生产活动，申请人应当按照《药品生产监督管理办法》和国家药品监督管理局规定的申报资料要求，向所在地省、自治区、直辖市药品监督管理部门提出申请。委托他人生产制剂的药品上市许可持有人，应当具备《药品生产监督管理办法》第六条第一款第一项、第三项、第五项规定的条件，并与符合条件的药品生产企业签订委托协议和质量协议，将相关协议和实际生产场地申请资料合并提交至药品上市许可持有人所在地省、自治区、直辖市药品监督管理部门，按照《药品生产监督管理办法》规定申请办理药品生产许可证。申请人应当对其申请材料全部内容的真实性负责。

（2）审批　申请人所在地省、自治区、直辖市药品监督管理部门收到申请后，按《行政许可法》规定决定受理与否，出具加盖本部门专用印章和注明日期的受理通知书或者不予受理通知书。省、自治区、直辖市药品监督管理部门按照药品生产质量管理规范等有关规定组织开展申报资料技术审查和评定、现场检查。并且应当自受理之日起三十日内，作出决定。经审查符合规定的，予以批准，并自书面批准决定作出之日起十日内颁发药品生产许可证；不符合规定的，作出不予批准的书面决定，并说明理由。

4. 《药品生产许可证》变更

（1）变更许可事项　变更药品生产许可证许可事项的，向原发证机关提出药品生产许可证变更申请。未经批准，不得擅自变更许可事项。

原发证机关应当自收到企业变更申请之日起十五日内作出是否准予变更的决定。不予变更的，应当书面说明理由，并告知申请人享有依法申请行政复议或者提起行政诉讼的权利。

变更生产地址或者生产范围，药品生产企业应当按照本办法第六条的规定及相关变更技术要求，提交涉及变更内容的有关材料，并报经所在地省、自治区、直辖市药品监督管理部门审查决定。

原址或者异地新建、改建、扩建车间或者生产线的，应当符合相关规定和技术要求，提交涉及变更内容的有关材料，并报经所在地省、自治区、直辖市药品监督管理部门进行药品生产质量管理规范符合性检查，检查结果应当通知企业。检查结果符合规定，产品符合放行要求的可以上市销售。有关变更情况，应当在药品生产许可证副本中载明。

上述变更事项涉及药品注册证书及其附件载明内容的，由省、自治区、直辖市药品监督管理部门批准后，报国家药品监督管理局药品审评中心更新药品注册证书及其附件相关内容。

（2）变更登记事项　变更药品生产许可证登记事项的，应当在市场监督管理部门核准变更或者企业完成变更后三十日内，向原发证机关申请药品生产许可证变更登记。原发证机关应当自收到企业变更申请之日起十日内办理变更手续。

药品生产许可证变更后，原发证机关应当在药品生产许可证副本上记录变更的内容和时间，并按照变更后的内容重新核发药品生产许可证正本，收回原药品生产许可证正本，变更后的药品生产许可证终止期限不变。

5.《药品生产许可证》换发　药品生产许可证有效期届满，需要继续生产药品的，应当在有效期届满前六个月，向原发证机关申请重新发放药品生产许可证。

原发证机关结合企业遵守药品管理法律法规、药品生产质量管理规范和质量体系运行情况，根据风险管理原则进行审查，在药品生产许可证有效期届满前作出是否准予其重新发证的决定。符合规定准予重新发证的，收回原证，重新发证；不符合规定的，作出不予重新发证的书面决定，并说明理由，同时告知申请人享有依法申请行政复议或者提起行政诉讼的权利；逾期未作出决定的，视为同意重新发证，并予补办相应手续。

6.　药品生产许可证注销及管理　有下列情形之一的，药品生产许可证由原发证机关注销，并予以公告：①主动申请注销药品生产许可证的；②药品生产许可证有效期届满未重新发证的；③营业执照依法被吊销或者注销的；④药品生产许可证依法被吊销或者撤销的；⑤法律、法规规定应当注销行政许可的其他情形。

药品生产许可证遗失的，药品上市许可持有人、药品生产企业应当向原发证机关申请补发，原发证机关按照原核准事项在十日内补发药品生产许可证。许可证编号、有效期等与原许可证一致。

任何单位或者个人不得伪造、变造、出租、出借、买卖药品生产许可证。

省、自治区、直辖市药品监督管理部门应当将药品生产许可证核发、重新发证、变更、补发、吊销、撤销、注销等办理情况，在办理工作完成后十日内在药品安全信用档案中更新。

（二）药品GMP合规管理

《药品管理法》明确规定，从事药品生产活动，应当遵守药品生产质量管理规范，建立健全药品生产质量管理体系，保证药品生产全过程持续符合法定要求。

GMP，英文全称为Good Manufacturing Practice（《药品生产质量管理规范》），直译为优良制造标准/良好作业规范，是在生产全过程中，用科学、合理、规范化的条件和方法来保证生产优良药品的一整套科学管理方法。GMP是药品生产和质量管理的基本准则。药品GMP符合性检查是国家依法对药品生产企业和药品品种实施药品GMP监督检查的一种制度，是确保药品质量安全性、有效性和稳定性的一种科学管理手段。因此，在我国实施药品GMP合规检查既是药品生产前置性管控要求，也是药品生产过程管理管控要求。

二、药品生产许可的法定要求

（一）《药品管理法》（2019年修订）

第四十一条　从事药品生产活动，应当经所在地省、自治区、直辖市人民政府药品监督管理部门批准，取得药品生产许可证。无药品生产许可证的，不得生产药品。

药品生产许可证应当标明有效期和生产范围，到期重新审查发证。

第四十二条　从事药品生产活动，应当具备以下条件：

（一）有依法经过资格认定的药学技术人员、工程技术人员及相应的技术工人；

（二）有与药品生产相适应的厂房、设施和卫生环境；

（三）有能对所生产药品进行质量管理和质量检验的机构、人员及必要的仪器设备；

（四）有保证药品质量的规章制度，并符合国务院药品监督管理部门依据本法制定的药品生产质量管理规范要求。

第七十四条　医疗机构配制制剂，应当经所在地省、自治区、直辖市人民政府药品监督管理部门批准，取得医疗机构制剂许可证。无医疗机构制剂许可证的，不得配制制剂。

医疗机构制剂许可证应当标明有效期，到期重新审查发证。

（二）《疫苗管理法》（2019年制定）

第二十二条　国家对疫苗生产实行严格准入制度。

从事疫苗生产活动，应当经省级以上人民政府药品监督管理部门批准，取得药品生产许可证。

从事疫苗生产活动，除符合《中华人民共和国药品管理法》规定的从事药品生产活动的条件外，还应当具备下列条件：

（一）具备适度规模和足够的产能储备；

（二）具有保证生物安全的制度和设施、设备；

（三）符合疾病预防、控制需要。

疫苗上市许可持有人应当具备疫苗生产能力；超出疫苗生产能力确需委托生产的，应当经国务院药品监督管理部门批准。接受委托生产的，应当遵守本法规定和国家有关规定，保证疫苗质量。

（三）《药品生产监督管理办法》（2020年1月22日国家市场监督管理总局令第28号公布）

第六条至第二十三条，具体条款内容略。

三、与药品生产许可有关的法律风险

1.《药品管理法》（2019年修订）

第一百一十五条　未取得药品生产许可证、药品经营许可证或者医疗机构制剂许可证生产、销售药品的，责令关闭，没收违法生产、销售的药品和违法所得，并处违法生产、销售的药品（包括已售出和未售出的药品，下同）货值金额十五倍以上三十倍以下的罚款；货值金额不足十万元的，按十万元计算。

第一百二十二条　伪造、变造、出租、出借、非法买卖许可证或者药品批准证明文件的，没收违法所得，并处违法所得一倍以上五倍以下的罚款；情节严重的，并处违法所得五倍以上十五倍以下的罚款，吊销药品生产许可证、药品经营许可证、医疗机构制剂许可证或者药品批准证明文件，对法定代表人、主要负责人、直接负责的主管人员和其他责任人员，处二万元以上二十万元以下的罚款，十年内禁止从事药品生产经营活动，并可以由公安机关处五日以上十五日以下的拘留；违法所得不足十万元的，按十万元计算。

第一百二十三条　提供虚假的证明、数据、资料、样品或者采取其他手段骗取临床试验许可、药品生产许可、药品经营许可、医疗机构制剂许可或者药品注册等许可的，撤销相关许可，十年内不受理其相应申请，并处五十万元以上五百万元以下的罚款；情节严重的，对法定代表人、主要负责人、直接负责的主管人员和其他责任人员，处二万元以上二十万元以下的罚款，十年内禁止从事药品生产经营活动，并可以由公安机关处五日以上十五日以下的拘留。

2.《药品生产监督管理办法》（2020年国家市场监督管理总局令第28号）

第六十八条　有下列情形之一的，按照《药品管理法》第一百一十五条给予处罚：

（一）药品上市许可持有人和药品生产企业变更生产地址、生产范围应当经批准而未经批准的；

（二）药品生产许可证超过有效期限仍进行生产的。

第六十九条　药品上市许可持有人和药品生产企业未按照药品生产质量管理规范的要求生产，有下列情形之一，属于《药品管理法》第一百二十六条规定的情节严重情形的，依法予以处罚：

（一）未配备专门质量负责人独立负责药品质量管理、监督质量管理规范执行；

（二）药品上市许可持有人未配备专门质量受权人履行药品上市放行责任；

（三）药品生产企业未配备专门质量受权人履行药品出厂放行责任；

（四）质量管理体系不能正常运行，药品生产过程控制、质量控制的记录和数据不真实；

（五）对已识别的风险未及时采取有效的风险控制措施，无法保证产品质量；

（六）其他严重违反药品生产质量管理规范的情形。

第七十条　辅料、直接接触药品的包装材料和容器的生产企业及供应商未遵守国家药品监督管理局制定的质量管理规范等相关要求，不能确保质量保证体系持续合规的，由所在地省、自治区、直辖市药品监督管理部门按照《药品管理法》第一百二十六条的规定给予处罚。

第七十一条　药品上市许可持有人和药品生产企业有下列情形之一的，由所在地省、自治区、直辖市药品监督管理部门处一万元以上三万元以下的罚款：

（一）企业名称、住所（经营场所）、法定代表人未按规定办理登记事项变更；

（二）未按照规定每年对直接接触药品的工作人员进行健康检查并建立健康档案；

（三）未按照规定对列入国家实施停产报告的短缺药品清单的药品进行停产报告。

第七十二条　药品监督管理部门有下列行为之一的，对直接负责的主管人员和其他直接责任人员按照《药品管理法》第一百四十九条的规定给予处罚：

（一）瞒报、谎报、缓报、漏报药品安全事件；

（二）对发现的药品安全违法行为未及时查处；

（三）未及时发现药品安全系统性风险，或者未及时消除监督管理区域内药品安全隐患，造成严重影响；

（四）其他不履行药品监督管理职责，造成严重不良影响或者重大损失。

任务二　生产管理

一、基础知识

药品生产是指药品生产企业将原料加工制备成能够供医疗使用的药品的过程，包括原料药生产和制剂生产。原料药有植物、动物或其他生物产品，无机物和有机化合物等。原料药生产根据原材料性质、加工制造方法的不同，大体可分为：生药的加工制造、药用元素和化合物的加工制造、生物技术的制造；制剂的生产是指将原料药制成供临床使用的剂型的生产。

1. **物料类概念**　物料，指原料、辅料和包装材料等。例如：化学药品制剂的原料是指原料药；生物制品的原料是指原材料；中药制剂的原料是指中药材、中药饮片和外购中药提取物；原料药的原料是指用于原料药生产的除包装材料以外的其他物料。

原辅料，除包装材料外，药品生产中使用的任何物料。

产品，包括药品的中间产品、待包装产品和成品。

制药用水，药品生产工艺中使用的水，包括饮用水、纯化水、注射用水。

2. **规程类概念**　操作规程，经批准用来指导设备操作、维护与清洁、验证、环境控制、取样和检验等药品生产活动的通用性文件，也称标准操作规程。

工艺规程，为生产特定数量的成品而制定的一个或一套文件，包括生产处方、生产操作要求和包装操作要求，规定原辅料和包装材料的数量、工艺参数和条件、加工说明（包括中间控制）、注意事项等内容。

3. **批概念**　批，经一个或若干加工过程生产的、具有预期均一质量和特性的一定数量的原辅料、包装材料或成品。为完成某些生产操作步骤，可能有必要将一批产品分成若干亚批，最终合并成为一个均一的批。在连续生产情况下，批必须与生产中具有预期均一特性的确定数量的产品相对应，批量可以是固定数量或固定时间段内生产的产品量。例如：口服或外用的固体、半固体制剂在成型或分装前使用同一台混合设备一次混合所生产的均质产品为一批；口服或外用的液体制剂以灌装（封）前经最后混合的药液所生产的均质产品为一批。

批号，用于识别一个特定批的具有唯一性的数字和（或）字母的组合。

批记录，用于记述每批药品生产、质量检验和放行审核的所有文件和记录，可追溯所有与成品质量有关的历史信息。

4. **洁净区**　洁净区，需要对环境中尘粒及微生物数量进行控制的房间（区域）。其建筑结构、装备及其使用应当能够减少该区域内污染物的引入、产生和滞留。洁净区的划分见表6-1。

表6-1　洁净区的划分表

各级别空气悬浮粒子的标准规定表

洁净度级别	悬浮粒子最大允许数/立方数			
	静态		动态	
	≥0.5μm	≥5μm	≥0.5μm	≥5μm
A级	3520	20	3520	20
B级	3520	29	352 000	2900
C级	352 000	2900	3 520 000	29 000
D级	3 520 000	29 000	不作规定	不作规定

洁净区微生物监测的动态标准表

洁净度级别	浮游菌 cfu/m³	沉降菌（φ90mm） cfu/4 小时	表面微生物	
			接触（φ55mm） cfu/碟	5 指套 cfu/手套
A级	<1	<1	<1	<1
B级	10	5	5	5
C级	100	50	25	-
D级	200	100	50	-

5. **污染**　污染，在生产、取样、包装或重新包装、贮存或运输等操作过程中，原辅料、中间产品、待包装产品、成品受到具有化学或微生物特性的杂质或异物的不利影响。

交叉污染，不同原料、辅料及产品之间发生的相互污染。

6. 待验 待验，指原辅料、包装材料、中间产品、待包装产品或成品，采用物理手段或其他有效方式将其隔离或区分，在允许用于投料生产或上市销售之前贮存、等待作出放行决定的状态。

7. 验证 验证，证明任何操作规程（或方法）、生产工艺或系统能够达到预期结果的一系列活动。

8. 中间控制 中间控制，也称过程控制，指为确保产品符合有关标准，生产中对工艺过程加以监控，以便在必要时进行调节而做的各项检查。可将对环境或设备控制视作中间控制的一部分。

9. 物料平衡 物料平衡，产品或物料实际产量或实际用量及收集到的损耗之和与理论产量或理论用量之间的比较，并考虑可允许的偏差范围。

10. 场地管理文件 场地管理文件，是指由药品生产企业编写的药品生产活动概述性文件，是药品生产企业质量管理文件体系的一部分。

11. 告诫信 告诫信，是指药品监督管理部门在药品监督管理活动中，对有证据证明可能存在安全隐患的，依法发出的信函。

12. 药品委托生产 药品委托生产，指药品上市许可持有人或药品生产企业（委托方）在不具备生产条件和能力或产能不足暂不能保障市场供应的情况下，将其持有药品批准文号的药品委托其他药品生产企业（受托方）全部生产的行为，不包括部分工序的委托加工行为。

二、药品生产的法定要求

（一）《药品管理法》（2019年修订）

第四十三条 从事药品生产活动，应当遵守药品生产质量管理规范，建立健全药品生产质量管理体系，保证药品生产全过程持续符合法定要求。

药品生产企业的法定代表人、主要负责人对本企业的药品生产活动全面负责。

第四十四条 药品应当按照国家药品标准和经药品监督管理部门核准的生产工艺进行生产。生产、检验记录应当完整准确，不得编造。

中药饮片应当按照国家药品标准炮制；国家药品标准没有规定的，应当按照省、自治区、直辖市人民政府药品监督管理部门制定的炮制规范炮制。省、自治区、直辖市人民政府药品监督管理部门制定的炮制规范应当报国务院药品监督管理部门备案。不符合国家药品标准或者不按照省、自治区、直辖市人民政府药品监督管理部门制定的炮制规范炮制的，不得出厂、销售。

第四十五条 生产药品所需的原料、辅料，应当符合药用要求、药品生产质量管理规范的有关要求。

生产药品，应当按照规定对供应原料、辅料等的供应商进行审核，保证购进、使用的原料、辅料等符合前款规定要求。

第四十六条 直接接触药品的包装材料和容器，应当符合药用要求，符合保障人体健康、安全的标准。

对不合格的直接接触药品的包装材料和容器，由药品监督管理部门责令停止使用。

第四十七条 药品生产企业应当对药品进行质量检验。不符合国家药品标准的，不得出厂。

药品生产企业应当建立药品出厂放行规程，明确出厂放行的标准、条件。符合标准、条件的，经质量受权人签字后方可放行。

第四十八条　药品包装应当适合药品质量的要求，方便储存、运输和医疗使用。

发运中药材应当有包装。在每件包装上，应当注明品名、产地、日期、供货单位，并附有质量合格的标志。

第四十九条　药品包装应当按照规定印有或者贴有标签并附有说明书。

标签或者说明书应当注明药品的通用名称、成份、规格、上市许可持有人及其地址、生产企业及其地址、批准文号、产品批号、生产日期、有效期、适应证或者功能主治、用法、用量、禁忌、不良反应和注意事项。标签、说明书中的文字应当清晰，生产日期、有效期等事项应当显著标注，容易辨识。

麻醉药品、精神药品、医疗用毒性药品、放射性药品、外用药品和非处方药的标签、说明书，应当印有规定的标志。

第五十条　药品上市许可持有人、药品生产企业、药品经营企业和医疗机构中直接接触药品的工作人员，应当每年进行健康检查。患有传染病或者其他可能污染药品的疾病的，不得从事直接接触药品的工作。

（二）《药品生产监督管理办法》（2020年制定）

第二十四条　从事药品生产活动，应当遵守药品生产质量管理规范，按照国家药品标准、经药品监督管理部门核准的药品注册标准和生产工艺进行生产，按照规定提交并持续更新场地管理文件，对质量体系运行过程进行风险评估和持续改进，保证药品生产全过程持续符合法定要求。生产、检验等记录应当完整准确，不得编造和篡改。

第二十五条　疫苗上市许可持有人应当具备疫苗生产、检验必需的厂房设施设备，配备具有资质的管理人员，建立完善质量管理体系，具备生产出符合注册要求疫苗的能力，超出疫苗生产能力确需委托生产的，应当经国家药品监督管理局批准。

第二十六条　从事药品生产活动，应当遵守药品生产质量管理规范，建立健全药品生产质量管理体系，涵盖影响药品质量的所有因素，保证药品生产全过程持续符合法定要求。

第二十七条　药品上市许可持有人应当建立药品质量保证体系，配备专门人员独立负责药品质量管理，对受托药品生产企业、药品经营企业的质量管理体系进行定期审核，监督其持续具备质量保证和控制能力。

第二十八条　药品上市许可持有人的法定代表人、主要负责人应当对药品质量全面负责，履行以下职责：

（一）配备专门质量负责人独立负责药品质量管理；

（二）配备专门质量受权人独立履行药品上市放行责任；

（三）监督质量管理体系正常运行；

（四）对药品生产企业、供应商等相关方与药品生产相关的活动定期开展质量体系审核，保证持续合规；

（五）按照变更技术要求，履行变更管理责任；

（六）对委托经营企业进行质量评估，与使用单位等进行信息沟通；

（七）配合药品监督管理部门对药品上市许可持有人及相关方的延伸检查；

（八）发生与药品质量有关的重大安全事件，应当及时报告并按持有人制定的风险管理计划开展风险处置，确保风险得到及时控制；

（九）其他法律法规规定的责任。

第二十九条　药品生产企业的法定代表人、主要负责人应当对本企业的药品生产活动全面负责，履行以下职责：

（一）配备专门质量负责人独立负责药品质量管理，监督质量管理规范执行，确保适当的生产过程控制和质量控制，保证药品符合国家药品标准和药品注册标准；

（二）配备专门质量受权人履行药品出厂放行责任；

（三）监督质量管理体系正常运行，保证药品生产过程控制、质量控制以及记录和数据真实性；

（四）发生与药品质量有关的重大安全事件，应当及时报告并按企业制定的风险管理计划开展风险处置，确保风险得到及时控制；

（五）其他法律法规规定的责任。

第三十条　药品上市许可持有人、药品生产企业应当每年对直接接触药品的工作人员进行健康检查并建立健康档案，避免患有传染病或者其他可能污染药品疾病的人员从事直接接触药品的生产活动。

第三十一条　药品上市许可持有人、药品生产企业在药品生产中，应当开展风险评估、控制、验证、沟通、审核等质量管理活动，对已识别的风险及时采取有效的风险控制措施，以保证产品质量。

第三十二条　从事药品生产活动，应当对使用的原料药、辅料、直接接触药品的包装材料和容器等相关物料供应商或者生产企业进行审核，保证购进、使用符合法规要求。

生产药品所需的原料、辅料，应当符合药用要求以及相应的生产质量管理规范的有关要求。直接接触药品的包装材料和容器，应当符合药用要求，符合保障人体健康、安全的标准。

第三十三条　经批准或者通过关联审评审批的原料药、辅料、直接接触药品的包装材料和容器的生产企业，应当遵守国家药品监督管理局制定的质量管理规范以及关联审评审批有关要求，确保质量保证体系持续合规，接受药品上市许可持有人的质量审核，接受药品监督管理部门的监督检查或者延伸检查。

第三十四条　药品生产企业应当确定需进行的确认与验证，按照确认与验证计划实施。定期对设施、设备、生产工艺及清洁方法进行评估，确认其持续保持验证状态。

第三十五条　药品生产企业应当采取防止污染、交叉污染、混淆和差错的控制措施，定期检查评估控制措施的适用性和有效性，以确保药品达到规定的国家药品标准和药品注册标准，并符合药品生产质量管理规范要求。

药品上市许可持有人和药品生产企业不得在药品生产厂房生产对药品质量有不利影响的其他产品。

第三十六条　药品包装操作应当采取降低混淆和差错风险的措施，药品包装应当确保有效期内的药品储存运输过程中不受污染。

药品说明书和标签中的表述应当科学、规范、准确，文字应当清晰易辨，不得以粘贴、剪切、涂改等方式进行修改或者补充。

第三十七条　药品生产企业应当建立药品出厂放行规程，明确出厂放行的标准、条件，并对药品质量检验结果、关键生产记录和偏差控制情况进行审核，对药品进行质量检验。符合标准、条件的，经质量受权人签字后方可出厂放行。

药品上市许可持有人应当建立药品上市放行规程，对药品生产企业出厂放行的药品检验结果和放行文件进行审核，经质量受权人签字后方可上市放行。

中药饮片符合国家药品标准或者省、自治区、直辖市药品监督管理部门制定的炮制规范的，方可出厂、销售。

第三十八条　药品上市许可持有人、药品生产企业应当每年进行自检，监控药品生产质量管理规范的实施情况，评估企业是否符合相关法规要求，并提出必要的纠正和预防措施。

第三十九条　药品上市许可持有人应当建立年度报告制度，按照国家药品监督管理局规定每年向省、自治区、直辖市药品监督管理部门报告药品生产销售、上市后研究、风险管理等情况。

疫苗上市许可持有人应当按照规定向国家药品监督管理局进行年度报告。

第四十条　药品上市许可持有人应当持续开展药品风险获益评估和控制，制定上市后药品风险管理计划，主动开展上市后研究，对药品的安全性、有效性和质量可控性进行进一步确证，加强对已上市药品的持续管理。

第四十一条　药品上市许可持有人应当建立药物警戒体系，按照国家药品监督管理局制定的药物警戒质量管理规范开展药物警戒工作。

药品上市许可持有人、药品生产企业应当经常考察本单位的药品质量、疗效和不良反应。发现疑似不良反应的，应当及时按照要求报告。

第四十二条　药品上市许可持有人委托生产药品的，应当符合药品管理的有关规定。

药品上市许可持有人委托符合条件的药品生产企业生产药品的，应当对受托方的质量保证能力和风险管理能力进行评估，根据国家药品监督管理局制定的药品委托生产质量协议指南要求，与其签订质量协议以及委托协议，监督受托方履行有关协议约定的义务。

受托方不得将接受委托生产的药品再次委托第三方生产。

经批准或者通过关联审评审批的原料药应当自行生产，不得再行委托他人生产。

第四十三条　药品上市许可持有人应当按照药品生产质量管理规范的要求对生产工艺变更进行管理和控制，并根据核准的生产工艺制定工艺规程。生产工艺变更应当开展研究，并依法取得批准、备案或者进行报告，接受药品监督管理部门的监督检查。

第四十四条　药品上市许可持有人、药品生产企业应当每年对所生产的药品按照品种进行产品质量回顾分析、记录，以确认工艺稳定可靠，以及原料、辅料、成品现行质量标准的适用性。

第四十五条　药品上市许可持有人、药品生产企业的质量管理体系相关的组织机构、企业负责人、生产负责人、质量负责人、质量受权人发生变更的，应当自发生变更之日起三十日内，完成登记手续。

疫苗上市许可持有人应当自发生变更之日起十五日内，向所在地省、自治区、直辖市药品监督管理部门报告生产负责人、质量负责人、质量受权人等关键岗位人员的变更情况。

第四十六条　列入国家实施停产报告的短缺药品清单的药品，药品上市许可持有人停止生产的，应当在计划停产实施六个月前向所在地省、自治区、直辖市药品监督管理部门报告；发生非预期停产的，在三日内报告所在地省、自治区、直辖市药品监督管理部门。必要时，向国家药品监督管理局报告。

药品监督管理部门接到报告后，应当及时通报同级短缺药品供应保障工作会商联动机制牵头单位。

第四十七条　药品上市许可持有人为境外企业的，应当指定一家在中国境内的企业法人，履行《药品管理法》与本办法规定的药品上市许可持有人的义务，并负责协调配合境外检查工作。

第四十八条　药品上市许可持有人的生产场地在境外的，应当按照《药品管理法》与本办法规定组织生产，配合境外检查工作。

（三）《药品生产质量管理规范》（2010年修订）

第一百八十四条　所有药品的生产和包装均应当按照批准的工艺规程和操作规程进行操作并

有相关记录，以确保药品达到规定的质量标准，并符合药品生产许可和注册批准的要求。

第一百八十五条 应当建立划分产品生产批次的操作规程，生产批次的划分应当能够确保同一批次产品质量和特性的均一性。

第一百八十六条 应当建立编制药品批号和确定生产日期的操作规程。每批药品均应当编制唯一的批号。除另有法定要求外，生产日期不得迟于产品成型或灌装（封）前经最后混合的操作开始日期，不得以产品包装日期作为生产日期。

第一百八十七条 每批产品应当检查产量和物料平衡，确保物料平衡符合设定的限度。如有差异，必须查明原因，确认无潜在质量风险后，方可按照正常产品处理。

第一百八十八条 不得在同一生产操作间同时进行不同品种和规格药品的生产操作，除非没有发生混淆或交叉污染的可能。

第一百八十九条 在生产的每一阶段，应当保护产品和物料免受微生物和其他污染。

第一百九十条 在干燥物料或产品，尤其是高活性、高毒性或高致敏性物料或产品的生产过程中，应当采取特殊措施，防止粉尘的产生和扩散。

第一百九十一条 生产期间使用的所有物料、中间产品或待包装产品的容器及主要设备、必要的操作室应当贴签标识或以其他方式标明生产中的产品或物料名称、规格和批号，如有必要，还应当标明生产工序。

第一百九十二条 容器、设备或设施所用标识应当清晰明了，标识的格式应当经企业相关部门批准。除在标识上使用文字说明外，还可采用不同的颜色区分被标识物的状态（如待验、合格、不合格或已清洁等）。

第一百九十三条 应当检查产品从一个区域输送至另一个区域的管道和其他设备连接，确保连接正确无误。

第一百九十四条 每次生产结束后应当进行清场，确保设备和工作场所没有遗留与本次生产有关的物料、产品和文件。下次生产开始前，应当对前次清场情况进行确认。

第一百九十五条 应当尽可能避免出现任何偏离工艺规程或操作规程的偏差。一旦出现偏差，应当按照偏差处理操作规程执行。

第一百九十六条 生产厂房应当仅限于经批准的人员出入。

第一百九十七条 生产过程中应当尽可能采取措施，防止污染和交叉污染，如：

（1）在分隔的区域内生产不同品种的药品；

（2）采用阶段性生产方式；

（3）设置必要的气锁间和排风；空气洁净度级别不同的区域应当有压差控制；

（4）应当降低未经处理或未经充分处理的空气再次进入生产区导致污染的风险；

（5）在易产生交叉污染的生产区内，操作人员应当穿戴该区域专用的防护服；

（6）采用经过验证或已知有效的清洁和去污染操作规程进行设备清洁；必要时，应当对与物料直接接触的设备表面的残留物进行检测；

（7）采用密闭系统生产；

（8）干燥设备的进风应当有空气过滤器，排风应当有防止空气倒流装置；

（9）生产和清洁过程中应当避免使用易碎、易脱屑、易发霉器具；使用筛网时，应当有防止因筛网断裂而造成污染的措施；

（10）液体制剂的配制、过滤、灌封、灭菌等工序应当在规定时间内完成；

（11）软膏剂、乳膏剂、凝胶剂等半固体制剂以及栓剂的中间产品应当规定贮存期和贮存条件。

第一百九十八条　应当定期检查防止污染和交叉污染的措施并评估其适用性和有效性。

第一百九十九条　生产开始前应当进行检查，确保设备和工作场所没有上批遗留的产品、文件或与本批产品生产无关的物料，设备处于已清洁及待用状态。检查结果应当有记录。

生产操作前，还应当核对物料或中间产品的名称、代码、批号和标识，确保生产所用物料或中间产品正确且符合要求。

第二百条　应当进行中间控制和必要的环境监测，并予以记录。

第二百零一条　每批药品的每一生产阶段完成后必须由生产操作人员清场，并填写清场记录。清场记录内容包括：操作间编号、产品名称、批号、生产工序、清场日期、检查项目及结果、清场负责人及复核人签名。清场记录应当纳入批生产记录。

三、药品生产合规实施

GMP要求，所有药品的生产和包装均应当按照批准的工艺规程和操作规程进行操作并有相关记录，以确保药品达到规定的质量标准，并符合药品生产许可和注册批准的要求。与GMP有关的每项活动均应当有记录，以保证产品生产、质量控制和质量保证等活动可以追溯。记录应当留有填写数据的足够空格。记录应当及时填写，内容真实，字迹清晰、易读，不易擦除。

（一）生产管理文件的准备

生产全过程必须严格执行工艺规程、岗位操作法和标准操作规程（SOP），不得任意更改。关键工艺技术参数应严格控制在允许范围内。计量、称量和投料应复查，操作人及复查人均应签字。每批药品应当有批记录，包括批生产记录、批包装记录、批检验记录和药品放行审核记录等与本批产品有关的记录。批记录应当由质量管理部门负责管理，至少保存至药品有效期后一年。质量标准、工艺规程、操作规程、稳定性考察、确认、验证、变更等其他重要文件应当长期保存。

1. 生产工艺规程

（1）生产处方　产品名称和产品代码；产品剂型、规格和批量；所用原辅料清单（包括生产过程中使用，但不在成品中出现的物料），阐明每一物料的指定名称、代码和用量；如原辅料的用量需要折算时，还应当说明计算方法。

（2）生产操作要求　对生产场所和所用设备的说明（如操作间的位置和编号、洁净度级别、必要的温湿度要求、设备型号和编号等）；关键设备的准备（如清洗、组装、校准、灭菌等）所采用的方法或相应操作规程编号；详细的生产步骤和工艺参数说明（如物料的核对、预处理、加入物料的顺序、混合时间、温度等）；所有中间控制方法及标准；预期的最终产量限度，必要时，还应当说明中间产品的产量限度，以及物料平衡的计算方法和限度；待包装产品的贮存要求，包括容器、标签及特殊贮存条件；需要说明的注意事项。

（3）包装操作要求　以最终包装容器中产品的数量、重量或体积表示的包装形式；所需全部包装材料的完整清单，包括包装材料的名称、数量、规格、类型以及与质量标准有关的每一包装材料的代码；印刷包装材料的实样或复制品，并标明产品批号、有效期打印位置；需要说明的注意事项，包括对生产区和设备进行的检查，在包装操作开始前，确认包装生产线的清场已经完成等；包装操作步骤的说明，包括重要的辅助性操作和所用设备的注意事项、包装材料使用前的核对；中间控制的详细操作，包括取样方法及标准；待包装产品、印刷包装材料的物料平衡计算方法和限度。

2. 操作规程 操作规程的内容应当包括：题目、编号、版本号、颁发部门、生效日期、分发部门以及制定人、审核人、批准人的签名并注明日期、标题、正文及变更历史。下述活动也应当有相应的操作规程，其过程和结果应当有记录：确认和验证；设备的装配和校准；厂房和设备的维护、清洁和消毒；培训、更衣及卫生等与人员相关的事宜；环境监测；虫害控制；变更控制；偏差处理；投诉；药品召回；退货。

3. 批生产记录 内容包括产品名称、生产批号、生产日期、操作者、复核者的签名、有关操作与设备、相关生产阶段的产品数量、物料平衡的计算、生产过程的控制记录及特殊问题记录。批生产记录应按批号归档，且保存至药品有效期后一年，未规定有效期的药品，批生产记录应保存二年。

4. 批包装记录 内容包括产品名称、规格、批号，印有批号的标签和使用说明书以及产品合格证，待包装产品和包装材料的领取数量及发放人、领用人、核对人签名，已包装产品的数量，前次包装操作的清场记录副本及本次包装清场记录正本，本次工作完成后的检验核对结果及核对人签名，生产操作负责人签名）。

（二）物料的准备

生产车间根据批生产指令填写领料单领料，物料保管员根据领料单将物料送至车间。车间工艺员与物料部保管员根据领料单核对物料的品名、批号或编号、数量、检验合格的标志等，与生产指令完全吻合后办理交接手续。

（三）生产现场的准备

（1）核查设备运行状况、容器、用具清洁状态是否符合要求。所用设备须有在规定效期内的"已清洁"状态标识。

（2）计量器具的称量范围与物料称量相符，计量器具完好，"计量合格证"应在校验有效期内。

（3）确认上批次的中间产品、废弃物、剩余物料以及与生产有关的工艺文件等均清离现场，应无遗留物。

（4）操作间内的生产工具、容器、地面、门窗、天花板、地板、开关箱外壳等，做到无积水、无积尘，无药液、无粉渣，符合清场标准要求，并有QA检查员发放的清场合格的房间状态标识。

（5）操作间应悬挂生产状态标识，明确标注该工序名称以及生产产品的基本信息，包括产品批号、规格、批量、生产日期等。

（6）生产所用各种物料（包括：原辅料、中间产品、包装材料）应检查其名称、代码、批号和标识是否符合要求。

（7）检查与生产品种相适应的工艺规程，指令性文件、标准操作规程（SOP）等是否齐全。

（8）生产人员均持有"上岗证"，符合个人卫生管理规程的规定。

（四）生产操作过程的管理

严格监控药品生产操作过程对保证药品质量起着非常重要的作用，因此，必须加强药品生产过程的管理。执行《生产安全管理规程》，防止安全事故发生。严格按照各工序标准操作规程（SOP）及工艺规程要求准确操作，及时记录。严格控制规定的工艺参数，不得擅自变更，生产中发现异常情况或质量隐患时，按《偏差处理管理规程》执行。不允许在同一操作室内进行不同品种、不同规格产品的生产。有数条包装线不同产品品种、规格的生产操作在同一生产操作间进行时，必须采取有效的隔离措施。生产过程、各种物料的传递和加工、文件的填写和流转都必须接受质量保证（QA）质量监督员的严格监控。生产过程的各关键工序要进行物料平衡率计算，符合规定方可放行物料。生产过程中应当尽可能采取措施，防止生产过程中的污染和交叉污染。

（1）所有药品的生产和包装均应当按照批准的工艺规程和操作规程进行操作并有相关记录，以确保药品达到规定的质量标准，并符合药品生产许可和注册批准的要求。应当尽可能避免出现任何偏离工艺规程或操作规程的偏差。一旦出现偏差，应当按照偏差处理操作规程执行。

（2）物料平衡检查：每批产品应当检查产量和物料平衡，确保物料平衡符合设定的限度。如有差异，必须查明原因，确认无潜在质量风险后，方可按照正常产品处理。

（3）不得在同一生产操作间同时进行不同品种和规格药品的生产操作，除非没有发生混淆或交叉污染的可能。

（4）设备的管理：生产设备应有明显的状态标志，并定期维护、保养和验证，在使用过程中应当坚持以"预防为主"，做到勤检查、勤调整、勤擦洗，正确维护和使用，生产操作人员每天应对设备进行日常检查，及时发现并排除设备故障，保证设备正常运转，使之更好地满足生产工艺要求，提高生产效率，保证生产顺利进行。

（5）加强对原料、辅料、包装材料的检查、接收、使用工作，在使用过程中发现问题及时向主管部门反映，并作好记录。待验、合格、不合格物料要严格管理，保证不合格的原辅料不投产使用，不合格的中间产品不转入下道工序，不合格的成品不得出厂。标签和使用说明书应由专人保管、领用、专柜保存，凭包装指令发放，按实际需要量领取。各种物料在生产现场中应摆放整齐，定点摆放，防止出现差错或交叉污染。每个物料都要有使用台账，保证每一物料的使用都有可追溯性。QA在日常监控过程中应加强对物料台账及辅助记录的检查。

（6）生产记录的管理：加强对批生产记录的管理，产品都应有完整的生产记录。内容要全面、准确地反映生产操作情况及半成品、成品质量情况。各岗位生产记录由岗位操作人员负责填写，如实记录生产过程，不得提前凭空臆造，也不得事后回忆补填，做到字迹清晰、真实、准确和及时。

（7）为确保生产环境洁净级别符合产品质量的要求，须及时对各级洁净区的各项监测指标作相应的定期检测，包括温度、湿度、沉降菌、尘埃粒子、压差及风速等，确保符合要求。

（五）生产结束后的清场管理

生产结束后按《清场管理规程》及各清洁SOP规定对生产现场进行清场。剩余物料严格按《剩余物料退库管理规程》办理退库手续。

四、药品生产监督检查

1. 药品生产监督的法定主体及职责 省、自治区、直辖市药品监督管理部门负责对本行政区域内药品上市许可持有人，制剂、化学原料药、中药饮片生产企业的监督管理。省、自治区、直辖市药品监督管理部门应当对原料、辅料、直接接触药品的包装材料和容器等供应商、生产企业开展日常监督检查，必要时开展延伸检查。

药品上市许可持有人和受托生产企业不在同一省、自治区、直辖市的，由药品上市许可持有人所在地省、自治区、直辖市药品监督管理部门负责对药品上市许可持有人的监督管理，受托生产企业所在地省、自治区、直辖市药品监督管理部门负责对受托生产企业的监督管理。省、自治区、直辖市药品监督管理部门应当加强监督检查信息互相通报，及时将监督检查信息更新到药品安全信用档案中，可以根据通报情况和药品安全信用档案中监管信息更新情况开展调查，对药品上市许可持有人或者受托生产企业依法作出行政处理，必要时可以开展联合检查。

2. 合规检查　省、自治区、直辖市药品监督管理部门根据监管需要，对持有药品生产许可证的药品上市许可申请人及其受托生产企业，按以下要求进行上市前的药品生产质量管理规范符合性检查：

（1）未通过与生产该药品的生产条件相适应的药品生产质量管理规范符合性检查的品种，应当进行上市前的药品生产质量管理规范符合性检查。其中，拟生产药品需要进行药品注册现场核查的，国家药品监督管理局药品审评中心通知核查中心，告知相关省、自治区、直辖市药品监督管理部门和申请人。核查中心协调相关省、自治区、直辖市药品监督管理部门，同步开展药品注册现场核查和上市前的药品生产质量管理规范符合性检查。

（2）拟生产药品不需要进行药品注册现场核查的，国家药品监督管理局药品审评中心告知生产场地所在地省、自治区、直辖市药品监督管理部门和申请人，相关省、自治区、直辖市药品监督管理部门自行开展上市前的药品生产质量管理规范符合性检查。

（3）已通过与生产该药品的生产条件相适应的药品生产质量管理规范符合性检查的品种，相关省、自治区、直辖市药品监督管理部门根据风险管理原则决定是否开展上市前的药品生产质量管理规范符合性检查。

开展上市前的药品生产质量管理规范符合性检查的，在检查结束后，应当将检查情况、检查结果等形成书面报告，作为对药品上市监管的重要依据。上市前的药品生产质量管理规范符合性检查涉及药品生产许可证事项变更的，由原发证的省、自治区、直辖市药品监督管理部门依变更程序作出决定。

通过相应上市前的药品生产质量管理规范符合性检查的商业规模批次，在取得药品注册证书后，符合产品放行要求的可以上市销售。药品上市许可持有人应当重点加强上述批次药品的生产销售、风险管理等措施。

3. 药品生产监督检查的主要内容　监督检查包括许可检查、常规检查、有因检查和其他检查。检查的内容主要有：

（1）药品上市许可持有人、药品生产企业执行有关法律、法规及实施药品生产质量管理规范、药物警戒质量管理规范以及有关技术规范等情况。

（2）药品生产活动是否与药品品种档案载明的相关内容一致。

（3）疫苗储存、运输管理规范执行情况。

（4）药品委托生产质量协议及委托协议。

（5）风险管理计划实施情况。

（6）变更管理情况。

4. 检查计划与频次　省、自治区、直辖市药品监督管理部门应当坚持风险管理、全程管控原则，根据风险研判情况，制定年度检查计划并开展监督检查。年度检查计划至少包括检查范围、内容、方式、重点、要求、时限、承担检查的机构等。

省、自治区、直辖市药品监督管理部门应当根据药品品种、剂型、管制类别等特点，结合国家药品安全总体情况、药品安全风险警示信息、重大药品安全事件及其调查处理信息等，以及既往检查、检验、不良反应监测、投诉举报等情况确定检查频次：

（1）对麻醉药品、第一类精神药品、药品类易制毒化学品生产企业每季度检查不少于一次。

（2）对疫苗、血液制品、放射性药品、医疗用毒性药品、无菌药品等高风险药品生产企业，每年不少于一次药品生产质量管理规范符合性检查。

（3）对上述产品之外的药品生产企业，每年抽取一定比例开展监督检查，但应当在三年内对本行政区域内企业全部进行检查。

（4）对原料、辅料、直接接触药品的包装材料和容器等供应商、生产企业每年抽取一定比例开展监督检查，五年内对本行政区域内企业全部进行检查。

省、自治区、直辖市药品监督管理部门可以结合本行政区域内药品生产监管工作实际情况，调整检查频次。

5. 检查程序与要求 国家药品监督管理局和省、自治区、直辖市药品监督管理部门组织监督检查时，应当制定检查方案，明确检查标准，如实记录现场检查情况，需要抽样检验或者研究的，按照有关规定执行。检查结论应当清晰明确，检查发现的问题应当以书面形式告知被检查单位。需要整改的，应当提出整改内容及整改期限，必要时对整改后情况实施检查。

在进行监督检查时，药品监督管理部门应当指派两名以上检查人员实施监督检查，检查人员应当向被检查单位出示执法证件。药品监督管理部门工作人员对知悉的商业秘密应当保密。

现场检查结束后，应当对现场检查情况进行分析汇总，并客观、公平、公正地对检查中发现的缺陷进行风险评定并作出现场检查结论。派出单位负责对现场检查结论进行综合研判。

6. 被检药品生产企业应提供的材料 监督检查时，药品上市许可持有人和药品生产企业应当根据检查需要说明情况、提供有关材料：

（1）药品生产场地管理文件以及变更材料。

（2）药品生产企业接受监督检查及整改落实情况。

（3）药品质量不合格的处理情况。

（4）药物警戒机构、人员、制度制定情况以及疑似药品不良反应监测、识别、评估、控制情况。

（5）实施附条件批准的品种，开展上市后研究的材料。

（6）需要审查的其他必要材料。

7. 检查后续措施 国家药品监督管理局和省、自治区、直辖市药品监督管理部门通过监督检查发现药品生产管理或者疫苗储存、运输管理存在缺陷，有证据证明可能存在安全隐患的，应当依法采取相应措施：

（1）基本符合药品生产质量管理规范要求，需要整改的，应当发出告诫信并依据风险相应采取告诫、约谈、限期整改等措施。

（2）药品存在质量问题或者其他安全隐患的，药品监督管理部门根据监督检查情况，应当发出告诫信，并依据风险相应采取暂停生产、销售、使用、进口等控制措施。

药品存在质量问题或者其他安全隐患的，药品上市许可持有人应当依法召回药品而未召回的，省、自治区、直辖市药品监督管理部门应当责令其召回。

风险消除后，采取控制措施的药品监督管理部门应当解除控制措施。

开展药品生产监督检查过程中，发现存在药品质量安全风险的，应当及时向派出单位报告。药品监督管理部门经研判属于重大药品质量安全风险的，应当及时向上一级药品监督管理部门和同级地方人民政府报告。

开展药品生产监督检查过程中，发现存在涉嫌违反药品法律、法规、规章的行为，应当及时采取现场控制措施，按照规定做好证据收集工作。药品监督管理部门应当按照职责和权限依法查处，涉嫌犯罪的移送公安机关处理。

省、自治区、直辖市药品监督管理部门应当依法将本行政区域内药品上市许可持有人和药品生产企业的监管信息归入到药品安全信用档案管理，并保持相关数据的动态更新。监管信息包括药品生产许可、日常监督检查结果、违法行为查处、药品质量抽查检验、不良行为记录和投诉举报等内容。

国家药品监督管理局和省、自治区、直辖市药品监督管理部门在生产监督管理工作中，不得妨碍药品上市许可持有人、药品生产企业的正常生产活动，不得索取或者收受财物，不得谋取其他利益。

个人和组织发现药品上市许可持有人或者药品生产企业进行违法生产活动的，有权向药品监督管理部门举报，药品监督管理部门应当按照有关规定及时核实、处理。

发生与药品质量有关的重大安全事件，药品上市许可持有人应当立即对有关药品及其原料、辅料以及直接接触药品的包装材料和容器、相关生产线等采取封存等控制措施，并立即报告所在地省、自治区、直辖市药品监督管理部门和有关部门，省、自治区、直辖市药品监督管理部门应当在二十四小时内报告省级人民政府，同时报告国家药品监督管理局。

省、自治区、直辖市药品监督管理部门对有不良信用记录的药品上市许可持有人、药品生产企业，应当增加监督检查频次，并可以按照国家规定实施联合惩戒。

省、自治区、直辖市药品监督管理部门未及时发现生产环节药品安全系统性风险，未及时消除监督管理区域内药品安全隐患的，或者省级人民政府未履行药品安全职责，未及时消除区域性重大药品安全隐患的，国家药品监督管理局应当对其主要负责人进行约谈。被约谈的省、自治区、直辖市药品监督管理部门和地方人民政府应当立即采取措施，对药品监督管理工作进行整改。约谈情况和整改情况应当纳入省、自治区、直辖市药品监督管理部门和地方人民政府药品监督管理工作评议、考核记录。

五、药品生产违法违规的法律风险

《药品管理法》（2019年修订）第一百二十四条　违反本法规定，有下列行为之一的，没收违法生产、进口、销售的药品和违法所得以及专门用于违法生产的原料、辅料、包装材料和生产设备，责令停产停业整顿，并处违法生产、进口、销售的药品货值金额十五倍以上三十倍以下的罚款；货值金额不足十万元的，按十万元计算；情节严重的，吊销药品批准证明文件直至吊销药品生产许可证、药品经营许可证或者医疗机构制剂许可证，对法定代表人、主要负责人、直接负责的主管人员和其他责任人员，没收违法行为发生期间自本单位所获收入，并处所获收入百分之三十以上三倍以下的罚款，十年直至终身禁止从事药品生产经营活动，并可以由公安机关处五日以上十五日以下的拘留：

（一）未取得药品批准证明文件生产、进口药品；

（二）使用采取欺骗手段取得的药品批准证明文件生产、进口药品；

（三）使用未经审评审批的原料药生产药品；

（四）应当检验而未经检验即销售药品；

（五）生产、销售国务院药品监督管理部门禁止使用的药品；

（六）编造生产、检验记录；

（七）未经批准在药品生产过程中进行重大变更。

第一百二十五条　违反本法规定，有下列行为之一的，没收违法生产、销售的药品和违法所得以及包装材料、容器，责令停产停业整顿，并处五十万元以上五百万元以下的罚款；情节严重的，吊销药品批准证明文件、药品生产许可证、药品经营许可证，对法定代表人、主要负责人、直接负责的主管人员和其他责任人员处二万元以上二十万元以下的罚款，十年直至终身禁止从事药品生产经营活动：

（一）未经批准开展药物临床试验；

（二）使用未经审评的直接接触药品的包装材料或者容器生产药品，或者销售该类药品；

（三）使用未经核准的标签、说明书。

第一百二十六条　除本法另有规定的情形外，药品上市许可持有人、药品生产企业、药品经营企业、药物非临床安全性评价研究机构、药物临床试验机构等未遵守药品生产质量管理规范、药品经营质量管理规范、药物非临床研究质量管理规范、药物临床试验质量管理规范等的，责令限期改正，给予警告；逾期不改正的，处十万元以上五十万元以下的罚款；情节严重的，处五十万元以上二百万元以下的罚款，责令停产停业整顿直至吊销药品批准证明文件、药品生产许可证、药品经营许可证等，药物非临床安全性评价研究机构、药物临床试验机构等五年内不得开展药物非临床安全性评价研究、药物临床试验，对法定代表人、主要负责人、直接负责的主管人员和其他责任人员，没收违法行为发生期间自本单位所获收入，并处所获收入百分之十以上百分之五十以下的罚款，十年直至终身禁止从事药品生产经营等活动。

第一百二十七条　违反本法规定，有下列行为之一的，责令限期改正，给予警告；逾期不改正的，处十万元以上五十万元以下的罚款：

（一）开展生物等效性试验未备案；

（二）药物临床试验期间，发现存在安全性问题或者其他风险，临床试验申办者未及时调整临床试验方案、暂停或者终止临床试验，或者未向国务院药品监督管理部门报告；

（三）未按照规定建立并实施药品追溯制度；

（四）未按照规定提交年度报告；

（五）未按照规定对药品生产过程中的变更进行备案或者报告；

（六）未制定药品上市后风险管理计划；

（七）未按照规定开展药品上市后研究或者上市后评价。

任务三　质量管理

药品质量的高低直接关系到用药者身体的健康。从药品质量源于设计的理念出发，依靠监管机构与企业的良性合作，基于风险控制的研发、生产、经营直到患者用药全过程，即药品整个生命周期的系统状况，成为关注药品质量核心的内容。因此，加强药品质量意识，树立"质量第一"的思想，提高药品质量管理水平，是药学工作者必须具备的职业素养。

一、基础知识

（一）质量管理的相关概念

药品质量管理是指药事组织为保证药品质量，决定药品质量方针、目标和责任，并在质量系统内，以诸如质量策划、质量管制、质量保证、质量改进和质量风险管理等手段实施的一切活动。

1. 质量管理　质量管理是对确定和达到质量所必需的全部职能和活动的管理。其中包括质量方针的制定及所有产品、过程或服务方面的质量保证和质量控制的组织。企业应当建立符合药品质量管理要求的质量目标，将药品注册的有关安全、有效和质量可控的所有要求，系统地贯彻到药品生产、控制及产品放行、贮存、发运的全过程中，确保所生产的药品符合预定用途和注册要求。

2. 质量管理体系　企业应建立质量管理体系，形成文件，加以实施和保持，并持续改进其有效性。建立质量方针和质量目标，是组织机构、职责、程序活动、能力和资源等构成的有机整体。质量管理体系的建立是企业的战略决策的一部分，它的实施范围要和企业的质量策略相一致。

（二）质量管理发展的4个阶段

质量管理的发展经历了质量检验、质量控制、全面质量管理和质量管理标准化这四个阶段。

质量检验阶段，强调的是对最终产品的质量检验，是对产品质量实行事后把关的一种管理方法，只能部分剔除次品和废品，不能提高产品质量。质量控制阶段强调产品质量是生产制造出来的，不是检验出来的。因而，在产品的生产过程中对所有影响质量的因素进行控制，对产品的最终质量的提高提供了进一步的保证。

质量控制阶段，把产品质量控制从事后把关提前到产品的生产过程中，与上述质量检验阶段相比，有利于产品质量的提高。

全面质量管理阶段，强调的是产品质量首先是设计出来的，之后才是制造和检验出来的。产品的生产过程控制和最终质量检验无法弥补产品本身设计上的缺陷，全面质量管理阶段将质量管理从质量控制阶段提高到实施设计阶段，对在产品的生命周期中影响产品质量的所有因素进行有效的管理，为产品质量的提高提供了有效的保证。

质量管理标准化阶段，则是随着全面质量管理的开展及实践，国际标准化组织制定了一系列质量管理的标准。

（三）GMP（2010修订版）简介

我国现行版GMP（2010修订版）共有14章313条，以及无菌药品、中药制剂、原料药、生物制品和血液制品11个附录（表6-2）。

表6-2　2010年修订药品GMP及相应条款数量

章名	条款数量	章名	条款数量
1. 总则	4条	9. 生产管理	4节33条
2. 质量管理	4节11条	10. 质量控制与质量保证	9节61条
3. 机构与人员	4节22条	11. 委托生产与委托检验	4节15条
4. 厂房与设施	5节33条	12. 产品发运与召回	3节13条
5. 设备	6节31条	13. 自检	2节4条
6. 物料与产品	7节36条	14. 附则	4条42个术语
7. 确认与验证	12条	附录	11个
8. 文件管理	6节34条		

（四）质量管理的基本要求

1. 质量保证的基本要求

（1）制定生产工艺，系统地回顾并证明其可持续稳定地生产出符合要求的产品。

（2）生产工艺及其重大变更均经过验证。

（3）配备所需的资源，至少包括：①具有适当的资质并经培训合格的人员；②足够的厂房和空间；③适用的设备和维修保障；④正确的原辅料、包装材料和标签；⑤经批准的工艺规程和操作规程；⑥适当的贮运条件。

（4）应当使用准确、易懂的语言制定操作规程。

（5）操作人员经过培训，能够按照操作规程正确操作。

（6）生产全过程应当有记录，偏差均经过调查并记录。

（7）批记录和发运记录应当能够追溯批产品的完整历史，并妥善保存、便于查阅。

（8）降低药品发运过程中的质量风险。

（9）建立药品召回系统，确保能够召回任何一批已发运销售的产品。

（10）调查导致药品投诉和质量缺陷的原因，并采取措施，防止类似质量缺陷再次发生。

2. 质量控制的基本要求

（1）应当配备适当的设施、设备、仪器和经过培训的人员，有效、可靠地完成所有质量控制的相关活动。

（2）应当有批准的操作规程，用于原辅料、包装材料、中间产品、待包装产品和成品的取样、检查、检验以及产品的稳定性考察，必要时进行环境监测，以确保符合本规范的要求。

（3）由经授权的人员按照规定的方法对原辅料、包装材料、中间产品、待包装产品和成品取样。

（4）检验方法应当经过验证或确认。

（5）取样、检查、检验应当有记录，偏差应当经过调查并记录。

（6）物料、中间产品、待包装产品和成品必须按照质量标准进行检查和检验，并有记录。

（7）物料和最终包装的成品应当有足够的留样，以备必要的检查或检验；除最终包装容器过大的成品外，成品的留样包装应当与最终包装相同。

二、药品质量管理的法定要求

（一）《药品管理法》（2019年修订）

第四十三条　从事药品生产活动，应当遵守药品生产质量管理规范，建立健全药品生产质量管理体系，保证药品生产全过程持续符合法定要求。

药品生产企业的法定代表人、主要负责人对本企业的药品生产活动全面负责。

第四十四条　药品应当按照国家药品标准和经药品监督管理部门核准的生产工艺进行生产。生产、检验记录应当完整准确，不得编造。

中药饮片应当按照国家药品标准炮制；国家药品标准没有规定的，应当按照省、自治区、直辖市人民政府药品监督管理部门制定的炮制规范炮制。省、自治区、直辖市人民政府药品监督管理部门制定的炮制规范应当报国务院药品监督管理部门备案。不符合国家药品标准或者不按照省、自治区、直辖市人民政府药品监督管理部门制定的炮制规范炮制的，不得出厂、销售。

第四十五条　生产药品所需的原料、辅料，应当符合药用要求、药品生产质量管理规范的有关要求。

生产药品，应当按照规定对供应原料、辅料等的供应商进行审核，保证购进、使用的原料、辅料等符合前款规定要求。

第四十六条　直接接触药品的包装材料和容器，应当符合药用要求，符合保障人体健康、安全的标准。

对不合格的直接接触药品的包装材料和容器，由药品监督管理部门责令停止使用。

第四十七条　药品生产企业应当对药品进行质量检验。不符合国家药品标准的，不得出厂。

药品生产企业应当建立药品出厂放行规程，明确出厂放行的标准、条件。符合标准、条件的，经质量受权人签字后方可放行。

第四十八条　药品包装应当适合药品质量的要求，方便储存、运输和医疗使用。

（二）《药品生产质量管理规范》（2010年修订，卫生部令第79号）

第二章　质量管理

第一节　原则

第五条　企业应当建立符合药品质量管理要求的质量目标，将药品注册的有关安全、有效和质量可控的所有要求，系统地贯彻到药品生产、控制及产品放行、贮存、发运的全过程中，确保所生产的药品符合预定用途和注册要求。

第六条　企业高层管理人员应当确保实现既定的质量目标，不同层次的人员以及供应商、经销商应当共同参与并承担各自的责任。

第七条　企业应当配备足够的、符合要求的人员、厂房、设施和设备，为实现质量目标提供必要的条件。

第二节　质量保证

第八条　质量保证是质量管理体系的一部分。企业必须建立质量保证系统，同时建立完整的文件体系，以保证系统有效运行。

第九条　质量保证系统应当确保：

（一）药品的设计与研发体现本规范的要求；

（二）生产管理和质量控制活动符合本规范的要求；

（三）管理职责明确；

（四）采购和使用的原辅料和包装材料正确无误；

（五）中间产品得到有效控制；

（六）确认、验证的实施；

（七）严格按照规程进行生产、检查、检验和复核；

（八）每批产品经质量受权人批准后方可放行；

（九）在贮存、发运和随后的各种操作过程中有保证药品质量的适当措施；

（十）按照自检操作规程，定期检查评估质量保证系统的有效性和适用性。

第十条　药品生产质量管理的基本要求：

（一）制定生产工艺，系统地回顾并证明其可持续稳定地生产出符合要求的产品；

（二）生产工艺及其重大变更均经过验证；

（三）配备所需的资源，至少包括：

1. 具有适当的资质并经培训合格的人员；

2. 足够的厂房和空间；

3. 适用的设备和维修保障；

4. 正确的原辅料、包装材料和标签；

5. 经批准的工艺规程和操作规程；

6. 适当的贮运条件。

（四）应当使用准确、易懂的语言制定操作规程；

（五）操作人员经过培训，能够按照操作规程正确操作；

（六）生产全过程应当有记录，偏差均经过调查并记录；

（七）批记录和发运记录应当能够追溯批产品的完整历史，并妥善保存、便于查阅；

（八）降低药品发运过程中的质量风险；

（九）建立药品召回系统，确保能够召回任何一批已发运销售的产品；

（十）调查导致药品投诉和质量缺陷的原因，并采取措施，防止类似质量缺陷再次发生。

第三节　质量控制

第十一条　质量控制包括相应的组织机构、文件系统以及取样、检验等，确保物料或产品在放行前完成必要的检验，确认其质量符合要求。

第十二条　质量控制的基本要求：

（一）应当配备适当的设施、设备、仪器和经过培训的人员，有效、可靠地完成所有质量控制的相关活动；

（二）应当有批准的操作规程，用于原辅料、包装材料、中间产品、待包装产品和成品的取样、检查、检验以及产品的稳定性考察，必要时进行环境监测，以确保符合本规范的要求；

（三）由经授权的人员按照规定的方法对原辅料、包装材料、中间产品、待包装产品和成品取样；

（四）检验方法应当经过验证或确认；

（五）取样、检查、检验应当有记录，偏差应当经过调查并记录；

（六）物料、中间产品、待包装产品和成品必须按照质量标准进行检查和检验，并有记录；

（七）物料和最终包装的成品应当有足够的留样，以备必要的检查或检验；除最终包装容器过大的成品外，成品的留样包装应当与最终包装相同。

第四节　质量风险管理

第十三条　质量风险管理是在整个产品生命周期中采用前瞻或回顾的方式，对质量风险进行评估、控制、沟通、审核的系统过程。

第十四条　应当根据科学知识及经验对质量风险进行评估，以保证产品质量。

第十五条　质量风险管理过程所采用的方法、措施、形式及形成的文件应当与存在风险的级别相适应。

三、药品质量管理的基本要求

（一）GMP有关机构、人员的要求

1. **组织机构和人员配备**　企业应当建立与药品生产相适应的管理机构，并有组织机构图。企业应当设立独立的质量管理部门，履行质量保证和质量控制的职责。质量管理部门可以分别设立质量保证部门和质量控制部门。质量管理部门应当参与所有与质量有关的活动，负责审核所有与本规范有关的文件。质量管理部门人员不得将职责委托给其他部门的人员。

企业应当配备足够数量并具有适当资质（含学历、培训和实践经验）的管理和操作人员，应当明确规定每个部门和每个岗位的职责。岗位职责不得遗漏，交叉的职责应当有明确规定。所有人员应当明确并理解自己的职责，熟悉与其职责相关的要求，并接受必要的培训，包括上岗前培训和继续培训。

2. **关键人员**　关键人员应当为企业的全职人员，至少应当包括企业负责人、生产管理负责

人、质量管理负责人和质量受权人。质量管理负责人和生产管理负责人不得互相兼任。质量管理负责人和质量受权人可以兼任。应当制定操作规程确保质量受权人独立履行职责，不受企业负责人和其他人员的干扰。

3. **全员培训**　企业应当指定部门或专人负责培训管理工作，应当有经生产管理负责人或质量管理负责人审核或批准的培训方案或计划，培训记录应当予以保存。与药品生产、质量有关的所有人员都应当经过培训，培训的内容应当与岗位的要求相适应。除进行本规范理论和实践的培训外，还应当有相关法规、相应岗位的职责、技能的培训，并定期评估培训的实际效果。高风险操作区（如：高活性、高毒性、传染性、高致敏性物料的生产区）的工作人员应当接受专门的培训。

4. **人员卫生**　所有人员都应当接受卫生要求的培训，企业应当建立人员卫生操作规程，最大限度地降低人员对药品生产造成污染的风险。企业应当对人员健康进行管理，并建立健康档案。直接接触药品的生产人员上岗前应当接受健康检查，以后每年至少进行一次健康检查。企业应当采取适当措施，避免体表有伤口、患有传染病或其他可能污染药品疾病的人员从事直接接触药品的生产。参观人员和未经培训的人员不得进入生产区和质量控制区，特殊情况确需进入的，应当事先对个人卫生、更衣等事项进行指导。任何进入生产区的人员均应当按照规定更衣。工作服的选材、式样及穿戴方式应当与所从事的工作和空气洁净度级别要求相适应。进入洁净生产区的人员不得化妆和佩戴饰物。生产区、仓储区应当禁止吸烟和饮食，禁止存放食品、饮料、香烟和个人用药品等非生产用物品。操作人员应当避免裸手直接接触药品、与药品直接接触的包装材料和设备表面。

（二）GMP有关厂房与设施的要求

1. **厂房的要求**　厂房的选址、设计、布局、建造、改造和维护必须符合药品生产要求，应当能够最大限度地避免污染、交叉污染、混淆和差错，便于清洁、操作和维护。

2. **生产区的要求**　为降低污染和交叉污染的风险，厂房、生产设施和设备应当根据所生产药品的特性、工艺流程及相应洁净度级别要求合理设计、布局和使用，并应当综合考虑药品的特性、工艺和预定用途等因素，确定厂房、生产设施和设备多产品共用的可行性，并有相应评估报告。

生产区和贮存区应当有足够的空间，确保有序地存放设备、物料、中间产品、待包装产品和成品，避免不同产品或物料的混淆、交叉污染，避免生产或质量控制操作发生遗漏或差错。

洁净区与非洁净区之间、不同级别洁净区之间的压差应当不低于10帕斯卡。必要时，相同洁净度级别的不同功能区域（操作间）之间也应当保持适当的压差梯度。

生产特殊性质的药品，如高致敏性药品（如青霉素类）或生物制品（如卡介苗或其他用活性微生物制备而成的药品），必须采用专用和独立的厂房、生产设施和设备。青霉素类药品产尘量大的操作区域应当保持相对负压，排至室外的废气应当经过净化处理并符合要求，排风口应当远离其他空气净化系统的进风口；生产β-内酰胺结构类药品、性激素类避孕药品必须使用专用设施（如独立的空气净化系统）和设备，并与其他药品生产区严格分开；生产某些激素类、细胞毒性类、高活性化学药品应当使用专用设施（如独立的空气净化系统）和设备；口服液体和固体制剂、腔道用药（含直肠用药）、表皮外用药品等非无菌制剂生产的暴露工序区域及其直接接触药品的包装材料最终处理的暴露工序区域，应当参照"无菌药品"附录中D级洁净区的要求设置，企业可根据产品的标准和特性对该区域采取适当的微生物监控措施。

3. **仓储区的要求**　仓储区应当有足够的空间，确保有序存放待验、合格、不合格、退货或召回的原辅料、包装材料、中间产品、待包装产品和成品等各类物料和产品。

4. 质量控制区的要求　质量控制实验室通常应当与生产区分开。生物检定、微生物和放射性同位素的实验室还应当彼此分开。实验室的设计应当确保其适用于预定的用途，并能够避免混淆和交叉污染，应当有足够的区域用于样品处置、留样和稳定性考察样品的存放以及记录的保存。必要时，应当设置专门的仪器室，使灵敏度高的仪器免受静电、震动、潮湿或其他外界因素的干扰。处理生物样品或放射性样品等特殊物品的实验室应当符合国家的有关要求。实验动物房应当与其他区域严格分开，其设计、建造应当符合国家有关规定，并设有独立的空气处理设施以及动物的专用通道。

四、药品质量管理合规实施

企业必须建立质量保证系统，同时建立完整的文件体系，以保证系统有效运行。物料和成品应当有经批准的现行质量标准；必要时，中间产品或待包装产品也应当有质量标准。外购或外销的中间产品和待包装产品应当有质量标准；如果中间产品的检验结果用于成品的质量评价，则应当制定与成品质量标准相对应的中间产品质量标准。

（一）质量管理的关键内容

1. 质量保证（QA）　质量保证涵盖了影响产品质量的所有因素，是为确保药品符合其预定用途并达到规定的质量要求所采取的所有措施的总和。具体是指为了提供信任表明实体能够满足质量要求，而在质量体系中实施并根据需要进行证实的全部有计划和有系统的活动。质量保证是质量管理体系的一部分。企业必须建立质量保证系统，同时建立完整的文件体系，以保证系统有效运行。质量保证的方法包括质量保证计划、产品的质量审核、质量管理体系认证、由国家认可的检测机构提供产品合格的证据、质量控制活动的验证等。企业必须建立质量保证系统，同时建立完整的文件体系，以保证系统有效运行。质量保证系统应当确保：①药品的设计与研发体现本规范的要求；②生产管理和质量控制活动符合本规范的要求；③管理职责明确；④采购和使用的原辅料和包装材料正确无误；⑤中间产品得到有效控制；⑥确认、验证的实施；⑦严格按照规程进行生产、检查、检验和复核；⑧每批产品经质量受权人批准后方可放行；⑨在贮存、发运和随后的各种操作过程中有保证药品质量的适当措施；⑩按照自检操作规程，定期检查评估质量保证系统的有效性和适用性。

2. 质量控制（QC）　强调的是质量要求，是质量管理的一部分，其目的在于监控质量形成过程并消除导致不合格或不满意效果的因素。质量控制包括相应的组织机构、文件系统以及取样、检验等，确保物料或产品在放行前完成必要的检验，确认其质量符合要求。质量控制具体是指按照规定的方法和规程对原辅料、包装材料、中间产品和成品进行取样、检验和复核，以保证这些物料和产品的成分、含量、纯度和其他性状符合已确定的质量标准。质量控制的方法一般偏重于技术性活动。质量控制包括明确质量要求；编制作业规范或控制计划以及判断标准；实施规范或控制计划；按判断标准进行监督和评价。药品生产过程的质量控制，通常采用对原材料、中间品、产品的检验来实现。

3. 质量风险管理（QRM）　风险是指危害发生的可能性及其严重程度的综合体。药品质量风险是药品在使用过程中给患者和社会带来的可能发生的危险。药品的质量风险主要包括两个方面：产品本身的固有风险和药品生产企业的管理风险，固有风险通常是指药品的质量标准风险和药品不良反应风险。质量风险管理是在整个产品生命周期中采用前瞻或回顾的方式，对质量风险进行评估、控制、沟通、审核的系统过程。企业应当根据科学知识及经验对质量风险进行评估，以保证产品质量。质量风险管理过程所采用的方法、措施、形式及形成的文件应当与存在风险的级别相适应。质量风险管理应用范围很广，可以贯穿于质量和生产的各个方面。企业应围绕质量风险管理增设一系列的制度，主要有变更控制、偏差管理、预防和纠偏措施。按要求对质量风险分级并按下面的方式来进行管理：

（1）所有的质量风险因素均应写入标准管理、标准操作规程的内容中，以确保其得到有效的管理和控制。

（2）质量风险等级为"中等风险"的因素，在相应的培训讲座中应明确写出来，参与培训的工作人员均需要了解"中等风险"级别的质量风险因素及其控制措施。"中等风险"级别的质量风险因素的控制必须要在操作记录中由相应的记录来显示。

（3）质量风险等级为"高等风险"的因素，在相应的培训讲座中也应明确写出，并且作为培训的考核重点进行反复考察，务必使工作人员对"高等风险"要素了然于胸。"高等风险"级别的质量风险因素的控制必须在批生产记录中有明确记录，并且在年度质量风险管理报告、年度质量回顾报告中进行相应的评估。其控制措施的效果均需在相应的确认与验证项目中进行确认。

（二）质量管理的具体措施

1. **抽样检验** 药品生产企业应当确保药品按照注册批准的方法进行全项检验。质量检验部门的检验人员根据设计的抽样方案，对物料、中间产品、成品和留样观察样本进行合规抽样。抽样操作按照GB/T6378.1或者《中国药典》的要求制定的《来料检查方案》《中间产品检查方案》《成品检查方案》等抽样。

《中国药典》抽样原则为：批量总数不足5件的，逐件抽取样；5~99件的，随机抽5件样本取样；100~1000件的，按5%比例样本数量取样；超过1000件的，超过部分按1%比例样本数量取样。中间产品和待包装成品按批号每批抽取。

在检验操作中，必须严格执行药品质量标准和检验操作规程。每个检验项目都必须按标准要求做，所有检验数据应该是真实的，实事求是地反映产品质量，不得弄虚作假。

检验记录、检验报告必须按品种分类，以批号顺序装订，同时检验报告单还需编号，建立检验台账并归档，专人专柜保存，不得外借。内部查阅，要登记并及时归还保管人。所有记录必须用黑色签字笔或蓝色墨水笔书写，字迹清楚，端正完整。更改错误时，应保持原记录仍可辨认，并签上更改人的名字或盖章，然后交负责人复核并签名。检验报告单以检验原始记录为依据，是决定物料、中间产品是否流入下道工序，成品是否出厂的依据。因此填写检验报告单时，检验依据必须明确、检验结论必须清楚，并由检验人员签章，检验部门负责人复核签章、质量管理部门负责人审查和部门签章。检验报告单要写明品名、规格、批号、数量、来源、取样日期、检验日期、报告日期、检验依据等。成品检验报告书为一式3份，中间体为两份，物料为两份，分别交仓库或车间，另一份质量管理部门存档，仓库、车间也要设专人保存检验报告。检验原始记录、检验报告书需按批号保存至药品有效期后一年或三年后方可销毁。

计量器具、仪器必须按规定进行校准和检定，量瓶、吸管等需校准后才能使用，不合格的应丢弃，合格的应分等级分类掌握使用。成品检验后，包装应撕碎后丢弃，或将瓶贴、盒贴撕下后，再供车间处理。

2. **留样** 留样是指企业按规定保存的，用于药品追溯或调查的物料、产品样品，用于产品稳定性考察的样品不属于留样。留样，应当按操作规程进行管理，留样应当能够代表被取样批次的物料或产品，每批药品应当有留样。如果一批药品分成数次进行包装，则每次包装至少应当保留一件最小市售包装的成品，留样的包装形式，应当以药品市售包装形式相同；原料药的留样，如无法采用市售包装形式的，可采用模拟包装。每批药品的留样数量一般至少应当能够确保按照注册批准的质量标准完成两次全检（无菌检查和热源检查等除外），如果不影响留样的包装完整性，保存期间内至少应当每年对留样进行一次目检观察，如有异常，应当进行彻底调查并采取相应的处理措施。留样应当按照注册批准的储存条件至少保存至药品有效期后一年，如企业终止药品生产或关闭的，应当将留样转交受权单位保存，并告知当地药品监督管理部门，以便在必要时可随时取得留样。

3. 持续稳定性考察 持续稳定性考察是指对在有效期内考察已上市产品的质量和部分待包装产品，以发现药品与生产相关的稳定性问题，如杂质含量或溶出度特性的变化，并确定药品能够在标示的贮存条件下，符合质量标准的各项要求。

持续稳定性考察是通过稳定性实验实现的，为药品的生产、包装、储存运输条件提供科学依据，同时通过实验建立药品的有效期。

持续稳定性考察可分为三类：影响因素实验、加速实验和长期实验。影响因素实验适用于原料药和制剂的考察，用一批原料药或一批制剂进行；加速试验与长期试验适用于原料药与药物制剂，要求用3批供试品进行。原料药的持续稳定性考察细则要求：①影响因素实验，是在比加速实验更激烈的条件下进行，其目的是探讨药物的固有稳定性，了解影响其稳定性的因素及可能的降解途径与降解产物，为制剂、生产工艺、包装储存条件与建立降解产物的分析方法提供科学依据。如：高温实验，开口置60℃温度下考察检测；高湿度试验，开口置恒温25℃，相对湿度90%±5%放置，若吸湿增重5%以上，则在相对湿度75%±5%条件下，同法进行实验；强光照射实验，开口置有适宜的光照装置内，以4500lx±500lx考察供试品的外观变化。②加速实验，在温度40℃±2℃，相对湿度75%±5%的条件下，放置6个月，考察项目检测。③长期实验，在温度25℃±2℃，相对湿度60%±10%的条件下，放置12个月，每三个月取样考察检测，12个月以后仍需要继续考察，将结果与0个月比较，以确定药物的有效期。药物制剂，以原料药的持续稳定性考察细则相似，可参照原料药或参阅《中国药典》二部附录。

持续稳定性考察应当有考察方案，结果应当有报告；用于持续稳定性考察的设备，应当按要求进行确认和维护；持续稳定性考察的时间应当涵盖药品有效期；考察方案应当至少包括每种规格、每个生产批量药品的考察批次数，相关的物理、化学、微生物和生物学检验方法，可考虑采用稳定性考察专属的检验方法，检验方法依据，合格标准，容器密封系统的描述，试验间隔时间，储存条件，检验项目等内容。

4. 放行与质量事故处理

（1）放行 放行包括物料和产品放行。应当分别建立物料和产品批准放行的操作规程，明确批准放行的标准、职责，并有相应的记录。物料放行由指定人员签名批准，批准放行的前提是物料生产厂商的检验报告，物料包装完整性和密封性的检查情况及结果，物料的质量评价有明确的结论。

产品的放行，包括药品的中间产品，待包装产品合成品。放行应当符合以下要求，在批准放行前，应当对每批药品进行质量评价，保证药品及其生产应当符合注册和GMP要求，并确认主要生产工艺和检验方法经过验证；已完成所有必须的检查检验，综合考虑实际生产条件和生产记录；所有必须的生产和质量控制均已完成，并经相关主管人员签名；变更已按照相关规程处理完毕，需要经药品监督管理部门批准的变更已得到批准；对变更或偏差已完成所有必要的取样、检查、检验和审核；所有与该批产品有关的偏差，均已有明确的解释或说明，或者已经过彻底调查和适当处理；如偏差还涉及其他批次产品应当一并处理。药品的质量评价应当有明确的结论，如批准放行、不合格或其他决定。每批药品均应当由质量受权人签名批准放行。疫苗类制品、血液制品、用于血源筛查的体外诊断试剂，以及国家药品监督管理部门规定的其他生物制品放行前，还应当取得批签发合格证明。

药品放行前应由受权人及QA对有关记录进行审核，审核内容包括配料、称量过程中的复核情况，各生产工序检查记录；清场记录；中间产品质量检验结果；偏差处理；成品检验结果等。符合要求并有质量受权人或指定的审核人签字，后方可放行。

批记录审核是审核所有与本批产品相关的记录是否齐全，受权人或审核人员必须按批记录清单逐一检查，资料不全时退回有关部门补充资料，记录齐全时，则应检查下列内容：所有生产和检验记录的标识包括品名、批号、代号是否一致；原辅料、包装材料的代号、批号及配料量与配料要求是否一致；生产过程是否遵循现行工艺规程和岗位SOP要求；是否执行了相应的清洁和清洗操作；生产记录是否齐全并经有关人员签字；批产量是否进行物料平衡计算，并在规定的限度内；原辅材料、中间产品、成品检验结果是否符合产品质量标准要求；生产过程偏差是否记录并经过调查核实；生产环境是否符合规定。

根据各项检查情况决定产品是否放行。对于偏差较小，各种条件和参数都在受控限度内的产品，判断为合格，予以放行。对存在严重偏差，可能会影响产品的判断为不合格，并对产生的原因进行调查，提出处理意见；对于不能马上判断合格或不合格的产品，应根据具体情况进行必要的试验或补充必要的材料，然后作出处理意见。对于批记录审核合格的产品，要经受权人或质量管理部门负责人签署产品放行单，方可进入下一工序或使用，成品只有签署合格证后方可放行出厂。

（2）不合格品处理　检验不合格的物料一般按不合格品处理，但特殊情况可以限制性使用物料，限制性使用必须履行严格的审批手续，经质量管理部门批准并有相应记录。生产过程中不合格中间产品，由车间会同有关人员调查原因提出处理措施，并进行风险评估，报质量管理部门审核批准。对在确认不影响最终产品质量的情况下，可以进行返工或者重新加工；如确认可能影响产品质量，则因报废或销毁。成品检验结果不合格，应由质量管理部门会同生产部门对生产过程进行追踪调查，查明原因，由质量管理部门组织风险评估，提出处理意见，确认重新加工可以达到产品质量标准，可以返工处理；否则应在质量管理部门的监督下进行销毁。

（3）质量事故管理　质量事故是指生产的产品的质量达不到质量标准的规定，或包装不良而变质的，生产出的产品收率极低，产生了大量的废品。质量事故的处理由质量管理部门负责，企业应制定质量事故处理管理规程。发生质量事故时，应会同技术、生产部门分析质量事故原因，提出解决办法，并采取适当的纠正措施，以避免此类事故的再次发生。重大质量事故，应及时报告当地药品监督管理部门，在未找到原因及解决办法前，应暂停生产。

所有的分析，质量事故调查的结果、建议及付诸实施的计划，都应该是书面的。如果以后再发生同类质量事故的话，则要考虑是否对工艺过程进行重新验证。

质量事故处理应遵循四不放过原则，即事故原因不清不放过，事故责任者和员工没有受到教育不放过，没有制定防范措施不放过，事故未经处理不放过。质量管理部门及相关部门，应及时、慎重、有效地处理好质量事故通报其他各部门引以为戒。

质量事故处理都应有书面记录和处理报告。质量事故报告内容，应包括分析、调查发生的原因，即所产生的质量事故的产品与预期的质量差异何在，对可能引起问题的工艺过程或操作人员的审查结果，对质量事故所采取的纠正措施和解决办法，为防止此类事故再次发生而采取的措施，生产、技术、质量管理部门的意见，有关生产、技术、质量管理人员的签名和日期。

5.　**变更控制**　变更是指药品生产企业涉及的原辅料、包装材料、质量标准、检验方法、操作规程、厂房、设施、设备、仪器、生产工艺和计算机软件与现行状况不一致。按变更的性质、范围、对产品质量潜在影响的程度，变更可分为主要变更和次要变更。

药品生产企业应当建立相关操作规程，规定变更的申请、评估、审核、批准和实施。质量管理部门应当指定专人负责变更控制，变更都应当评估其对产品质量的潜在影响，企业可以根据变更的性质范围，对产品质量潜在影响的程度将变更分类，判断变更所需的验证、额外的检验以及稳定性考察应当有科学依据。与产品质量有关的变更由申请部门提出后，应当经评估，制定实施计划并明确实施职责，最终由质量管理部门审核批准。变更实施应当有相应的完整记录。

改变原辅料、直接接触药品的包装材料、生产工艺、主要生产设备以及其他影响药品质量的主要因素时，企业应当建立变更控制系统，对所有影响产品质量的变更进行评估和管理。需要经药品监督管理部门批准的变更应当在得到批准后方可实施。上述变更，还应当对变更实施后最初至少三个批次的药品质量进行评估，如果变更可能影响药品的有效期，则质量评估还应当包括对变更实施后生产的药品进行稳定性考察。变更实施时，应当确保与变更相关的文件均已修订，质量管理部门应当保存所有变更的文件和记录。

处方、制造工艺、制造场所改变，相关设备变动，批量大小变动，根据变化的大小和重要性，需做必要的再验证。如果变动认为较小时，一般不需再验证，然而必须要有书面的评价和技术上的理由，但必须填写变更控制程序。如产品处方中减少或取消了色素或香料；批量大小变化小于等于10%；制造场所改变，仅发生在同一建筑物内，而生产设备、人员、操作规程、环境条件、空气洁净度等没有变化。

重大变化是指产品从一处移植到另一处开发生产，可能对产品及工艺产生重大影响的变化。例如制造工艺过程有重大变化，批量大小变化超过100%，调换了不同设计的和操作原理的设备，如混合机型号的改变，剪力由大变小或由小变大，假如移植产品已在原发地已做过验证或同时在进行验证，那么至少还要做两次连续的成功验证。

6. 偏差处理 药品生产企业各部门负责人应当确保所有人员正确执行生产工艺、质量标准、检验方法和操作规程，防止偏差的产生。企业应当建立偏差处理的操作规程，规定偏差的报告、记录、调查、处理以及所采取的纠正措施，并有相应的记录。任何偏差都应当评估其对产品质量的潜在影响，企业可以根据偏差的性质、范围、对产品质量潜在影响的程度，将偏差分类。如重大偏差、次要偏差。对重大偏差的评估应当考虑是否需要对产品进行额外的检验以及对产品有效期的影响，必要时应当对涉及重大偏差的产品进行稳定性考察。任何偏离生产工艺、物料平衡限度、质量标准、检验方法、操作规程等的情况，均应当有记录，并立即报告主管人员及质量管理部门，应当有清楚的说明；重大偏差应当有质量管理部门会同其他部门进行彻底调查，并有调查报告，偏差调查报告应当由质量管理部门的指定人员审核并签字。企业还应当采取预防措施，有效防止类似偏差的再次发生。质量管理部门应当负责偏差的分类保存偏差调查处理的文件和记录。

药品生产企业可能出现的偏差主要有：物料平衡超出引起的正常偏差；生产过程时间控制超出工艺规定范围；生产过程工艺条件发生偏移、变化；生产过程中设备发生异常，可能影响产品质量；产品质量发生偏移；非工艺损失；标签实用数、剩余、残损数之和与领用数发生差额；生产中发生其他的异常情况。

生产过程中偏差处理程序主要有7个步骤：①偏差发现人在采取措施仍不能将偏差控制在规定范围内时，立即停止生产，并报告车间主任。②发现偏差时，车间管理人员进行调查，根据调查结果提出处理措施。偏差处理措施主要有：确认不影响产品最终质量的情况下可继续加工；确认不影响产品质量的情况下进行返工或采取补救措施；确认影响产品质量，则报废或销毁。

③QA填写偏差调查处理报告两份，内容包括品名、批号、规格、批量、工序偏差的内容，发生的过程及原因、地点、日期；偏差调查处理报告，经填表人签名后，送交生产部门和质量管理部门，质量管理部门认真审核偏差调查结果及需采取的措施，最后批准签字。④生产部门、技术部门和质量管理部门派人员到车间督促检查偏差处理情况。⑤如调查发现有可能与本批前后生产批次的产品有关联，则必须立即通知质量管理部，采取措施停止相关批次的放行，直至调查确认与之无关方可放行。⑥处理完成后，车间将偏差处理情况及相关资料汇入批生产记录。⑦生产过程中出现重大质量事故和重大损失时，必须按事故报告规程向有关负责人和上级主管部门及时报告，出现偏差应制定并采取纠正措施并有相应的记录。

7. 纠正与预防措施 药品生产企业应当建立纠正措施和预防措施系统，对投诉、召回、偏差、自检或外部检查结果，工艺性能和质量监测趋势等进行调查，并采取纠正和预防措施。调查的深度和形式，应当以风险的级别相适应，纠正措施和预防措施系统应当能够增进对产品和工艺的理解，改进产品和工艺。

药品生产企业应当建立实施纠正和预防措施的操作规程，内容至少包括对投诉、召回、偏差、自检或外部检查结果、工艺性能和质量监测趋势以及其他来源的质量数据进行分析，确定已有和潜在的质量问题。必要时，应当采用适当的统计学方法；调查与产品工艺和质量保证系统有关的原因；确定所需采取的纠正和预防措施，防止问题的再次发生；评估纠正和预防措施的合理性、有效性和充分性；为实施纠正和预防措施过程中所有发生的变更，应当予以记录；确保相关信息已传递到质量受权人和预防问题再次发生的直接负责人；确保相关信息及其纠正和预防措施，已通过高层管理人员的评审。

纠正措施应与所遇到不合格的影响程度相适应，以消除不合格的原因，防止不合格的再发生。纠正措施要求：评审不合格，包括顾客投诉；确定不合格原因；评价确保不合格不再发生的措施的需求；确定和实施所需的措施；记录所采取措施的结果；评审所采取的纠正措施的有效性。

预防措施应以潜在问题的影响程度相适应。预防措施要求：确定潜在不合格及其原因；评价防治不合格发生的措施的需求；确定并实施所需的措施；记录所采取措施的结果；评审所采取的预防措施的有效性。

8. 产品质量回顾分析 产品质量回顾分析由质量管理部门主持，生产技术部、工程设备部门等参与，依据《中国药典》、质量标准、GMP及药事法规的要求进行质量审计。

质量审计的内容包括：产品所用原辅料的所有变更，尤其是来自新供应商的原辅料；关键中间控制点及成品的检验结果；所有不符合质量标准的批次及其调查；所有重大偏差及相关的调查；所采取的整改措施和预防措施的有效性；生产工艺或检验方法等的所有变更；已批准或备案的药品注册所有变更；稳定性考察的结果及任何不良趋势；所有因质量原因造成的退货、投诉、召回与调查；与产品工艺或设备相关的纠正措施的执行情况和效果；新获批准和有变更的药品，按照注册要求上市后应当完成的工作情况；相关设备和设施，如空调净化系统、水系统、压缩空气等的确认状态；委托生产或委托检验的技术合同履行情况。

质量审计工作每年审计一次。质量审计计划由质量审计负责人制定，报企业负责人批准后组织实施。质量审计过程应从原料开始，随物流秩序先后进入加工区、制剂区、包装区和成品留验区，对产品生产的全过程各环节进行客观的审计。按计划进行审计后，因周密和慎重地做好审计报告。审计人员通过审计报告为企业负责人提供作业质量和一致性方面的信息。审计的计划、实施、结论和报告完成后，需监督措施的落实，以达到审计的目的，提高产品质量。

案例分析

案例 2006年，齐齐哈尔第二制药有限公司生产的亮菌甲素注射液在临床出现严重的不良反应，造成多名患者死亡，被称为"齐二药事件"。

分析 事件原因：某经销商将工业原料二甘醇假冒丙二醇销售给了齐齐哈尔第二制药有限公司，该厂未遵守GMP，在未经检验的情况下将这种二甘醇错当成丙二醇使用在了亮菌甲素注射液的生产中。二甘醇对人体有严重的肾毒性，导致患者急性肾衰竭死亡。

合规要求：《中国药典》规定，注射剂所用原辅料应从来源及工艺等生产环节进行严格控制并应符合注射用的质量要求；GMP规定，药品生产每个环节按照标准操作规程执行，对原辅料的采购、检验、使用等环节进行严格管理。

违法后果：多名患者死亡，药厂倒闭，高管判刑。

【技能训练】参观药品生产车间

一、实训目的

参观药品生产企业车间，体验GMP合规运行。

二、实训要求

观看药品生产车间合规运行；了解药品生产车间洁净要求；体验进入洁净区的更衣流程。

三、实训内容

1. 全班以5人为一组，分成若干实训小组，并推举小组长一名。
2. 参观药品生产车间。
3. 了解车间洁净级别。
4. 体验进入洁净区的更衣规程。
5. 撰写参观药品生产车间GMP合规情况的心得体会。
6. 各小组推举1人汇报，并进行评比。

四、实训评价

老师根据学生参观过程的表现和心得体会汇报的质量，确定实训成绩的等级。

项目七　药品经营管理

PPT

📖 学习目标

知识目标

1. 掌握　药品经营许可的法定条件，GSP的主要内容。
2. 熟悉　药品流通监督管理政策。
3. 了解　药品经营违法责任。

技能目标

4. 学会药品经营许可证件的申办及其事项的变更。
5. 学会按GSP合规管理药品的采购验收储运销售陈列各环节。

📋 导学情景

情景描述：

小张正商洽接手一家小药店。他该怎么做，才能顺利依法合规经营呢？

任务一　药品经营许可

一、基础知识

药品经营企业是指经营药品的专营企业或兼营企业，分为药品批发企业和药品零售企业。药品批发企业是指购进的药品销售给药品生产企业、药品经营企业、医疗机构的药品经营企业。药品零售企业是指将购进的药品直接销售给消费者的药品经营企业。

（一）药品经营许可的法定要求

《药品管理法》（2019年修订）第五十一条规定，从事药品批发活动，应当经所在地省、自治区、直辖市人民政府药品监督管理部门批准，取得药品经营许可证。从事药品零售活动，应当经所在地县级以上地方人民政府药品监督管理部门批准，取得药品经营许可证。无药品经营许可证的，不得经营药品。

药品经营许可证应当标明有效期和经营范围，到期重新审查发证。

从事药品经营活动除应当遵循方便群众购药的原则，还应当具备以下法定条件：①有依法经过资格认定的药师或者其他药学技术人员；②有与所经营药品相适应的营业场所、设备、仓储设施和卫生环境；③有与所经营药品相适应的质量管理机构或者人员；④有保证药品质量的规章制度，并符合国务院药品监督管理部门依据本法制定的药品经营质量管理规范要求。

从事药品经营活动，应当遵守药品经营质量管理规范，建立健全药品经营质量管理体系，保

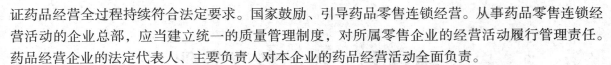

证药品经营全过程持续符合法定要求。国家鼓励、引导药品零售连锁经营。从事药品零售连锁经营活动的企业总部，应当建立统一的质量管理制度，对所属零售企业的经营活动履行管理责任。药品经营企业的法定代表人、主要负责人对本企业的药品经营活动全面负责。

（1）药品批发企业的设置标准

开办药品批发企业，应符合省、自治区、直辖市药品批发企业合理布局的要求，并符合以下设置标准：①具有保证所经营药品质量的规章制度；②企业、企业法定代表人或企业负责人、质量管理负责人无《药品管理法》（2001年修订）第75条、第82条规定的情形；③具有与经营规模相适应的一定数量的执业药师。质量管理负责人具有大学以上学历，且必须是执业药师；④具有能够保证药品储存质量要求的、与其经营品种和规模相适应的常温库、阴凉库、冷库。仓库中具有适合药品储存的专用货架和实现药品入库、传送、分检、上架、出库现代物流系统的装置和设备；⑤具有独立的计算机管理信息系统，能覆盖企业内药品的购进、储存、销售以及经营和质量控制的全过程；能全面记录企业经营管理及实施《药品经营质量管理规范》方面的信息；符合《药品经营质量管理规范》对药品经营各环节的要求，并具有可以实现接受当地药品监管部门（机构）监管的条件；⑥具有符合《药品经营质量管理规范》对药品营业场所及辅助、办公用房以及仓库管理、仓库内药品质量安全保障和进出库、在库储存与养护方面的条件。国家对经营麻醉药品、精神药品、医疗用毒性药品、预防性生物制品另有规定的，从其规定。

（2）药品零售企业的设置规定　开办药品零售企业，应符合当地常住人口数量、地域、交通状况和实际需要的要求，符合方便群众购药的原则，并符合以下设置规定：①具有保证所经营药品质量的规章制度；②具有依法经过资格认定的药学技术人员；经营处方药、甲类非处方药的药品零售企业，必须配有执业药师或者其他依法经过资格认定的药学技术人员。质量负责人应有一年以上（含一年）药品经营质量管理工作经验。经营乙类非处方药的药品零售企业，以及农村乡镇以下地区设立药品零售企业的，应当按照《药品管理法实施条例》第15条的规定配备业务人员，有条件的应当配备执业药师。企业营业时间，以上人员应当在岗；③企业、企业法定代表人、企业负责人、质量负责人无《药品管理法》规定禁止从事药品经营活动的情形；④具有与所经营药品相适应的营业场所、设备、仓储设施以及卫生环境。在超市等其他商业企业内设立零售药店的，必须具有独立的区域；⑤具有能够配备满足当地消费者所需药品的能力，并能保证24小时供应。药品零售企业应备有的国家基本药物品种数量由各省、自治区、直辖市药品监督管理部门结合当地具体情况确定。国家对经营麻醉药品、精神药品、医疗用毒性药品另有规定的，从其规定。

（二）药品经营许可证的申办资料

申办人完成拟办经营企业筹建后，向原审批部门、机构申请验收，并提交规定材料。药品监督管理部门应当在规定的时限内（开办药品批发企业的：自收到申请之日30个工作日内；开办药品零售企业的：自收到申请之日15个工作日内），依据规定组织验收；符合条件的，发给《药品经营许可证》。

根据《药品经营许可证管理办法》的规定，药品经营企业申领《药品经营许可证》应提供以下资料：

（1）开办药品批发企业　申请筹建药品批发企业需提交以下材料：①拟办企业法定代表人、企业负责人、质量负责人学历证明原件、复印件及个人简历；②执业药师执业证书原件、复印件；③拟经营药品的范围；④拟设营业场所、设备、仓储设施及周边卫生环境等情况。

申请验收药品批发企业需提交以下材料：①药品经营许可证申请表；②市场监督管理部门出

具的拟办企业核准证明文件；③拟办企业组织机构情况；④营业场所、仓库平面布置图及房屋产权或使用权证明；⑤依法经过资格认定的药学专业技术人员资格证书及聘书；⑥拟办企业质量管理文件及仓储设施、设备目录。

（2）开办药品零售企业　申请筹建药品零售企业需提交以下材料：①拟办企业法定代表人、企业负责人、质量负责人的学历、执业资格或职称证明原件、复印件及个人简历及专业技术人员资格证书、聘书；②拟经营药品的范围；③拟设营业场所、仓储设施、设备情况。

申请验收药品零售企业需提交以下材料：①药品经营许可证申请表；②工商行政管理部门出具的拟办企业核准证明文件；③营业场所、仓库平面布置图及房屋产权或使用权证明；④依法经过资格认定的药学专业技术人员资格证书及聘书；⑤拟办企业质量管理文件及主要设施、设备目录。

二、《药品经营许可证》的管理

《药品经营许可证》是企业从事药品经营活动的法定凭证，包括正本和副本。正本、副本具有同等法律效力。任何单位和个人不得伪造、变造、买卖、出租和出借。

1. **药品经营企业经营范围**　药品经营企业应当按照《药品经营许可证》许可的经营范围经营药品。药品经营企业经营范围包括：①麻醉药品、精神药品、医疗用毒性药品；②生物制品；③中药材、中药饮片、中成药、化学原料药及其制剂、抗生素原料药及其制剂、生化药品。

经营冷藏、冷冻药品或者蛋白同化制剂、肽类激素的，应当在经营范围项下予以明确。

从事药品零售的，应先核定经营类别，确定申办人经营处方药或非处方药、乙类非处方药的资格，并在经营范围中予以明确，再核定具体经营范围。

医疗用毒性药品、麻醉药品、精神药品、放射性药品和预防性生物制品的核定按照国家特殊药品管理和预防性生物制品管理的有关规定执行。

2. **《药品经营许可证》换发**　《药品经营许可证》有效期为5年。有效期届满，需要继续经营药品的，持证企业应在有效期届满前6个月内，向原发证机关申请换发《药品经营许可证》。原发证机关按本办法规定的申办条件进行审查，符合条件的，收回原证，换发新证。不符合条件的，可限期3个月进行整改，整改后仍不符合条件的，注销原《药品经营许可证》。

3. **《药品经营许可证》变更**　《药品经营许可证》变更分为许可事项变更和登记事项变更。许可事项变更是指经营方式、经营范围、注册地址、仓库地址（包括增减仓库）、企业法定代表人或负责人以及质量负责人的变更。登记事项变更是指上述事项以外的其他事项的变更。

药品经营企业变更《药品经营许可证》许可事项的，应当在原许可事项发生变更30日前，向原发证机关申请《药品经营许可证》变更登记。变更《药品经营许可证》的登记事项的，应在市场监督管理部门核准变更后30日内，向原发证机关申请《药品经营许可证》变更登记。

企业分立、合并、改变经营方式、跨原管辖地迁移，按照规定重新办理《药品经营许可证》。

4. **《药品经营许可证》遗失**　企业遗失《药品经营许可证》，应立即向发证机关报告，并在发证机关指定的媒体上登载遗失声明。发证机关在企业登载遗失声明之日起满1个月后，按原核准事项补发《药品经营许可证》。

5. **《药品经营许可证》注销**　有下列情形之一的，《药品经营许可证》由原发证机关注销：①《药品经营许可证》有效期届满未换证的；②药品经营企业终止经营药品或者关闭的；③《药品经营许可证》被依法撤消、撤回、吊销、收回、缴销或者宣布无效的；④不可抗力导致《药品

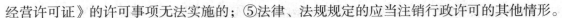

经营许可证》的许可事项无法实施的；⑤法律、法规规定的应当注销行政许可的其他情形。

6. 药品经营监督检查 监督检查的内容主要包括：

（1）企业名称、经营地址、仓库地址、企业法定代表人（企业负责人）、质量负责人、经营方式、经营范围、分支机构等重要事项的执行和变动情况；

（2）企业经营设施设备及仓储条件变动情况；

（3）企业实施《药品经营质量管理规范》情况；

（4）发证机关需要审查的其他有关事项。

监督检查可以采取书面检查、现场检查或者书面与现场检查相结合的方式。

（1）发证机关可以要求持证企业报送《药品经营许可证》相关材料，通过核查有关材料，履行监督职责；

（2）发证机关可以对持证企业进行现场检查。

有下列情况之一的企业，必须进行现场检查：上一年度新开办的企业；上一年度检查中存在问题的企业；因违反有关法律、法规，受到行政处罚的企业；发证机关认为需要进行现场检查的企业。

《药品经营许可证》换证工作当年，监督检查和换证审查工作可一并进行。

《药品经营许可证》现场检查标准，由发证机关按照开办药品批发企业验收实施标准、开办药品零售企业验收实施标准和《药品经营质量管理规范》认证检查标准及其现场检查项目制定，并报上一级食品药品监督管理部门备案。

对监督检查中发现有违反《药品经营质量管理规范》要求的经营企业，由发证机关责令限期进行整改。发证机关依法对药品经营企业进行监督检查时，应当将监督检查的情况和处理结果予以记录，由监督检查人员签字后归档。公众有权查阅有关监督检查记录。现场检查的结果，发证机关应当在《药品经营许可证》副本上记录并予以公告。

三、药品经营许可有关的法律风险

《药品管理法》（2019年修订）中法律责任的相关条款如下：

第一百一十五条　未取得药品生产许可证、药品经营许可证或者医疗机构制剂许可证生产、销售药品的，责令关闭，没收违法生产、销售的药品和违法所得，并处违法生产、销售的药品（包括已售出和未售出的药品，下同）货值金额十五倍以上三十倍以下的罚款；货值金额不足十万元的，按十万元计算。

第一百二十二条　伪造、变造、出租、出借、非法买卖许可证或者药品批准证明文件的，没收违法所得，并处违法所得一倍以上五倍以下的罚款；情节严重的，并处违法所得五倍以上十五倍以下的罚款，吊销药品生产许可证、药品经营许可证、医疗机构制剂许可证或者药品批准证明文件，对法定代表人、主要负责人、直接负责的主管人员和其他责任人员，处二万元以上二十万元以下的罚款，十年内禁止从事药品生产经营活动，并可以由公安机关处五日以上十五日以下的拘留；违法所得不足十万元的，按十万元计算。

第一百二十三条　提供虚假的证明、数据、资料、样品或者采取其他手段骗取临床试验许可、药品生产许可、药品经营许可、医疗机构制剂许可或者药品注册等许可的，撤销相关许可，十年内不受理其相应申请，并处五十万元以上五百万元以下的罚款；情节严重的，对法定代表人、主要负责人、直接负责的主管人员和其他责任人员，处二万元以上二十万元以下的罚款，十年内禁止从事药品生产经营活动，并可以由公安机关处五日以上十五日以下的拘留。

任务二 采购与验收药品

一、基础知识

（一）采购药品

《药品管理法》（2019 年修订）第五十五条规定：药品上市许可持有人、药品生产企业、药品经营企业和医疗机构应当从药品上市许可持有人或者具有药品生产、经营资格的企业购进药品；但是，购进未实施审批管理的中药材除外。《药品经营质量管理规范》第二章第八节、第三章第五节对药品采购作了更为详尽的要求，具体规定如下：

1. 药品采购的原则 企业的采购活动应当符合以下要求：①确定供货单位的合法资格；②确定所购入药品的合法性；③核实供货单位销售人员的合法资格；④与供货单位签订质量保证协议。

采购中涉及的首营企业、首营品种，采购部门应当填写相关申请表格，经过质量管理部门和企业质量负责人的审核批准。必要时应当组织实地考察，对供货单位质量管理体系进行评价。

2. 首营企业的审核 对首营企业的审核，应当查验加盖其公章原印章（原印章是企业在购销活动中，为证明企业身份在相关文件或者凭证上加盖的企业公章、发票专用章、质量管理专用章、药品出库专用章的原始印记，不能是印刷、影印、复印等复制后的印记）的以下资料，确认真实、有效：①《药品生产许可证》或者《药品经营许可证》复印件；②营业执照、税务登记、组织机构代码的证件复印件，及上一年度企业年度报告公示情况；③《药品生产质量管理规范》认证证书或者《药品经营质量管理规范》认证证书复印件；④相关印章、随货同行单（票）样式；⑤开户户名、开户银行及账号。

3. 首营品种的审核 采购首营品种应当审核药品的合法性，索取加盖供货单位公章原印章的药品生产或者进口批准证明文件复印件并予以审核，审核无误的方可采购。以上资料应当归入药品质量档案。

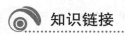 **知识链接**

首营企业与首营品种

首营企业是指采购药品时，与本企业首次发生供需关系的药品生产或者经营企业。

首营品种是指本企业首次采购的药品，包括：①向不同企业购买的同一品种；②既向生产单位购进又向经营单位购进同一品种、规格、批号的药品；③新剂型、新规格、新包装。

4. 销售人员资格的审核 企业应当核实、留存供货单位销售人员以下资料：①加盖供货单位公章原印章的销售人员身份证复印件；②加盖供货单位公章原印章和法定代表人印章或者签名的授权书，授权书应当载明被授权人姓名、身份证号码，以及授权销售的品种、地域、期限；③

供货单位及供货品种相关资料。

5. 质量保证协议的内容　企业与供货单位签订的质量保证协议至少包括以下内容：①明确双方质量责任；②供货单位应当提供符合规定的资料且对其真实性、有效性负责；③供货单位应当按照国家规定开具发票；④药品质量符合药品标准等有关要求；⑤药品包装、标签、说明书符合有关规定；⑥药品运输的质量保证及责任；⑦质量保证协议的有效期限。

6. 发票及资金流向　采购药品时，企业应当向供货单位索取发票。发票应当列明药品的通用名称、规格、单位、数量、单价、金额等；不能全部列明的，应当附《销售货物或者提供应税劳务清单》，并加盖供货单位发票专用章原印章、注明税票号码。

发票上的购、销单位名称及金额、品名应当与付款流向及金额、品名一致，并与财务账目内容相对应。发票按有关规定保存。

7. 采购记录　采购药品应当建立采购记录。采购记录应当有药品的通用名称、剂型、规格、生产厂商、供货单位、数量、价格、购货日期等内容，采购中药材、中药饮片的还应当标明产地。

8. 药品直调　发生灾情、疫情、突发事件或者临床紧急救治等特殊情况，以及其他符合国家有关规定的情形，企业可采用直调方式购销药品，将已采购的药品不入本企业仓库，直接从供货单位发送到购货单位，并建立专门的采购记录，保证有效的质量跟踪和追溯。

9. 特殊药品购进　采购特殊管理的药品，应当严格按照国家有关规定进行。

10. 购进评审　企业应当定期对药品采购的整体情况进行综合质量评审，建立药品质量评审和供货单位质量档案，并进行动态跟踪管理。

（二）验收药品

《药品管理法》（2019年修订）第五十六条规定：药品经营企业购进药品，应当建立并执行进货检查验收制度，验明药品合格证明和其他标识；不符合规定要求的，不得购进和销售。《药品经营质量管理规范》第二章第九节、第三章第五节对药品验收作了更为详尽的要求，具体规定如下：

1. 收货验收的原则　企业应当按照规定的程序和要求对到货药品逐批进行收货、验收，防止不合格药品入库。

2. 对收货的要求　药品到货时，收货人员应当核实运输方式是否符合要求，并对照随货同行单（票）和采购记录核对药品，做到票、账、货相符。

随货同行单（票）应当包括供货单位、生产厂商、药品的通用名称、剂型、规格、批号、数量、收货单位、收货地址、发货日期等内容，并加盖供货单位药品出库专用章原印章。

冷藏、冷冻药品到货时，应当对其运输方式及运输过程的温度记录、运输时间等质量控制状况进行重点检查并记录。不符合温度要求的应当拒收。

3. 待验　待验是指对到货、销后退回的药品采用有效的方式进行隔离或者区分，在入库前等待质量验收的状态。

收货人员对符合收货要求的药品，应当按品种特性要求放于相应待验区域，或者设置状态标志，通知验收。冷藏、冷冻药品应当在冷库内待验。

4. 查验检验报告　验收药品应当按照药品批号查验同批号的检验报告书。供货单位为批发企业的，检验报告书应当加盖其质量管理专用章原印章。检验报告书的传递和保存可以采用电子数据形式，但应当保证其合法性和有效性。

5. 验收抽样　企业应当按照验收规定，对每次到货药品进行逐批抽样验收，抽取的样品应当具有代表性：①同一批号的药品应当至少检查一个最小包装，但生产企业有特殊质量控制要求或者打开最小包装可能影响药品质量的，可不打开最小包装；②破损、污染、渗液、封条损坏等包装异常以及零货（零货是指拆除了用于运输、储藏包装的药品）、拼箱的，应当开箱检查至最小包装；③外包装及封签完整的原料药、实施批签发管理的生物制品，可不开箱检查。

6. 验收检查 验收人员应当对抽样药品的外观、包装、标签、说明书以及相关的证明文件等逐一进行检查、核对；验收结束后，应当将抽取的完好样品放回原包装箱，加封并标示。

7. 特殊管理药品验收 特殊管理的药品应当按照相关规定在专库或者专区内验收。

8. 验收记录 验收药品应当做好验收记录，包括药品的通用名称、剂型、规格、批准文号、批号、生产日期、有效期、生产厂商、供货单位、到货数量、到货日期、验收合格数量、验收结果等内容。验收人员应当在验收记录上签署姓名和验收日期。

中药材验收记录应当包括品名、产地、供货单位、到货数量、验收合格数量等内容。中药饮片验收记录应当包括品名、规格、批号、产地、生产日期、生产厂商、供货单位、到货数量、验收合格数量等内容，实施批准文号管理的中药饮片还应当记录批准文号。

验收不合格的还应当注明不合格事项及处置措施。

9. 入库 企业应当建立库存记录，验收合格的药品应当及时入库登记；验收不合格的，不得入库，并由质量管理部门处理。

10. 药品直调验收 企业进行药品直调的，可委托购货单位进行药品验收。购货单位应当严格按照本规范的要求验收药品，并建立专门的直调药品验收记录。验收当日应当将验收记录相关信息传递给直调企业。

二、药品采购的合规管理

药品经营企业在开展药品购进活动过程中，必须制定能够确保购进药品符合质量要求的进货质量管理程序。严格审核企业、销售人员合法资质，审核药品的合法性和质量可靠性，尤其加强对首营企业和首营品种的审核，建立和保存真实、完整的供货方档案和购进记录。

药品经营企业完成药品采购后，要求能够按照药品验收程序，严格对药品外观性状、内外包装、标识以及相关证明文件等进行检查，确保药品的质量。建立并保存真实、完整的验收记录。

药品采购一般包括以下七个步骤（图7-1）：①制定药品采购计划；②确定供货企业法定资格和质量信誉；③审核购入药品的合法性和质量可靠性；④核实供货单位销售人员的合法资质；⑤签订质量保证协议；⑥建立购进记录；⑦购进评审。

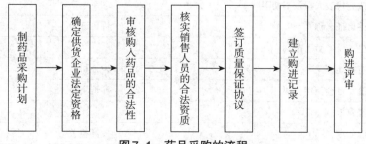

图7-1 药品采购的流程

1. 制定药品采购计划 业务购进部门根据本企业经营的实际情况，通常按年度、季度、月份填写"药品购进计划审批表"（表7-1），报质量管理部门审核。

表7-1 药品购进计划审批表

编号： 　　填报部门： 　　填表人： 　　填表日期：

药品通用名	商品名	剂型	规格	生产企业	批准文号	生产批号	供货单位	购进价格	购进数量

采购人员意见	
	签章： 　　年　　月　　日
采购部门意见	
	负责人（签章）： 　　年　　月　　日
质量管理部门意见	
	负责人（签章）： 　　年　　月　　日
企业质量负责人意见	
	负责人（签章）： 　　年　　月　　日

2. 确定供货企业法定资格和质量信誉 在确定供货企业法定资格和质量信誉时，应索取供货企业的最新的药品生产（或经营）许可证以及营业执照复印件，复印件上应加盖有企业的红色公章，同时要注意确认其证照的有效期和生产（或经营）范围。

若供货方为首营企业，则应进行包括企业资格和质量保证能力的审核，填写"首营企业审批表"（表7-2）。审核由业务部门会同质量管理部门共同进行（图7-2）。除审核有关资料外，必要时应实地考察。经审核批准后，方可从首营企业进货。

业务购进部门索取供货单位的合法证照，审核其合法性。质量管理部门建立包括所有供货方资料的"合格供货方档案表"（表7-3）。

表7-2 首营企业审批表

编号： 　　填报部门： 　　填表人： 　　填表日期：

企业名称			类别	
企业地址			法定代表人	
传真			邮编	
开户户名				
开户银行			账号	
业务联系人情况	姓名		身份证号码	
	法定代表人授权书期限		联系电话	
许可证	许可证名称		许可证号	
	生产（经营）范围			
	有效期至		发证机关	
营业执照	统一社会信用代码		注册资金	
	经营范围			
	有效期至		发照机关	
供货单位质量管理体系情况				
购进部门意见				
			负责人（签章）： 　　年　　月　　日	

续表

质量管理部门意见	
	负责人（签章）： 年 月 日
企业负责人意见	
	负责人（签章）： 年 月 日

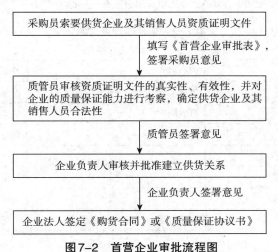

图7-2 首营企业审批流程图

表7-3 合格供货方档案表

编号： 建档日期：

供货单位			
地址		邮政编码	
法定代表人		联系电话	
统一社会信用代码		许可证编号	
生产（经营）范围			
年产值（销售金额）		质量信誉情况	
主要产品		合规经营状况	
质量管理部门情况	负责人	联系方式	

姓名	技术职称	电话	传真	E-mail

综合评价	

质量管理部门负责人（签章）： 年 月 日

3. 审核购入药品的合法性和质量可靠性 业务购进部门严格按照进货质量管理程序的要求，索取并核实药品的合法性资料。在确定购入药品的合法性和质量可靠性时，可以从以下方面审核：①合法企业所生产或经营的药品；②具有法定的质量标准；③除国家未规定的以外，药品应有法定的批准文号和生产批号；④企业购进进口药品应有符合规定的、加盖了供货单位质量管理机构原印章的《进口药品注册证》和《进口药品检验报告书》复印件；⑤包装和标识符合有关规定和储运要求；⑥中药材应标明产地。

若采购的药品为首营品种时，采购员索取首营品种的相关资料并填写"首营品种审批表"

（表7-4）后，交由质量管理机构审查，由质量管理机构负责人填写审查结果并签字；企业物价部门签署意见后再交由企业负责人签署意见。各方均批准后，业务部门才可进货。

首营品种的相关资料包括：①药品生产许可证和营业执照复印件，如同属首营企业只需收取一份即可；②药品生产批文（批准文号）；③药品质量标准；④价格批文；⑤包装、标签、说明书；⑥新药证书。

以上资料应当由质量管理部门归入"药品质量档案"（表7-5）。

表7-4 首营品种审批表

编号：　　　　填报部门：　　　　　填表人：　　　　　填表日期：

药品通用名		商品名		剂型	
规格		批准文号		产品批号	
质量标准		有效期		装箱规格	
主要成分				储存条件	
主要适应证					
生产企业	名称			质量信誉情况	
供货单位	名称			质量信誉情况	
价格	出产价：	采购价：	批发价：	零售价：	
采购人员意见				签章：　　　年　　月　　日	
购进部门意见				负责人（签章）：　　年　　月　　日	
物价部门意见				负责人（签章）：　　年　　月　　日	
企业质量管理负责人意见				负责人（签章）：　　年　　月　　日	

表7-5 药品质量档案表

编号：　　　　　　　　建档日期：

药品通用名称			商品名		
规格			剂型		
批准文号		产品批号		质量标准	
有效期		主要适应证		储存条件	
生产企业		药品生产许可证号		统一社会信用代码	
质量信誉情况		生产企业联系电话		传真	
首营企业审核表号		审核日期		实地考察人员	
首营品种审核表号		审批日期		进货日期	
建档原因及目的：					
包装质量、标签和说明书规范情况：					

外观质量检查情况：
抽验情况：
质量标准变更情况：
临床疗效反映情况：
用户访问情况：
质量查询情况：
库存质量考查情况：

4. 核实供货单位销售人员的合法资质 索取供货方销售人员的有关证明资料，填写"供货单位销售人员资格审批表"（表7–6），进行其合法性资格审核。

表7-6 供货单位销售人员资格审批表

编号： 填报部门： 填表人： 填表日期：

销售人员姓名		供货单位	
身份证号		销售品种	
授权销售情况	品种	地域	期限
购进部门意见			负责人（签章）： 年 月 日
质量管理部门意见			负责人（签章）： 年 月 日
企业负责人意见			负责人（签章）： 年 月 日

5. 签订质量保证协议 企业与供货单位签订质量保证协议的重点在于明确业务关系双方的质量责任。协议可以单独签订，也可以将内容列入药品购销合同中。质量保证协议应包括GSP要求的内容。

6. 建立购进记录 在购进活动中，应做好详尽的药品购进记录（表7–7），以保证企业业务购进行为合法性及规范性的有效监控和追溯。

表7-7 药品购进记录

购货日期：

药品通用名	商品名	剂型	规格	数量	单价	有效期至	批准文号	产品批号	上市许可持有人	生产企业	供货单位

采购员： 负责人：

7. 开展药品购进情况质量评审 质量管理部门应定期对药品购进情况进行综合质量评审（表7-8），评审结果及时归档，为企业药品购进计划的制定与审核提供依据。

表7-8 药品购进情况质量评审表

编号：

供货单位							
品名	剂型	规格	批准文号	生产企业	购进批次	购进数量	验收合格率（%）
评审意见							
					评审人（签章）：	年 月	日

三、药品验收的合规管理

药品验收，是药品经营企业保证药品质量的一项重要措施。严把药品验收关，才能使经营药品的质量得到保证。验收药品的流程见图7-3：

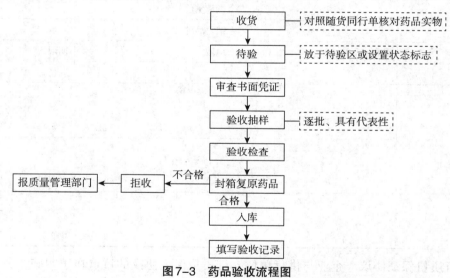

图7-3 药品验收流程图

1. 收货 收货员根据购进记录、随货单据核对清点实收货物。

2. 待验 收货员按照药品区的色标管理规定以及品种特性要求，将购进药品放入相应的区域中，放置待验标志，通知药品验收员到相应地点进行验收。

3. 审查书面凭证 验收人员对随货到达的书面凭证如合同、订单、发票产品合格证、检验报告书等进行检查，确定单据的真实性、规范性和所到货物的一致性。

4. 验收抽样 对药品进行逐批验收，验收抽取的样品应具有代表性。

5. 验收抽查 验收员对药品外观的性状检查，药品内外包装，标识以及相关证明文件等逐一检查，核对。

6. 入库 对于验收合格的药品，立即对已拆封的药品包装复原，加封并标示；填写"药品入库通知单"（表7-9），通知仓库保管员办理入库手续。

表7-9 药品入库通知单

编号：

供货单位： 日期：

货号	通用名称	剂型	规格	到货数量	实收数量	批号	有效期限	生产厂商	包装	备注

在验收过程中发现不符合国家规定的情况时，应立即停止验收工作，填写"药品拒收报告单"（表7-10）。报质量管理部门确认处理。

表7-10 药品拒收报告单

编号：

通用名称		剂型		规格	
批号		有效期限		到货数量	
质量标准		抽查数量		验收日期	
生产厂商		供货单位			
拒收理由			验收员（签章）： 年 月 日		
验收部门意见			负责人（签章）： 年 月 日		
质量管理部门意见			负责人（签章）： 年 月 日		

7. 填写药品验收记录 企业应按照有关规定建立详尽的"药品验收记录"（表7-11），并按规定保存备查。具体要求如下：①可按药品剂型分别填入表内；②品名、规格、单位、生产企业按实货填写，生产批号应逐批填写；③批准文号按实际情况填写，进口药品及直接从本地药厂进货需所取检验报告书填备注栏内；④有效期限和使用期限应填写：×××年××月××日；⑤外观质量可按实际情况写，除性状（色泽）外，均应以百分比表示；⑥包装质量情况，内外包装符合要求填写"合格"，不符合要求填写实际情况；⑦验收结论，根据验收综合情况做出合格与不合格的结论。

表7-11 药品验收记录

编号：

到货日期	通用名称	剂型	规格	到货数量	批号	生产厂商	供货单位	生产日期	有效期限、	验收合格数量	验收结果	验收人员	验收日期	备注

四、药品采购违法违规的法律风险

第一百二十九条 违反本法规定，药品上市许可持有人、药品生产企业、药品经营企业或者医疗机构未从药品上市许可持有人或者具有药品生产、经营资格的企业购进药品的，责令改正，没收违法购进的药品和违法所得，并处违法购进药品货值金额二倍以上十倍以下的罚款；情节严重的，并处货值金额十倍以上三十倍以下的罚款，吊销药品批准证明文件、药品生产许可证、药品经营许可证或者医疗机构执业许可证；货值金额不足五万元的，按五万元计算。

案例分析

无购进记录和票据的药品采购行为的处罚

【案情简介】2017年3月25日，某市原食品药品监督管理局执法人员在对某医药公司进行日常监督检查时，发现该公司购进的一批药品无购进记录和购进票据。经调查核实，该批药品是从一合法企业购进的，购进该批药品时未作任何验收。随后，执法人员对该医药公司的上述行为进行了立案查处，认为该公司的行为违反了《药品经营质量管理规范》的规定，给予警告，责令其改正。

【问题探讨】请问药品监督管理局执法人员对该医药公司的处理是否正确？请分析该医药公司的行为。

【案例分析】该医药公司采购药品无购进记录、购进票据，未进行验收检查。该公司未按照规定实施《药品经营质量管理规范》，其行为已构成违法，应按照《药品管理法》（2015年修正）第七十八条的规定处罚：药品经营企业未按照规定实施《药品经营质量管理规范》的，给予警告，责令限期改正；逾期不改正的，责令停产、停业整顿，并处五千元以上二万元以下的罚款；情节严重的，吊销《药品经营许可证》。

任务三　储存与养护药品

一、基础知识

《药品管理法》（2019年修订）第五十九条规定：药品经营企业必须制定和执行药品保管制度，采取必要的冷藏、防冻、防潮、防虫、防鼠等措施，保证药品质量。《药品经营质量管理规范》第二章第五、十节以及第三章第四、六节对药品的储存与养护作了更为详尽的要求，具体规定如下：

（一）药品储存与养护的设施设备

1. **设施规模**　企业应当具有与其药品经营范围、经营规模相适应的库房。

2. **库房要求**　库房的选址、设计、布局、建造、改造和维护应当符合药品储存的要求，防止药品的污染、交叉污染、混淆和差错。

3. **隔离防护**　药品储存作业区、辅助作业区应当与办公区和生活区分开一定距离或者有隔离措施。

4. **库房条件**　库房的规模及条件应当满足药品的合理、安全储存，并达到以下要求，便于开展储存作业：①库房内外环境整洁，无污染源，库区地面硬化或者绿化；②库房内墙、顶光洁，地面平整，门窗结构严密；③库房有可靠的安全防护措施，能够对无关人员进入实行可控管理，防止药品被盗、替换或者混入假药；④有防止室外装卸、搬运、接收、发运等作业受异常天气影响的措施。

5. **库房设施设备**　库房应当配备以下设施设备：①药品与地面之间有效隔离的设备；②避

光、通风、防潮、防虫、防鼠等设备；③有效调控温湿度及室内外空气交换的设备；④自动监测、记录库房温湿度的设备；⑤符合储存作业要求的照明设备；⑥用于零货拣选、拼箱发货操作及复核的作业区域和设备；⑦包装物料的存放场所；⑧验收、发货、退货的专用场所；⑨不合格药品专用存放场所；⑩经营特殊管理的药品有符合国家规定的储存设施。

6. 中药材、饮片库房条件 经营中药材、中药饮片的，应当有专用的库房和养护工作场所，直接收购地产中药材的应当设置中药样品室（柜）。

7. 冷链设施设备 储存冷藏、冷冻药品的，应当配备以下设施设备：①与其经营规模和品种相适应的冷库，储存疫苗的应当配备两个以上独立冷库；②用于冷库温度自动监测、显示、记录、调控、报警的设备；③冷库制冷设备的备用发电机组或者双回路供电系统；④对有特殊低温要求的药品，应当配备符合其储存要求的设施设备。

（二）药品储存要求

企业应当根据药品的质量特性对药品进行合理储存，并符合以下要求：

1. 按包装标示的温度要求储存药品，包装上没有标示具体温度的，按照《中华人民共和国药典》规定的贮藏要求进行储存。

2. 储存药品相对湿度为35%~75%。

3. 在人工作业的库房储存药品，按质量状态实行色标管理，合格药品为绿色，不合格药品为红色，待确定药品为黄色。

4. 储存药品应当按照要求采取避光、遮光、通风、防潮、防虫、防鼠等措施。

5. 搬运和堆码药品应当严格按照外包装标示要求规范操作，堆码高度符合包装图示要求，避免损坏药品包装。

6. 药品按批号堆码，不同批号的药品不得混垛，垛间距不小于5cm，与库房内墙、顶、温度调控设备及管道等设施间距不小于30cm，与地面间距不小于10cm。

7. 药品与非药品、外用药与其他药品分开存放，中药材和中药饮片分库存放。

8. 特殊管理的药品应当按照国家有关规定储存。

9. 拆除外包装的零货药品应当集中存放。

10. 储存药品的货架、托盘等设施设备应当保持清洁，无破损和杂物堆放。

11. 未经批准的人员不得进入储存作业区，储存作业区内的人员不得有影响药品质量和安全的行为。

12. 药品储存作业区内不得存放与储存管理无关的物品。

（三）药品养护要求

养护人员应当根据库房条件、外部环境、药品质量特性等对药品进行养护，主要内容是：

1. 指导和督促储存人员对药品进行合理储存与作业。

2. 检查并改善储存条件、防护措施、卫生环境。

3. 对库房温湿度进行有效监测、调控。

4. 按照养护计划对库存药品的外观、包装等质量状况进行检查，并建立养护记录；对储存条件有特殊要求的或者有效期较短的品种应当进行重点养护。

5. 发现有问题的药品应当及时在计算机系统中锁定和记录，并通知质量管理部门处理。

6. 对中药材和中药饮片应当按其特性采取有效方法进行养护并记录，所采取的养护方法不得对药品造成污染。

7. 定期汇总、分析养护信息。

二、药品储存的合规管理

储存与养护是药品在经营企业内部经历时间最长的一个环节，药品经营企业只有对药品储存及养护进行合规管理，才能保证在库药品质量。

（一）在库药品合规管理的意义

药品的储存利用分类分区、色标管理，药品按批号集中堆放等方法保证药品的质量，而药品的养护通过药品质量的循环检查及时发现问题和对外界条件（如温度、湿度、日光等）加以控制，使其不对药品质量造成不良影响。

（二）药品储存的合规操作

1. **仓库分类** 药品仓库是进行药品储存保管的建筑物和场所的总称，是药品经营企业必不可少的基础设施。药品在库期间的质量状况取决于仓库条件、保养技术和管理水平。

（1）按照作业管理要求 药品仓库按照作业管理要求分为待验药品库（区）、待发药品库（区）、退货药品库（区）、合格药品库（区）、不合格药品库（区）。经营中药饮片还应划分零货称取库（区）。按照库房管理的实际需要，库房管理区域色标划分的统一标准是：待验药品库（区）、退货药品库（区）为黄色；合格药品库（区）、中药饮片零货称取库（区）、待发药品库（区）为绿色；不合格药品库（区）为红色。三色（红、黄、绿）标牌以底色为准，文字可以白色或黑色表示，防止出现色标混乱。

（2）按照温湿度管理要求 药品仓库按照温湿度管理要求分为冷库（2~10℃）、阴凉库（≤20℃）、常温库（0~30℃）。各类库房相对湿度均应控制在35%~75%。

（3）按照特殊管理要求 药品仓库按照特殊管理要求分为麻醉药品库、一精药品库、医疗用毒性药品库、放射性药品库和危险品库。

2. **药品分类分区与货位编号** "药品分类分区，货位编号"是药品经营企业对药品分类储存的主要方法。药品经营企业根据药品的自然属性和库房条件、周转频率等将仓库划分成若干个货区，每个区域进一步划分为若干货位，然后按药品性质实行分区、分类固定存放，对每个货区总存放的货位进行统一编号。

（1）分库（区） 药品经营企业根据仓储作业的功能特点以及GSP的要求，将仓库划分为若干货库（区），并按药品类别、储存数量等将药品放入相应货库（区）。

药品分区要符合"三个一致"原则：药品性能一致、药品养护措施一致、消防方法一致。分区时留出机动货区，以解决各货区的忙闲不均及特殊情况。

（2）分类 分类是将药品按其性质和所要求的储存条件划分为若干类，分类集中存放。

①根据药品温湿度要求分类储存：根据每种药品的储存温度要求分别储存于冷库、阴凉库、常温库。各类库房相对湿度均应控制在35%~75%。

②根据药品的剂型分类储存：可将不同剂型的药品如胶囊、片剂、注射剂、颗粒剂、糖浆、软膏等分类储存。

③根据药品的性质分类储存：药品与非药品分库存放，内用药与外用药分区存放，处方药与非处方药可以储存于同一药品库，但应分开存放且标明标志。易串味的药品、中药材、中药饮片、特殊管理药品及危险品等应专库存放、不得与其他药品混存于同一药品库。

麻醉药品和第一类精神药品可同库储存，医疗用毒性药品、放射性药品分别设置专库或专柜存放，放射性药品应采取有效的防辐射措施。此外，还应实行双人双锁管理、专账记录，做到账物相符。第二类精神药品宜存放于相对独立的储存区域，且应加强账、货管理。

（3）货位编号　即在药品分区分类及划分好货位后，将存放药品的场所按储存地点和位置排列，采用统一的标记，编上序号。货位编号的标志设置要适宜，标志制作要规范，编号顺序要一致，段位间隔要恰当。货位编号的目的是便于迅速、方便地查找药品，有利于提高作业效率和减少差错。

3. 药品的合规堆码

（1）堆码要求　药品堆码的基本原则是安全、方便和节约，尽量做到合理、牢固、定量与整齐。堆垛药品时，要做到"五不靠"，即药品四周不靠墙、柱、顶、顶棚和灯；"三不倒置"，即轻重、软硬、标志不倒置；保持"三条线"，即上下垂直，左右、前后成线，使货垛稳固、整齐、美观。

（2）堆码的注意事项

①堆垛时五距要规范：垛间距≥5cm，地距≥10cm，顶距、墙距、柱距、灯距≥30cm。

②堆垛应严格遵守药品外包装图式标志（图7-4）的要求，规范操作，禁止倒置。怕压药品应控制堆放高度，防止造成包装箱挤压变形。要定期翻垛。

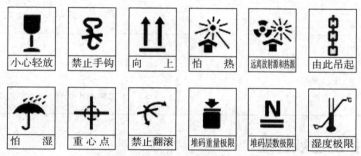

| 小心轻放 | 禁止手钩 | 向　上 | 怕　热 | 远离放射源和热源 | 由此吊起 |
| 怕　湿 | 重心点 | 禁止翻滚 | 堆码重量极限 | 堆码层数极限 | 湿度极限 |

图7-4　药品外包装图式标志

③药品按批号堆码，不同批号的药品不得混垛。有效期的药品应分类相对集中存放，按批号和效期远近依次或分开堆码、上架。

4. 销后退回药品的管理　销后退回药品的处理流程如图7-5。

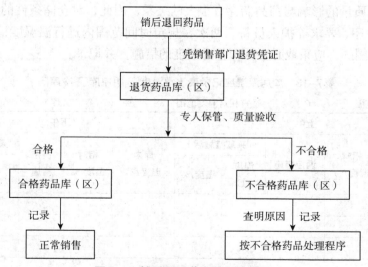

图7-5　销后退回药品处理流程图

药品经营企业对销后退回的药品，凭销售部门开具的退货凭证收货，存放于退货药品库（区）。退货药品应由专人保管，并做好退货记录（表7-12）。对所有退回的药品，应严格按照验收流程进行质量验收。经质量管理部门确认为合格的药品，由保管人员记录后存入合格药品库

（区）；不合格的药品由保管人员记录后存入不合格药品库（区），并设置显著标志。

表7-12 销后退回药品记录表

编号：

退货单位							
品名	剂型	规格	批准文号	批号	数量	单价	金额合计
退货原因							
						经办人（签章）： 年 月 日	
验收结果							
						验收员（签章）： 年 月 日	
负责人意见							
						负责人（签章）： 年 月 日	

三、药品养护的合规管理

（一）药品养护的合规操作

1. 仓储条件监测与控制 药品仓储条件监测与控制的主要内容包括：仓库内温湿度条件、药品储存设备的适宜性、药品避光和防鼠等措施的有效性、安全消防设施的运行状态。

温湿度对药品质量的影响与药品储存有很大的关系，因此，对仓储条件的监测与控制是药品养护至关重要的一环。要求养护人员每天两次在规定时间范围内进行温湿度记录（表7-13）。对温湿度超出规定范围的，应采取必要的调整温湿度的措施，并记录。

表7-13 库房温湿度记录表（常温库□ 阴凉库□ 冷库□）

编号： 适宜温度范围 ~ ℃ 适宜相对湿度范围 %~ %（ 年 月）

日期	上午					下午					记录员
	库内温度/℃	相对湿度/%	调控措施	采取措施后		库内温度/℃	相对湿度/%	调控措施	采取措施后		
				温度/℃	湿度/%				温度/℃	湿度/%	

2. 库存药品质量检查 药品在库储存期间，由于受到外界环境因素的影响，随时都有可能出现各种质量变化现象。因此，养护人员应按规定的方法和要求，定期对库存药品的质量进行养护检查，并做好养护记录（表7-14）。

表7-14　库存药品养护检查记录

编号：　　　　　　　　　　　　检查日期：　　年　　月　　日

序号	货位	商品名称	通用名称	规格	生产企业	批号	有效期至	数量	质量情况	养护措施	处理结果	备注

养护员：

药品在库检查的时间和方法，应根据药品的性质及其变化规律，结合季节气候、储存环境和储存时间长短等因素掌握，主要分为以下三种。

（1）"三三四制"循环养护检查　循环养护检查一般按季度进行。每个季度的第一月检查30%，第二个月检查30%，第三个月检查40%，使库存药品每个季度都能全面检查一次。

（2）定期检查　一般上、下半年对库存药品逐堆逐垛各进行一次全面检查，特别对受热易变质、吸潮易引湿、遇冷易冻结的药品要加强检查。对近效期药品、麻醉药品、精神药品、医疗用毒性药品、放射性药品等特殊管理的药品要重点检查。

（3）随机检查　当气候条件出现异常变化，汛期、雨季、高温、严寒或发现药品有质量变化迹象时，质量管理部应组织有关人员进行全面或局部检查。

3. 药品有效期管理　药品经营企业应当采用计算机系统对库存药品的有效期进行自动跟踪和控制，采取近效期预警及超过有效期自动锁定等措施，防止过期药品销售。

4. 养护中发现质量问题的处理

（1）破损药品处理　药品因破损而导致液体、气体、粉末泄漏时，应当迅速采取安全处理措施，防止对储存环境和其他药品造成污染。

（2）质量可疑药品的处理　对质量可疑的药品应当立即采取停售措施，并在计算机系统中锁定，同时报告质量管理部门确认。对存在质量问题的药品应当采取以下措施：①存放于标志明显的专用场所，并有效隔离，不得销售；②怀疑为假药的，及时报告药品监督管理部门；③属于特殊管理的药品，按照国家有关规定处理；④不合格药品的处理过程应当有完整的手续和记录；⑤对不合格药品应当查明并分析原因，及时采取预防措施。

5. 定期盘存　药品经营企业应当对库存药品定期盘点，做到账、货相符。

6. 建立药品养护档案　药品养护档案是在一定的经营周期内，对药品储存质量的稳定性进行连续观察与监控，总结养护经验，改进养护方法，积累技术资料的管理手段。药品养护档案内容包括温湿度监测和调控记录、检查中有问题药品的记录以及对养护工作情况的定期汇总和分析等（表7-15）。药品经营企业可根据业务经营活动的变化及时调整，一般应按年度调整确定。

表7-15　药品养护档案表

编号：　　　　　　　　　　　　建档日期：

药品名称		英文名	
规格		剂型	
有效期		建档人	
建档目的			
质量标准		检验项目	

续表

性状		包装情况	内：
储藏要求			中：
			外：

质量问题摘要

时间	产品批号	质量问题	处理措施	养护员	备注

（二）药品养护措施

1. **避光措施**　有些药品对光敏感，如肾上腺素遇光变玫瑰红色，维生素C遇光变黄棕色等。因此在保管过程中应采取避光措施，如置于阴暗处，对门、窗、灯具等采取相应的措施进行避光。

2. **降温措施**　温度过高，能使许多药品变质失效，特别是生物制品、抗生素、疫苗血清等对温度的要求更严。因此，可以通过空调或者启用通风设备进行降温。也可采用加冰降温法达到降温效果。

3. **保温措施**　北方地区，冬季气温有时很低，有些地区可出现-40~-30℃甚至更低。这对一些怕冷药品的储存不利，必须采取保温措施，一般可采用暖气片取暖、火炉取暖、火墙取暖等方法，提高库内温度，保证药品安全过冬。

4. **降湿措施**　在我国气候潮湿的地区或阴雨季节，药品库房往往需要采取空气降湿的措施。主要方法有通风降湿、密封防潮降湿及人工吸潮降湿等。

5. **升湿措施**　在我国西北地区，有时空气十分干燥，必须采取升湿措施。具体方法有向库内地面洒水或以喷雾设备喷水、库内设置盛水容器、储水自然蒸发等。

6. **防鼠措施**　防鼠灭害一般可采取下列措施：认真观察，堵塞一切可能窜入鼠害的通道；库内无人时，应随时管好库门、库窗（通风时列外）；加强库内灭鼠，可采用电猫、鼠夹、鼠笼等工具。

7. **防火措施**　药品的包装尤其是外包装，大多数是可燃性材料，所以防火是一项常规性工作。在库内四周墙壁上适当的地方要挂有消防用具和灭火器，并建立严格的防火岗位责任制。

8. **中药材及中药饮片的养护**　中药材、中药饮片作为药品中的一个特殊分类，由于其形态、成分、性能的多样性及复杂性，在储存过程中发生质量变异的概率、程度相对较大。因此，中药材及中药饮片储存养护的方法、标准及技术要求等也相对较高，其应用的手段也具有多样性。可采取晾晒、通风、干燥、吸湿、熏蒸、盐渍、冷藏、避光、降温等方法。

任务四　陈列与零售药品

一、基础知识

（一）药品陈列原则

（1）GSP合规原则　①按剂型、用途以及储存要求分类陈列，并设置醒目标志，类别标签字迹清晰、放置准确；②药品放置于货架（柜），摆放整齐有序，避免阳光直射；③处方药、非处方药分区陈列，并有处方药、非处方药专用标识；④处方药不得采用开架自选的方式陈列和销售；⑤外用药与其他药品分开摆放；⑥拆零销售的药品集中存放于拆零专柜或者专区；⑦第二类精神药品、毒性中药品种和罂粟壳不得陈列；⑧冷藏药品放置在冷藏设备中，按规定对温度进行监测和记录，并保证存放温度符合要求；⑨中药饮片柜斗谱的书写应当正名正字；装斗前应当复核，防止错斗、串斗；应当定期清斗，防止饮片生虫、发霉、变质；不同批号的饮片装斗前应当清斗并记录；⑩经营非药品应当设置专区，与药品区域明显隔离，并有醒目标志。

（2）先进先出原则　将上架药品放在原有药品的后排或把近效期药品放在前排以便于销售。

（3）关联性原则　OTC药品陈列强调药品之间的关联性，如感冒药区常与清热解毒消炎药或止咳药相邻、皮肤科用药与皮肤科外用药相邻、维生素类药和钙制剂相邻等。这样陈列可方便消费者选购药品。

（二）药品零售合规要求

销售药品应当符合《药品管理法》《药品流通监督管理办法》《药品经营质量管理规范》等法律法规规章要求，具体如下：

1. 处方经执业药师审核后方可调配；对处方所列药品不得擅自更改或者代用，对有配伍禁忌或者超剂量的处方，应当拒绝调配，但经处方医师更正或者重新签字确认的，可以调配；调配处方后经过核对方可销售。

2. 处方审核、调配、核对人员应当在处方上签字或者盖章，并按照有关规定保存处方或者其复印件。

3. 销售近效期药品应当向顾客告知有效期。

4. 销售中药饮片做到计量准确，并告知煎服方法及注意事项；提供中药饮片代煎服务，应当符合国家有关规定。

二、药品陈列与零售合规管理

1. **设施与设备**　根据GSP规定：药品零售企业的营业场所应当与其药品经营范围、经营规模相适应，并与药品储存、办公、生活辅助及其他区域分开。

营业场所应当具有相应设施或者采取其他有效措施，避免药品受室外环境的影响，并做到宽敞、明亮、整洁、卫生。营业场所应当有以下营业设备：①货架和柜台；②监测、调控温度的设备；③经营中药饮片的，有存放饮片和处方调配的设备；④经营冷藏药品的，有专用冷藏设备；⑤经营第二类精神药品、毒性中药品种和罂粟壳的，有符合安全规定的专用存放设备；⑥药品拆零销售所需的调配工具、包装用品。

2. **药品陈列**　药品经营场所中陈列药品的设备或地点有：柜台、陈列架、陈列台、陈列柜、自选货架、橱窗、收银台、背架、店方允许的堆头地点等。

常用的陈列方法有分类陈列、集中陈列、整齐陈列、岛式陈列等。分类陈列是根据药品的功能、剂型、特点和产地进行分类，向顾客展示的陈列方法。如药品按功能与主治分类，可大致分为：抗菌消炎药（成人和儿童用药可以放在一起）、消化系统用药、呼吸系统用药、泌尿系统用药、妇科用药、儿科用药等，按照上述类别设置柜台进行陈列，便于药品的查找和销售。集中陈列是药店最常采用的方式，也是药店陈列布局的基础，就是把同一类药品集中陈列于一个地方的陈列方法，适合销售频率较快的药品。整齐陈列是将药品整齐排列，堆积起来的一种陈列方法。

3. 零售药品

（1）人员要求 《中华人民共和国药品管理法实施条例》规定：经营处方药、甲类非处方药的药品零售企业，应当配备执业药师或者其他依法经资格认定的药学技术人员。经营乙类非处方药的药品零售企业，应当配备经县级药品监督管理机构组织考核合格的业务人员。

（2）药品零售企业及其人员的资质公示 药品零售企业应当在营业场所的显著位置悬挂《药品经营许可证》、营业执照、执业药师注册证等。营业人员应当佩戴有照片、姓名、岗位等内容的工作牌，是执业药师和药学技术人员的，工作牌还应当标明执业资格或者药学专业技术职称。在岗执业的执业药师应当挂牌明示。

（3）药品零售过程 药品零售一般分为：接待顾客、确认顾客的需要、介绍药品、解答顾客疑问、完成销售等几个步骤。①接待顾客：接近顾客是店员销售的关键性阶段。接近顾客是一个较为复杂的过程，比如顾客的心理、接待语言、营业因素等都会影响店员接待顾客的效果。②确认顾客的需要：店员通过向顾客询问和倾听顾客对疾病症状的描述确认顾客的需要，从而发现适合顾客需要的药品。③介绍药品：店员向顾客介绍药品，以影响顾客做出购买决定。可通过介绍药品功能效果和比较同类药品疗程费用，使顾客较快地进入购买决定过程。④解答顾客疑问：店员介绍药品之后，顾客可能还会提出一些问题。店员可通过正面解决、间接否定、迂回说服、清晰介绍等方法解答顾客问题，有利于打消顾客产生的顾虑。⑤完成销售：完成销售是指药品销售过程进入成交阶段。完成销售关键的因素是时机问题，即什么时候结束销售。店员经直接、假定成交、强调利益等方法促进药品销售的结束。⑥建立售后关系：店员与顾客的关系并不是随一次销售或购买结束而结束。顾客在某次购买感到非常满意，会再次回到这个药店，甚至还会找接待过他的店员购买药品。店员便与顾客建立了长期的销售 – 购买关系。

（4）药品拆零销售 药品拆零销售应当符合以下要求：①负责拆零销售的人员经过专门培训；②拆零的工作台及工具保持清洁、卫生，防止交叉污染；③做好拆零销售记录，内容包括拆零起始日期、药品的通用名称、规格、批号、生产厂商、有效期、销售数量、销售日期、分拆及复核人员等；④拆零销售应当使用洁净、卫生的包装，包装上注明药品名称、规格、数量、用法、用量、批号、有效期以及药店名称等内容；⑤提供药品说明书原件或者复印件；⑥拆零销售期间，保留原包装和说明书。

（5）销售凭证 药品零售企业销售药品应当开具销售凭证，内容包括药品名称、生产厂商、数量、价格、批号、规格等，并做好销售记录。处方保留2年以上备查。

（6）零售注意事项 药品零售企业应当按照国家药品监督管理局药品分类管理规定的要求，凭处方销售处方药。经营处方药和甲类非处方药的药品零售企业，执业药师或者其他依法经资格认定的药学技术人员不在岗时，应当挂牌告知，并停止销售处方药和甲类非处方药。

处方药不应采用开架自选的销售方式。非处方药可不凭处方销售。但如顾客要求，执业药师或药师应负责对药品的购买和使用进行指导。

药品零售企业不得以搭售、买药品赠药品、买商品赠药品等方式向公众赠送处方药或者甲类非处方药。

药品零售企业不得采用邮售、互联网交易等方式直接向公众销售处方药。

销售特殊管理的药品和国家有专门管理要求的药品，应当严格执行国家有关规定。

三、药品销售违法违规的法律风险

《药品管理法》（2019年修订）与药品销售有关的法律责任条款如下：

第一百二十六条 除本法另有规定的情形外，药品上市许可持有人、药品生产企业、药品经营企业、药物非临床安全性评价研究机构、药物临床试验机构等未遵守药品生产质量管理规范、药品经营质量管理规范、药物非临床研究质量管理规范、药物临床试验质量管理规范等的，责令限期改正，给予警告；逾期不改正的，处十万元以上五十万元以下的罚款；情节严重的，处五十万元以上二百万元以下的罚款，责令停产停业整顿直至吊销药品批准证明文件、药品生产许可证、药品经营许可证等，药物非临床安全性评价研究机构、药物临床试验机构等五年内不得开展药物非临床安全性评价研究、药物临床试验，对法定代表人、主要负责人、直接负责的主管人员和其他责任人员，没收违法行为发生期间自本单位所获收入，并处所获收入百分之十以上百分之五十以下的罚款，十年直至终身禁止从事药品生产经营等活动。

第一百三十条 违反本法规定，药品经营企业购销药品未按照规定进行记录，零售药品未正确说明用法、用量等事项，或者未按照规定调配处方的，责令改正，给予警告；情节严重的，吊销药品经营许可证。

第一百四十四条 药品上市许可持有人、药品生产企业、药品经营企业或者医疗机构违反本法规定，给用药者造成损害的，依法承担赔偿责任。

因药品质量问题受到损害的，受害人可以向药品上市许可持有人、药品生产企业请求赔偿损失，也可以向药品经营企业、医疗机构请求赔偿损失。接到受害人赔偿请求的，应当实行首负责任制，先行赔付；先行赔付后，可以依法追偿。

生产假药、劣药或者明知是假药、劣药仍然销售、使用的，受害人或者其近亲属除请求赔偿损失外，还可以请求支付价款十倍或者损失三倍的赔偿金；增加赔偿的金额不足一千元的，为一千元。

案例分析

未凭处方销售处方药的行政处罚

【案情简介】2017年3月19日，某药监部门在监督检查中发现辖区内的一家药店在营业期间驻店执业药师陈某不在岗，处方药复方磷酸可待因口服溶液和复方福尔可定口服溶液未凭处方销售。

【问题探讨】该药店的行为是否违规？如违规，应对该药店进行何种处理？

【案例分析】该药店在营业期间驻店执业药师不在岗，未凭处方销售处方药的行为违反了《药品流通监督管理办法》第十八条的规定：药品零售企业应当按照国家药品监督管理局药品分类管理规定的要求，凭处方销售处方药。经营处方药和甲类非处方药的药品零售企业，执业药师或者其他依法经资格认定的药学技术人员不在岗时，应当挂牌告知，并停止销售处方药和甲类非处方药。应按照《药品流通监督管理办法》第三十八条进行处罚：责令限期改正，给予警告；逾期不改正的，处以一千元以下的罚款。

【技能训练】药品陈列

一、实训目的

药品陈列对日常的药品销售具有极其重要的作用。通过实训，能够根据药品陈列的原则，运用各种陈列方法，完成药品分类陈列工作，为药品销售打下基础。

二、实训要求

以5~6人为实训单位进行分组，在规定时间内将不同种类、各种剂型的药品（包括处方药与非处方药）及非药品的空包装盒若干按照《药品经营质量管理规范》（GSP）关于药品陈列的规定以及先进先出和关联性等原则进行陈列。

三、实训内容

1. 清洁货架、柜台。
2. 各组领取药品和非药品空包装若干。
3. 各组按照领取的包装盒讨论陈列方案并进行实操陈列。
4. 拍照、记录陈列结果。
5. 组间互评，找出错误之处，并说明原因。
6. 教师点评。
7. 各组回收实训材料。

四、实训评价

各小组对各自药品陈列情况进行互评，最后教师总评。

项目八　医疗机构药事管理

PPT

📖 **学习目标**

知识目标
1. 掌握　医疗机构调剂业务、处方管理、报告药品不良反应的管理规定。
2. 熟悉　医疗机构药品管理的法律风险。
3. 了解　医疗机构静脉输液配置管理规定。

技能目标
学会对处方进行适宜性审核并完成调剂业务；正确填写药品不良反应报告表。

　　医疗机构药事，泛指在以医院为代表的医疗机构中，一切与药品和药学服务有关的事务。医疗机构药事管理是指医疗机构以患者为中心，以临床药学为基础，对临床用药全过程进行有效的组织实施与管理，促进临床科学、合理用药的药学技术服务和相关的药品管理工作。随着现代医药卫生事业的发展，医院药学工作模式由单纯供应型逐渐向技术服务型转变，医疗机构药事管理的重心也转向以患者安全、有效、合理用药为中心的系统药事管理。

📋 **导学情景**

情景描述：
李玲为某医疗机构门诊药房药师，工作岗位是处方调配，该如何合规调配处方呢？

任务一　调剂处方

　　处方（prescription）是指由注册的执业医师和执业助理医师（以下简称医师）在诊疗活动中为患者开具的、由取得药师审核、调配、核对，并作为患者用药凭证的医疗文书，处方包括医疗机构病区用药医嘱单。调剂工作是医院药学部门的常规业务工作之一，工作量约占整个药学部门业务工作的50%~70%。处方调剂业务直接面对患者，不仅是医疗机构临床服务的窗口，也是药师与医生、护士联系、沟通的重要途径。这个任务主要学习调配处方的相关知识及相关法律法规规定，掌握正确调配处方的基本技能，为以后从事医疗机构处方调配工作打下基础。

一、基础知识

（一）调剂的概念

　　调剂系指配药，即配方、发药，又称为调配处方。它是从接受处方到给患者（或病房护士）发药并进行交代与答复询问的全过程。调剂是专业性、技术性、管理性、法律性、事务性及经济性综合一体的活动过程，也是药师、医生、护士、患者（或患者家属）等协同活动，共同完成的过程。

调剂工作大体可分为：门诊调剂（包括急诊调剂），住院部调剂，中药配方3个部分。

（二）对调剂人员的合规要求

《药品管理法》（2019年修订）第六十九条规定，医疗机构应当配备依法经过资格认定的药师或者其他药学技术人员，负责本单位的药品管理、处方审核和调配、合理用药指导等工作。非药学技术人员不得直接从事药剂技术工作。《处方管理办法》规定：取得药学专业技术职务任职资格的人员方可从事处方调剂工作。未取得药学专业技术职务任职资格的人员不得从事处方调剂工作。药师在执业的医疗机构取得处方调剂资格。药师签名或者专用签章式样应当在本机构留样备查。具有药师以上专业技术职务任职资格的人员负责处方审核、评估、核对、发药以及安全用药指导；药士从事处方调配工作。

（三）处方

处方具有一定的技术上、法律上及经济上的意义。处方的技术意义在于处方记录了医生对患者药物治疗方案的设计和对患者正确用药的指导，而且药剂人员调剂活动自始至终按照处方进行；处方的法律意义在于处方反映了医、药、护各方面在药物治疗活动中的法律权利与义务，并可作为追查医疗事故责任的原始证据；处方的经济意义在于它是患者药费支出的详细清单，是药品消耗及药品经济收入的结账凭证和原始依据，同时可以作为调剂部门统计特殊管理药品和贵重药品消耗的单据。

1. **处方标准**　处方标准由国家卫生健康委员会统一规定，处方格式由省级卫生行政部门统一制定，处方由医疗机构按照规定的标准和格式印制。普通处方样式见图8-1。

（1）处方内容　①前记，包括医疗机构名称、费别、患者姓名、性别、年龄、门诊或住院病历号、科别或病区和床位号、临床诊断、开具日期等。可添列特殊要求的项目。麻醉药品和第一类精神药品处方还应当包括患者身份证明编号，代办人姓名、身份证明编号；②正文，以Rp或R（拉丁文Recipe"请取"的缩写）标示，分列药品名称、剂型、规格、数量、用法用量；③后记，医师签名或者加盖专用签章，药品金额以及审核、调配、核对、发药药师签名或者加盖专用签章。

普通处方样式

示例处方
XXX医院处方笺
门诊/住院病历号：_____　　日期：_____年_____月_____日
姓名：_____　　性别：□男　□女　年龄：_____岁
临床诊断：_____　　科别（病区/床位号）：_____
住址/电话：_____
Rp
（此处方为白底黑字）
医　师：_____　　药品金额：_____
审核药师：_____　　调配药师/士：_____　　核对、发药药师：_____

图8-1　普通处方样式

（2）处方颜色　①普通处方的印刷用纸为白色；②急诊处方印刷用纸为淡黄色，右上角标注"急诊"；③儿科处方印刷用纸为淡绿色，右上角标注"儿科"；④麻醉药品和第一类精神药品处方印刷用纸为淡红色，右上角标注"麻、精一"；⑤第二类精神药品处方印刷用纸为白色，右上角标注"精二"。

2. 处方权限的规定

（1）经注册的执业医师在执业地点取得相应的处方权。经注册的执业助理医师在医疗机构开具的处方，应当经所在执业地点执业医师签名或加盖专用签章后方有效。

（2）经注册的执业助理医师在乡、民族乡、镇、村的医疗机构独立从事一般的执业活动，可以在注册的执业地点取得相应的处方权。

（3）医师应当在注册的医疗机构签名留样或者专用签章备案后，方可开具处方。

（4）医疗机构应当按照有关规定，对本机构执业医师和药师进行麻醉药品和精神药品使用知识和规范化管理的培训。执业医师经考核合格后取得麻醉药品和第一类精神药品的处方权，药师经考核合格后取得麻醉药品和第一类精神药品调剂资格。

（5）试用期人员开具处方，应当经所在医疗机构有处方权的执业医师审核、并签名或加盖专用签章后方有效。

（6）进修医师由接收进修的医疗机构对其胜任本专业工作的实际情况进行认定后授予相应的处方权。

 知识链接

单位剂量调剂

单元调剂（UDD）即单位剂量调剂，针对住院患者用药，美国从20世纪60年代起就开始采用单元调剂，目前美国、日本的大多数医院都采用了这种方法，我国部分医院也在采用。单元调剂要求发给住院患者服用的固体药品均以单位剂量（如每1片，每1粒）用铝箔、塑膜进行包装，上面标有药名、剂量，便于药师、护士及患者自己进行核对，避免了过去发给患者的散片，无法识别、无法核对的缺点，从而保证所用药品正确无误。

3. 处方书写的规则

（1）患者一般情况、临床诊断填写清晰、完整，并与病历记载一致。

（2）每张处方限于一名患者的用药。

（3）字迹清楚，不得涂改；如需修改，应当在修改处签名并注明修改日期。

（4）药品名称应当使用规范的中文名称书写，没有中文名称的可以使用规范的英文名称书写；医疗机构或者医师、药师不得自行编制药品缩写名称或者使用代号，应当使用经药品监督管理部门批准并公布的药品通用名称、新活性化合物的专利药品名称和复方制剂药品名称。医师开具院内制剂处方时应当使用经省级卫生行政部门审核、药品监督管理部门批准的名称。医师可以使用由国家卫生健康委员会公布的药品习惯名称开具处方。

书写药品名称、剂量、规格、用法、用量要准确规范，药品用法可用规范的中文、英文、拉丁文或者缩写体书写，但不得使用"遵医嘱""自用"等含糊不清字句。剂量与数量用阿拉伯数字书写。剂量应当使用法定剂量单位：重量以克（g）、毫克（mg）、微克（μg）、纳克（ng）为单位；容量以升（L）、毫升（ml）为单位；国际单位（IU）、单位（U）；中药饮片以克（g）为单位。剂型单位的表示方法：片剂、丸剂、胶囊剂、颗粒剂分别以片、丸、粒、袋为单位；溶液剂以支、瓶为单位；软膏及乳膏剂以支、盒为单位；注射剂以支、瓶为单位，应当注明含量；中药饮片以剂为单位。

（5）患者年龄应当填写实足年龄，新生儿、婴幼儿写日、月龄，必要时要注明体重。

（6）西药和中成药可以分别开具处方，也可以开具一张处方，中药饮片应当单独开具处方。

（7）开具西药、中成药处方，每一种药品应当另起一行，每张处方不得超过5种药品。

（8）中药饮片处方的书写，一般应当按照"君、臣、佐、使"的顺序排列；调剂、煎煮的特殊要求注明在药品右上方，并加括号，如布包、先煎、后下等；对饮片的产地、炮制有特殊要求的，应当在药品名称之前写明。

（9）药品用法用量应当按照药品说明书规定的常规用法用量使用，特殊情况需要超剂量使用时，应当注明原因并再次签名。

（10）除特殊情况外，应当注明临床诊断。

（11）开具处方后的空白处画一斜线以示处方完毕。

（12）处方医师的签名式样和专用签章应当与院内药学部门留样备查的式样相一致，不得任意改动，否则应当重新登记留样备案。

4. 处方的限量规定

（1）处方一般不得超过7日用量；急诊处方一般不得超过3日用量；对于某些慢性病、老年病或特殊情况，处方用量可适当延长，但医师应当注明理由。

（2）医疗用毒性药品、放射性药品的处方用量应当严格按照国家有关规定执行。

（3）麻醉药品、精神药品处方的用法和用量

①为门（急）诊患者开具的麻醉药品、第一类精神药品注射剂，每张处方为一次用量；控缓释制剂，每张处方不得超过7日用量；其他剂型，每张处方不得超过3日用量。哌甲酯用于治疗儿童多动症时，每张处方不得超过15日用量。

第二类精神药品处方一般不得超过7日用量；对于慢性病或某些特殊情况的患者，处方用量可以适当延长，医师应当注明理由。

②为门（急）诊癌症疼痛患者和中、重度慢性疼痛患者开具的麻醉药品、第一类精神药品注射剂，每张处方不得超过3日用量；控缓释制剂，每张处方不得超过15日用量；其他剂型，每张处方不得超过7日用量。

③为住院患者开具的麻醉药品和第一类精神药品处方应当逐日开具，每张处方为1日用量。

④对于需要特别加强管制的麻醉药品，盐酸二氢埃托啡处方为一次用量，仅限于二级以上医院内使用；盐酸哌替啶处方为一次用量，仅限于医疗机构内使用。

5. 处方的保存　　处方由调剂处方药品的医疗机构妥善保存。普通处方、急诊处方、儿科处方保存期限为1年，医疗用毒性药品、第二类精神药品处方保存期限为2年，麻醉药品和第一类精神药品处方保存期限为3年。

处方保存期满后，经医疗机构主要负责人批准、登记备案，方可销毁。

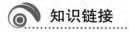 **知识链接**

处方中常见的外文缩写及含义

　　医师在书写处方正文时，经常采用拉丁文缩写或者英文缩写表示药物剂量、次数、服用时间等。药师应掌握处方中常用的外文缩写，并理解其含义。处方中常见的外文缩写及

含义见表8-1。

表8-1　处方中常见的外文缩写及含义

拉丁文缩写词（全称）	中文	拉丁文缩写词（全称）	中文
a.c.（ante cibos）	饭前	s.i.d.（semel in die）	一日一次
i.c.（inter cibos）	饭间	b.i.d.（bis in die）	一日二次
p.c.（post cibos）	饭后	t.i.d.（ter in die）	一日三次
a.j.（ante jentaculum）	早饭前	a.m.（ante meridiem）	上午
p.j.（post jentaculum）	早饭后	p.m.（post meridiem）	下午
a.p.（ante prandium）	午饭前	p.r.n.（pro re nata）	必要时
p.prand.（post prandium）	午饭后	s.o.s.（si opus sit）	需要时
abt.ccen.（ante coenam）	晚饭前	st.，stat.!（statim）	立即
p.coen.（post coenam）	晚饭后	cito!（cito）	急速地
q.d.（quaque die）	每天	q.m.（quaque mane）	每晨
q.h.（quaque hora）	每小时	q.n.（quaque nocte）	每晚
q.6h.（quaque 6 hora）	每6小时	a.d.（ante decubitum）	睡前
q.2d.（quaque 2 die）	每2天	h.s.（hora somni）	睡时
deg.（deglutio）	吞服	Ad us.int.（Ad usum internum）	内服
c.t.（cutis testis）	皮试	pr.dos.（pro dosi）	一次量，顿服
i.h.（injectio hypodermica）	皮下注射	pr.ocul.（pro oculis）	眼用
i.d.（injectio intradermica）	皮内注射	pr.aur.（pro auribus）	耳用
i.m.（injection muscularis）	肌内注射	pr.inf.（pro infantibus）	婴儿用
i.v.（injectio venosa）	静脉注射	pr.nar.（pro maribus）	鼻用
i.v.gtt.（injectio venosa guttatim）	静脉滴注	p.rect.（per rectum）	灌肠
p.o.（per os）	口服	pr.ureth.（pro urethra）	用于尿道
Ad us.ext.（ad usum externum）	外用	O.U.（Oculi utrigue）	双眼

二、处方调剂的法定要求

（一）《药品管理法》（2019年修订）

第六十九条　医疗机构应当配备依法经过资格认定的药师或者其他药学技术人员，负责本单位的药品管理、处方审核和调配、合理用药指导等工作。非药学技术人员不得直接从事药剂技术工作。

第七十条　医疗机构购进药品，应当建立并执行进货检查验收制度，验明药品合格证明和其他标识；不符合规定要求的，不得购进和使用。

第七十一条　医疗机构应当有与所使用药品相适应的场所、设备、仓储设施和卫生环境，制定和执行药品保管制度，采取必要的冷藏、防冻、防潮、防虫、防鼠等措施，保证药品质量。

第七十二条　医疗机构应当坚持安全有效、经济合理的用药原则，遵循药品临床应用指导原则、临床诊疗指南和药品说明书等合理用药，对医师处方、用药医嘱的适宜性进行审核。

医疗机构以外的其他药品使用单位，应当遵守本法有关医疗机构使用药品的规定。

第七十三条　依法经过资格认定的药师或者其他药学技术人员调配处方，应当进行核对，对处方所列药品不得擅自更改或者代用。对有配伍禁忌或者超剂量的处方，应当拒绝调配；必要时，经处方医师更正或者重新签字，方可调配。

（二）《医疗机构药事管理规定》（卫医政发〔2011〕11号）

第二十八条　药学专业技术人员应当严格按照《药品管理法》《处方管理办法》、药品调剂质量管理规范等法律、法规、规章制度和技术操作规程，认真审核处方或者用药医嘱，经适宜性审核后调剂配发药品。发出药品时应当告知患者用法用量和注意事项，指导患者合理用药。

为保障患者用药安全，除药品质量原因外，药品一经发出，不得退换。

第二十九条　医疗机构门急诊药品调剂室应当实行大窗口或者柜台式发药。住院（病房）药品调剂室对注射剂按日剂量配发，对口服制剂药品实行单剂量调剂配发。

肠外营养液、危害药品、静脉用药应当实行集中调配供应。

（三）《处方管理办法》（卫生部令第53号）

第十六条　医疗机构应当按照经药品监督管理部门批准并公布的药品通用名称购进药品。同一通用名称药品的品种，注射剂型和口服剂型各不得超过2种，处方组成类同的复方制剂1~2种。因特殊诊疗需要使用其他剂型和剂量规格药品的情况除外。

第三十条　药师在执业的医疗机构取得处方调剂资格。药师签名或者专用签章式样应当在本机构留样备查。

第三十一条　具有药师以上专业技术职务任职资格的人员负责处方审核、评估、核对、发药以及安全用药指导；药士从事处方调配工作。

第三十二条　药师应当凭医师处方调剂处方药品，非经医师处方不得调剂。

第三十三条　药师应当按照操作规程调剂处方药品：认真审核处方，准确调配药品，正确书写药袋或粘贴标签，注明患者姓名和药品名称、用法、用量，包装；向患者交付药品时，按照药品说明书或者处方用法，进行用药交待与指导，包括每种药品的用法、用量、注意事项等。

第三十四条　药师应当认真逐项检查处方前记、正文和后记书写是否清晰、完整，并确认处方的合法性。

第三十八条　药师在完成处方调剂后，应当在处方上签名或者加盖专用签章。

第四十条　药师对于不规范处方或者不能判定其合法性的处方，不得调剂。

第四十二条　除麻醉药品、精神药品、医疗用毒性药品和儿科处方外，医疗机构不得限制门诊就诊人员持处方到药品零售企业购药。

三、处方调剂的流程

药师应当凭医师处方调剂处方药品，非经医师处方不得调剂。药师应当按照操作规程调剂处方药品：认真审核处方，准确调配药品，正确书写药袋或粘贴标签，注明患者姓名和药品名称、用法、用量，包装；向患者交付药品时，按照药品说明书或者处方用法，进行用药交代与指导，包括每种药品的用法、用量、注意事项等。

1. 处方审核　药学专业技术人员收到处方后应当依据《处方管理办法》，认真逐项检查处方前记、正文和后记书写是否清晰、完整，并确认处方的合法性；然后查看处方书写、限量等是否合规，确认处方的规范性；最后药师还应当对处方用药适宜性进行审核，审核内容包括：①规定必须做皮试的药品，处方医师是否注明过敏试验及结果的判定；②处方用药与临床诊断的相符性；③剂量、用法的正确性；④选用剂型与给药途径的合理性；⑤是否有重复给药现象；⑥是否有潜在临床意义的药物相互作用和配伍禁忌；⑦其他用药不适宜情况。

药师对于不规范处方或者不能判定其合法性的处方，不得调剂。药师经处方审核后，认为存在用药不适宜时，应当告知处方医师，请其确认或者重新开具处方。药师发现严重不合理用药或者用药错误，应当拒绝调剂，及时告知处方医师，并应当记录，按照有关规定报告。

2. **调配处方** 指调配药剂或取出药品并包装、贴标签。处方审查合格后应及时调配。《处方管理办法》规定：药师调剂处方时必须做到"四查十对"：查处方，对科别、姓名、年龄；查药品，对药名、剂型、规格、数量；查配伍禁忌，对药品性状、用法用量；查用药合理性，对临床诊断。要严格遵守操作规程，准确无误、有次序调配，防止杂乱无章。最后，经两人复核无误签字后发出。

3. **发药及用药指导** 发出的药品应注明患者姓名和药品名称、用法、用量。发药时呼叫患者姓名，确认无误后方可发给。对患者的询问要耐心解答。向患者交付药品时，应按药品说明书或处方医嘱，向患者或其家属进行相应的用药交代与指导，包括每种药品的用法、用量、注意事项等。药师在完成处方调剂后，应当在处方上签名或者加盖专用签章。

案例分析

案例情形： 外科张医师用普通处方为住院患者开具盐酸哌替啶1支肌内注射。该处方能否调配？

案例分析： 该处方为不规范处方，药师对于不规范处方，不得调配。盐酸哌替啶为特殊管理的麻醉药品，应用右上角标注"麻"的淡红色麻醉药品处方开具。药师调配麻醉药品处方时需先审核该医师是否具备麻醉药品处方权，其次再按麻醉药品的管理规定审核调配处方，并对处方专册登记，处方、登记本留存3年。

四、处方点评

为规范医院处方点评工作，提高处方质量，促进合理用药，保障医疗安全，原卫生部制定了《医院处方点评管理规范（试行）》，要求各级各类医疗机构应当建立健全系统化、标准化和持续改进的处方点评制度，开展处方点评工作。

1. **处方点评** 处方点评是根据相关法规、技术规范，对处方书写的规范性及药物临床使用的适宜性（用药适应证、药物选择、给药途径、用法用量、药物相互作用、配伍禁忌等）进行评价，发现存在或潜在的问题，制定并实施干预和改进措施，促进临床药物合理应用的过程。

2. **处方点评的实施**

（1）医院药学部门应当会同医疗管理部门，根据医院诊疗科目、科室设置、技术水平、诊疗量等实际情况，确定具体抽样方法和抽样率，其中门急诊处方的抽样率不应少于总处方量的1‰，且每月点评处方绝对数不应少于100张；病房（区）医嘱单的抽样率（按出院病历数计）不应少于1%，且每月点评出院病历绝对数不应少于30份。

（2）医院处方点评小组应当按照确定的处方抽样方法随机抽取处方，并按照《处方点评工作表》对门急诊处方进行点评；病房（区）用药医嘱的点评应当以患者住院病历为依据，实施综合点评，点评表格由医院根据本院实际情况自行制定。

（3）三级以上医院应当逐步建立健全专项处方点评制度。专项处方点评是医院根据药事管理和药物临床应用管理的现状和存在的问题，确定点评的范围和内容，对特定的药物或特定疾病的药物（如国家基本药物、血液制品、中药注射剂、肠外营养制剂、抗菌药物、辅助治疗药物、激素等临床使用及超说明书用药、肿瘤患者和围手术期用药等）使用情况进行的处方点评。

3. 处方点评的结果判定 处方点评结果分为合理处方和不合理处方，处方点评结果作为重要指标纳入医院评审评价和医师定期考核指标体系，不合理处方包括不规范处方、用药不适宜处方及超常处方。

（1）不规范处方：①处方的前记、正文、后记内容缺项，书写不规范或者字迹难以辨认的；②医师签名、签章不规范或者与签名、签章的留样不一致的；③药师未对处方进行适宜性审核的（处方后记的审核、调配、核对、发药栏目无审核调配药师及核对发药药师签名，或者单人值班调剂未执行双签名规定）；④新生儿、婴幼儿处方未写明日、月龄的；⑤西药、中成药与中药饮片未分别开具处方的；⑥未使用药品规范名称开具处方的；⑦药品的剂量、规格、数量、单位等书写不规范或不清楚的；⑧用法、用量使用"遵医嘱""自用"等含糊不清字句的；⑨处方修改未签名并注明修改日期，或药品超剂量使用未注明原因和再次签名的；⑩开具处方未写临床诊断或临床诊断书写不全的；⑪单张门急诊处方超过5种药品的；⑫无特殊情况下，门诊处方超过7日用量，急诊处方超过3日用量，慢性病、老年病或特殊情况下需要适当延长处方用量未注明理由的；⑬开具麻醉药品、精神药品、医疗用毒性药品、放射性药品等特殊管理药品处方未执行国家有关规定的；⑭医师未按照抗菌药物临床应用管理规定开具抗菌药物处方的；⑮中药饮片处方药物未按照"君、臣、佐、使"的顺序排列，或未按要求标注药物调剂、煎煮等特殊要求的。

（2）用药不适宜处方：①适应证不适宜的；②遴选的药品不适宜的；③药品剂型或给药途径不适宜的；④无正当理由不首选国家基本药物的；⑤用法、用量不适宜的；⑥联合用药不适宜的；⑦重复给药的；⑧有配伍禁忌或者不良相互作用的；⑨其他用药不适宜情况的。

（3）超常处方：①无适应证用药；②无正当理由开具高价药的；③无正当理由超说明书用药的；④无正当理由为同一患者同时开具2种以上药理作用相同药物的。

任务二　报告药品不良反应

导学情景

情景描述

患者，女，56岁，反复头晕半年余，多次监测血压均在160/100mmHg左右，患者未予重视及治疗，昨日开始患者头晕较前明显加重，门诊测血压150/110mmHg，为求进一步治疗入院，完善相关检查后诊断为原发性高血压（2级），予以盐酸贝那普利10mg QD降压治疗。2天后患者主诉不时有干咳症状，医生予以停用，更换厄贝沙坦150mg QD降压治疗后未再出现干咳。那么该患者出现的是什么反应？对该反应如何报告？

一、基础知识

（一）药品不良反应含义

1. 药源性疾病（drug induced diseases） 是指不良反应发生的持续时间比较长，反应程度比较严重，可造成机体组织或器官发生功能性、器质性损害而出现各种临床症状异常的疾病状态。

2. 药品不良事件（adverse drug event，ADE） 药物治疗过程中所发生的任何不幸的事件。包括药品不良反应、药品标准缺陷、药品质量问题、用药失误和药品滥用等。

3. 药品不良反应（adverse drug reaction，ADR） 世界卫生组织（WHO）对ADR的定义是：在预防、诊断、治疗疾病或调节生理功能过程中，人接受正常剂量的药物时出现的任何有伤害的和与用药目的无关的反应。我国《药品不良反应报告与监督管理办法》的相关解释如下：药品不良反应，是指在正常用法用量情况下出现的与用药目的无关的或意外的有害反应。

4. 严重药品不良反应 是指因使用药品引起以下损害情形之一的反应：

（1）导致死亡。

（2）危及生命。

（3）致癌、致畸、致出生缺陷。

（4）导致显著的或者永久的人体伤残或者器官功能的损伤。

（5）导致住院或者住院时间延长。

（6）导致其他重要医学事件，如不进行治疗可能出现上述所列情况的。

5. 新的药品不良反应 是指药品说明书中未载明的不良反应。说明书中已有描述，但不良反应发生的性质、程度、后果或者频率与说明书描述不一致或者更严重的，按照新的药品不良反应处理。

6. 药品群体不良事件 是指同一药品在使用过程中，在相对集中的时间、区域内，对一定数量人群的身体健康或者生命安全造成损害或者威胁，需要予以紧急处置的事件。

课堂互动

2007年7月6日，广西和上海市有三家医院的部分白血病患儿陆续出现下肢疼痛、乏力、进而行走困难等症状，患儿均使用了上海华联制药厂生产注射用甲氨蝶呤。调查发现：该厂几种药品在一条生产线上生产，原料锅是几种药品共用，在生产过程中将硫酸长春新碱混入甲氨蝶呤和阿糖胞苷这两种药品，导致药品被污染。该事件是否属于药品不良反应？

（二）药品不良反应分类

不良反应的分类，揭示了药品与机体间的相互关系，传统的分类方法通常把药品不良反应分为A型、B型和C型三大类。

A型不良反应：又称为剂量相关性不良反应。它是药物固有药理作用的增强和持续所致，反应程度与药物在体内浓度高低密切相关，因此本类反应是可以预测的，在人群中发生率高，死亡率低。包括药物的副作用、毒性反应、首剂反应、撤药反应、继发反应、药物依赖性等。

B型不良反应：又称剂量不相关性不良反应。它是由于药物性质的变化或者用药者的特异体质引起的。反应的性质与药物的药理作用和用药剂量无关（对不同个体来说与用药剂量无关，但对同一敏感个体来说，药物剂量与反应强度相关），常规毒理筛选不能发现，难预测，发生率低而死亡率高。B型不良反应包括变态反应和特异质反应。

C型不良反应：一般在长期用药后出现，难以预测。其特点是：非特异性、没有明确的时间关系、潜伏期长、不可重现。C型不良反应主要包括致畸、致癌、致突变。

案例分析

　　案例：患者，女62岁，诊断为肺结核、糖尿病肾病、高血压3级，入院时查肝功能正常，予以利福平、异烟肼和乙胺丁醇抗结核治疗后出现呕吐不止，抗结核治疗5天后检查肝功能异常，ALT 82U/L，AST 172U/L，立即停用一线抗结核药，改用二线抗结核药阿米卡星，无呕吐症状，7天后复查肝功能恢复正常，ALT 25U/L，AST 30U/L。

　　分析：①该患者使用抗结核药物后出现了肝功能损害，是与治疗作用同时出现的不良反应。②该反应属于A型不良反应，有剂量依赖性和可预见性。③出现药品不良反应时应立即停用可疑药物，必要时对症处理或采用拮抗剂治疗。

（三）药品不良反应报告和监测

　　药品不良反应报告和监测，是指药品不良反应的发现、报告、评价和控制的过程。国家实行药品不良反应报告制度。建立药品不良反应报告制度的主要目的就是了解药品的不良反应发生情况，及时发现新的、严重的药品不良反应。由于药品的特殊性，上市前研究非常局限，需要通过广泛的临床应用方能发现其固有的风险。因此，通过加强药品不良反应报告和监测工作，及时发现药品潜在固有风险，评价其风险效益比，不断完善药品的安全性信息，保护公众的用药安全。

　　1. 组织管理　国家药品监督管理局主管全国药品不良反应报告和监测工作，地方各级药品监督管理部门主管本行政区域内的药品不良反应报告和监测工作。各级卫生行政部门负责本行政区域内医疗机构与实施药品不良反应报告制度有关的管理工作。

　　医疗机构药事管理与药物治疗学委员会（下称药事会）下设药品安全性监测管理组，分管院长任组长，药学部、医务处主任任副组长，成员由临床医学、药学、护理学和医疗行政管理等专家组成；设有监测员、联络员若干名，监测员由临床科室（病区）的住院总医师、护士长或质控护师等担任，联络员由药学部专人负责担任；药学部负责药品安全性监测的日常工作，药品安全性监测管理组办公室设在药学部临床药学室。

知识链接

医疗机构药事管理与药物治疗学委员会

　　《医疗机构药事管理规定》明确要求医疗机构要建立药事管理组织，即"二级以上医院应当设立药事管理与药物治疗学委员会；其他医疗机构应当成立药事管理与药物治疗学组"。

　　二级以上药事会由具有高级技术职务任职资格的药学、临床医学、护理和医院感染管理、医疗行政管理等人员组成。成立药事组的医疗机构由药学、医务、护理、医院感染、临床科室等部门负责人和具有药师、医师以上专业技术职务任职资格人员组成。

　　药事会（组）是医疗机构药品管理的监督机构，也是对医疗机构各项重要药事作出专门决定的专业技术组织。是促进临床合理用药、科学管理医疗机构药事工作的咨询、参谋机构，不是行政管理部门，主要任务是负责监督、指导本机构科学管理药品和合理用药。

　　2. 监测方法　药品不良反应监测虽然不能阻止不良反应的发生，但是它可以根据监测情况及时采取措施，避免对人类的进一步损害，同时能够为药品的安全性提供证据。目前常用的监测系统有自愿呈报系统、集中监测系统、记录联结系统、记录应用等。

我国监测药品不良反应采用自愿呈报系统。自愿呈报系统即自愿而有组织的报告系统，由国家或地区设立的专门的药物不良反应监测中心收集、整理、分析各处自发呈报上来的资料并负责反馈。优点是监测覆盖面广、参与人员多、监测范围广、时间长、不受时间与空间的限制，对于罕见药物不良反应的发现，是唯一可行的方式，具有极其重要的地位。缺点是漏报较多，随意性导致偏差较大。

二、药品不良反应监测的法定要求

（一）《药品管理法》（2019年修订）

第八十条　药品上市许可持有人应当开展药品上市后不良反应监测，主动收集、跟踪分析疑似药品不良反应信息，对已识别风险的药品及时采取风险控制措施。

第八十一条　药品上市许可持有人、药品生产企业、药品经营企业和医疗机构应当经常考察本单位所生产、经营、使用的药品质量、疗效和不良反应。发现疑似不良反应的，应当及时向药品监督管理部门和卫生健康主管部门报告。具体办法由国务院药品监督管理部门会同国务院卫生健康主管部门制定。

对已确认发生严重不良反应的药品，由国务院药品监督管理部门或者省、自治区、直辖市人民政府药品监督管理部门根据实际情况采取停止生产、销售、使用等紧急控制措施，并应当在五日内组织鉴定，自鉴定结论作出之日起十五日内依法作出行政处理决定。

（二）《医疗机构药事管理规定》（卫医政发〔2011〕11号）

第二十一条　医疗机构应当建立药品不良反应、用药错误和药品损害事件监测报告制度。医疗机构临床科室发现药品不良反应、用药错误和药品损害事件后，应当积极救治患者，立即向药学部门报告，并做好观察与记录。医疗机构应当按照国家有关规定向相关部门报告药品不良反应，用药错误和药品损害事件应当立即向所在地县级卫生行政部门报告。

（三）《药品不良反应报告和监测管理办法》（卫生部令第81号，2011年7月1日起施行）

第三条　国家实行药品不良反应报告制度。药品生产企业（包括进口药品的境外制药厂商）、药品经营企业、医疗机构应当按照规定报告所发现的药品不良反应。

第十三条　药品生产、经营企业和医疗机构应当建立药品不良反应报告和监测管理制度。药品生产企业应当设立专门机构并配备专职人员，药品经营企业和医疗机构应当设立或者指定机构并配备专（兼）职人员，承担本单位的药品不良反应报告和监测工作。

第十五条　药品生产、经营企业和医疗机构获知或者发现可能与用药有关的不良反应，应当通过国家药品不良反应监测信息网络报告；不具备在线报告条件的，应当通过纸质报表报所在地药品不良反应监测机构，由所在地药品不良反应监测机构代为在线报告。报告内容应当真实、完整、准确。

第十七条　药品生产、经营企业和医疗机构应当配合药品监督管理部门、卫生行政部门和药品不良反应监测机构对药品不良反应或者群体不良事件的调查，并提供调查所需的资料。

第十八条　药品生产、经营企业和医疗机构应当建立并保存药品不良反应报告和监测档案。

第十九条　药品生产、经营企业和医疗机构应当主动收集药品不良反应，获知或者发现药品不良反应后应当详细记录、分析和处理，填写《药品不良反应/事件报告表》（表8-3）并报告。

第二十条　新药监测期内的国产药品应当报告该药品的所有不良反应；其他国产药品，报告新的和严重的不良反应。

进口药品自首次获准进口之日起5年内，报告该进口药品的所有不良反应；满5年的，报告新的和严重的不良反应。

第二十一条　药品生产、经营企业和医疗机构发现或者获知新的、严重的药品不良反应应当在15日内报告，其中死亡病例须立即报告；其他药品不良反应应当在30日内报告。有随访信息的，应当及时报告。

第二十三条　个人发现新的或者严重的药品不良反应，可以向经治医师报告，也可以向药品生产、经营企业或者当地的药品不良反应监测机构报告，必要时提供相关的病历资料。

第三十一条　医疗机构发现药品群体不良事件后应当积极救治患者，迅速开展临床调查，分析事件发生的原因，必要时可采取暂停药品的使用等紧急措施。

第五十六条　鼓励医疗机构、药品生产企业、药品经营企业之间共享药品不良反应信息。

第六十条　医疗机构有下列情形之一的，由所在地卫生行政部门给予警告，责令限期改正；逾期不改的，处三万元以下的罚款。情节严重并造成严重后果的，由所在地卫生行政部门对相关责任人给予行政处分：

（一）无专职或者兼职人员负责本单位药品不良反应监测工作的；

（二）未按照要求开展药品不良反应或者群体不良事件报告、调查、评价和处理的；

（三）不配合严重药品不良反应和群体不良事件相关调查工作的。

第六十二条　药品生产、经营企业和医疗机构违反相关规定，给药品使用者造成损害的，依法承担赔偿责任。

三、《药品不良反应/事件报告表》的合规填写

（一）明确目标

收集药品不良反应，获知或者发现药品不良反应后详细记录、分析和处理，填写《药品不良反应/事件报告表》。

（二）文书资料

核对《药品不良反应/事件报告表》是否填写完整。

表8-3　药品不良反应/事件报告表

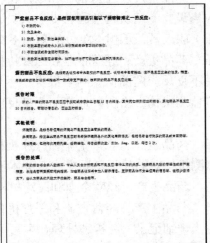

（三）实施程序

1. 药品不良反应监测报告程序 药品不良反应监测报告实行逐级定期报告制度。医疗机构获知或者发现可能与用药有关的不良反应，应当通过国家药品不良反应监测信息网络报告；不具备在线报告条件的，应当通过纸质报表报所在地药品不良反应监测机构，由所在地药品不良反应监测机构代为在线报告。报告内容应当真实、完整、准确。新的、严重的药品不良反应应当在15日内报告，其中死亡病例须立即报告；其他药品不良反应应当在30日内报告。有随访信息的，应当及时报告。

2. 药品不良反应报告范围 新药监测期内的国产药品应当报告该药品的所有不良反应；其他国产药品，报告新的和严重的不良反应。进口药品自首次获准进口之日起5年内，报告该进口药品的所有不良反应；满5年的，报告新的和严重的不良反应。

3. 药品不良反应报告流程 一般的ADR/ADE病例报告流程，新的、严重的ADR/ADE病例报告流程和死亡的、群体性的ADR/ADE病例报告流程略有不同。以死亡的、群体性的ADR/ADE病例报告流程为例，详见图8-2。

死亡的、群体性的ADR/ADE病例报告流程

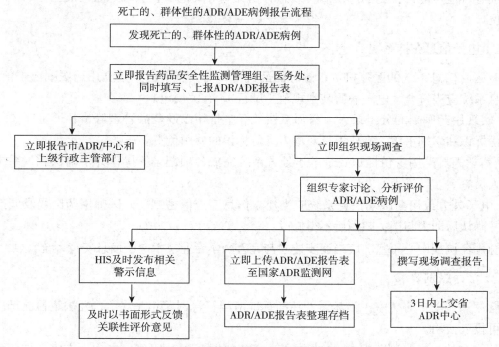

图8-2 死亡的、群体性的ADR/ADE病例报告流程图

任务三 配置静脉输液

一、基础知识

传统的静脉注射药物调配习惯由护士来完成，随着临床药学的发展，注射药物调配业务渐渐成为医院药学服务的一个重要发展领域。静脉用药集中调配是药品调剂的一部分，适用于肠外营养液、危害药品和其他静脉用药调剂的全过程。

静脉用药集中调配，是指医疗机构药学部门根据医师处方或用药医嘱，经药师进行适宜性审核，由药学专业技术人员按照无菌操作要求，在洁净环境下对静脉用药物进行加药混合调配，使其成为可供临床直接静脉输注使用的成品输液操作过程。

（一）人员基本要求

1. 静脉用药调配中心（室）负责人，应当具有药学专业本科以上学历，本专业中级以上专业技术职务任职资格，有较丰富的实际工作经验，责任心强，有一定管理能力。

2. 负责静脉用药医嘱或处方适宜性审核的人员，应当具有药学专业本科以上学历、5年以上临床用药或调剂工作经验、药师以上专业技术职务任职资格。

3. 负责摆药、加药混合调配、成品输液核对的人员，应当具有药士以上专业技术职务任职资格。

4. 从事静脉用药集中调配工作的药学专业技术人员，应当接受岗位专业知识培训并经考核合格，定期接受药学专业继续教育。

5. 与静脉用药调配工作相关的人员，每年至少进行一次健康检查，建立健康档案。对患有传染病或者其他可能污染药品的疾病，或患有精神病等其他不宜从事药品调剂工作的，应当调离工作岗位。

（二）电子信息支持系统

具有医院信息系统的医疗机构，静脉用药调配中心（室）应当建立用药医嘱电子信息系统，电子信息系统应当符合《电子病历基本规范（试行）》有关规定。

1. 实现用药医嘱的分组录入、药师审核、标签打印以及药品管理等，各道工序操作人员应当有身份标识和识别手段，操作人员对本人身份标识的使用负责。

2. 药学人员采用身份标识登录电子处方系统完成各项记录等操作并予确认后，系统应当显示药学人员签名。

3. 电子处方或用药医嘱信息系统应当建立信息安全保密制度，医师用药医嘱及调剂操作流程完成并确认后即为归档，归档后不得修改。

静脉用药调配中心（室）应当逐步建立与完善药学专业技术电子信息支持系统。

（三）洁净级别要求

静脉用药调配中心（室）洁净区的洁净标准应当符合国家相关规定，经法定检测部门检测合格后方可投入使用。

各功能室的洁净级别要求：一次更衣室、洗衣洁具间为十万级；二次更衣室、加药混合调配操作间为万级；层流操作台为百级。

其他功能室应当作为控制区域加强管理，禁止非本室人员进出。洁净区应当持续送入新风，并维持正压差；抗生素类、危害药品静脉用药调配的洁净区和二次更衣室之间应当呈5~10帕负压差。

（四）药品的储存管理与养护

静脉用药调配所用药品应当按规定由医疗机构药学及有关部门统一采购，药品的储存应当有适宜的二级库，按其性质与储存条件要求分类定位存放，不得堆放在过道或洁净区内。

1. 药库应当干净、整齐，地面平整、干燥，门与通道的宽度应当便于搬运药品和符合防火安全要求；药品储存应当按"分区分类、货位编号"的方法进行定位存放，按药品性质分类集中存放；对高危药品应设置显著的警示标志；并应当做好药库温湿度的监测与记录。

2．药库具备确保药品与物料储存要求的温湿度条件：常温区域10~30℃，阴凉区域不高于20℃，冷藏区域2~8℃，库房相对湿度40%~65%。

3．药品堆码与散热或者供暖设施的间距不小于30cm，距离墙壁间距不少于20cm，距离房顶及地面间距不小于10cm。

4．规范药品堆垛和搬运操作，遵守药品外包装图示标志的要求，不得倒置存放。

5．每种药品应当按批号及有效期远近依次或分开堆码并有明显标志，遵循"先产先用""先进先用""近期先用"和按批号发药使用的原则。

6．对不合格药品的确认、报损、销毁等应当有规范的制度和记录。

二、配置静脉输液的法定要求

（一）《医疗机构药事管理规定》（卫医政发〔2011〕11号）

第二十九条　肠外营养液、危害药品、静脉用药应当实行集中调配供应。医疗机构根据临床需要建立静脉用药调配中心（室），实行集中调配供应。

第三十条　医疗机构根据临床需要建立静脉用药调配中心（室），实行集中调配供应。静脉用药调配中心（室）应当符合静脉用药集中调配质量管理规范，由所在地设区的市级以上卫生行政部门组织技术审核、验收，合格后方可集中调配静脉用药。在静脉用药调配中心（室）以外调配静脉用药，参照静脉用药集中调配质量管理规范执行。医疗机构建立的静脉用药调配中心（室）应当报省级卫生行政部门备案。

（二）《静脉用药集中调配质量管理规范》（卫办医政发〔2010〕62号）

一、医疗机构采用集中调配和供应静脉用药的，应当设置静脉用药调配中心（室）（Pharmacy intravenous admixture service，PIVAS）。肠外营养液和危害药品静脉用药应当实行集中调配与供应。

十一、医疗机构应当制定相关规章制度与规范，对静脉用药集中调配的全过程进行规范化质量管理。

十二、药师在静脉用药调配工作中，应遵循安全、有效、经济的原则，参与临床静脉用药治疗，宣传合理用药，为医护人员和患者提供相关药物信息与咨询服务。如在临床使用时有特殊注意事项，药师应当向护士作书面说明。

三、配置静脉输液的合规操作

依据《处方管理办法》有关规定和《静脉用药集中调配操作规程》调配静脉用药。

（一）静脉用药调配中心（室）人员按操作规程更衣

（1）进出静脉用药调配中心（室）更衣规程。进出静脉用药调配中心（室）应当更换该中心（室）工作服、工作鞋并戴发帽。非本中心（室）人员未经中心（室）负责人同意，不得进入。

（2）进入十万级洁净区规程（一更）：换下普通工作服和工作鞋，按六步手清洁消毒法消毒手并烘干；穿好指定服装并戴好发帽、口罩。

（3）进入万级洁净区规程（二更）：更换洁净区专用鞋、洁净隔离服；手消毒，戴一次性手套。

（4）离开洁净区规程：①临时外出：在二更室脱下洁净隔离服及帽子、口罩整齐放置，一次性手套丢入污物桶内；在一更室应当更换工作服和工作鞋；②重新进入洁净区时，必须按以上更衣规定程序进入洁净区；③当日调配结束时，脱下的洁净区专用鞋、洁净隔离服进行常规消毒，每周至少清洗2次；一次性口罩、手套一并丢入污物桶。

（二）静脉用药调配中心（室）工作流程

静脉输液调配的工作流程：临床医师开具静脉输液治疗处方或用药医嘱→用药医嘱信息传递→药师审核→打印标签→贴签摆药→核对→混合调配→输液成品核对→输液成品包装→分病区放置于密闭容器中、加锁或封条→由工人送至病区→病区药疗护士开锁（或开封）核对签收→给患者用药前护士应当再次与病历用药医嘱核对→给患者静脉输注用药。

课堂互动

护士能否在静脉用药调配中心（室）配置药物？

（三）按操作规程审核处方或用药医嘱

负责处方或用药医嘱审核的药师逐一审核患者静脉输液处方或医嘱，确认其正确性、合理性与完整性。主要包括以下内容。

（1）形式审查：处方或用药医嘱内容应当符合《处方管理办法》《病例书写基本规范》的有关规定，书写正确、完整、清晰，无遗漏信息。

（2）分析鉴别临床诊断与所选用药品的相符性。

（3）确认遴选药品品种、规格、给药途径、用法、用量的正确性与适宜性，防止重复给药。

（4）确认静脉药物配伍的适宜性，分析药物的相容性与稳定性。

（5）确认选用溶媒的适宜性。

（6）确认静脉用药与包装材料的适宜性。

（7）确认药物皮试结果和药物严重或者特殊不良反应等重要信息。

（8）需与医师进一步核实的任何疑点或未确定的内容。

对处方或用药医嘱存在错误的，应当及时与处方医师沟通，请其调整并签名。因病情需要的超剂量等特殊用药，医师应当再次签名确认。对用药错误或者不能保证成品输液质量的处方或医嘱应当拒绝调配。

（四）按操作规程打印标签与标签管理

（五）按操作规程贴签摆药与核对

（六）按操作规程混合调配静脉用药

1. 调配操作前准备：①在调配操作前30分钟，按操作规程启动洁净间和层流工作台净化系统，并确认其处于正常工作状态，操作间室温控制于18~26℃、湿度40%~65%、室内外压差符合规定，操作人员记录并签名；②接班工作人员应当先阅读交接班记录，对有关问题应当及时处理；③按更衣操作规程，进入洁净区操作间，首先用蘸有75%乙醇的无纺布从上到下、从内到外擦拭层流洁净台内部的各个部位。

2. 将摆好药品容器的药车推至层流洁净操作台附近相应的位置。

3. 调配前的校对 调配药学技术人员应当按输液标签核对药品名称、规格、数量、有效期等的准确性和药品完好性，确认无误后，进入加药混合调配操作程序。

4. 调配操作程序 ①选用适宜的一次性注射器，拆除外包装，旋转针头连接注射器，确保针尖斜面与注射器刻度处于同一方向，将注射器垂直放置于层流洁净台的内侧；②用75%乙醇消毒输液袋（瓶）的加药处，放置于层流洁净台的中央区域；③除去西林瓶盖，用75%乙醇消毒安瓿瓶颈或西林瓶胶塞，并在层流洁净台侧壁打开安瓿，应当避免朝向高效过滤器方向打开，以防药液喷溅到高效过滤器上；④抽取药液时，注射器针尖斜面应当朝上，紧靠安瓿瓶颈口抽取药液，然后注入输液袋（瓶）中，轻轻摇匀；⑤溶解粉针剂，用注射器抽取适量静脉注射用溶媒，注入于粉针剂的西林瓶内，必要时可轻轻摇动（或置振荡器上）助溶，全部溶解混匀后，用同一注射器抽出药液，注入输液袋（瓶）内，轻轻摇匀；⑥调配结束后，再次核对输液标签与所用药品名称、规格、用量，确保准确无误后，调配操作人员在输液标签上签名或者盖签章，标注调配时间，并将调配好的成品输液和空西林瓶、安瓿与备份输液标签及其他相关信息一并放入筐内，以供检查者核对；⑦通过传递窗将成品输液送至成品核对区，进入成品核对包装程序；⑧每完成一组输液调配操作后，应当立即清场，用蘸有75%乙醇的无纺布擦拭台面，除去残留药液，不得留有与下批输液调配无关的药物、余液、用过的注射器和其他物品。

5. 每天调配工作结束后，按本规范和操作规程的清洁消毒操作程序进行清洁消毒处理。

6. 静脉用药混合调配注意事项 ①不得采用交叉调配流程；②静脉用药调配所用的药物，如果不是整瓶（支）用量，则必须将实际所用剂量在输液标签上明显标识，以便校对；③若有两种以上粉针剂或注射液需加入同一输液时，应当严格按药品说明书要求和药品性质顺序加入；对肠外营养液、高危药品和某些特殊药品的调配，应当制定相关的加药顺序调配操作规程；④调配过程中，输液出现异常或对药品配伍、操作程序有疑点时应当停止调配，报告当班负责药师查明原因，或与处方医师协商调整用药医嘱；发生调配错误应当及时纠正，重新调配并记录；⑤调配操作危害药品注意事项：危害药品调配应当重视操作者的职业防护，调配时应当拉下生物安全柜防护玻璃，前窗玻璃不可高于安全警戒线，以确保负压；危害药品调配完成后，必须将留有危害药品的西林瓶、安瓿等单独置于适宜的包装中，与成品输液及备份输液标签一并送出，以供核查；调配危害药品用过的一次性注射器、手套、口罩及检查后的西林瓶、安瓿等废弃物，按规定由本医疗机构统一处理；危害药品溢出处理按照相关规定执行。

（七）按操作规程核对、包装与发放成品输液

1. 成品输液的检查、核对操作规程 ①检查输液袋（瓶）有无裂纹，输液应无沉淀、变色、异物等；②进行挤压试验，观察输液袋有无渗漏现象，尤其是加药处；③按输液标签内容逐项核对所用输液和空西林瓶与安瓿的药名、规格、用量等是否相符；④核检非整瓶（支）用量的患者的用药剂量和标识是否相符；⑤各岗位操作人员签名是否齐全，确认无误后核对者应当签名或盖签章；⑥核查完成后，空安瓿等废弃物按规定进行处理。

2. 经核对合格的成品输液，用适宜的塑料袋包装，按病区分别整齐放置于有病区标记的密闭容器内，送药时间及数量记录于送药登记本。在危害药品的外包装上要有醒目的标记。

3. 将密闭容器加锁或加封条，钥匙由调配中心和病区各保存一把，配送工人及时送至各病区，由病区药疗护士开锁或启封后逐一清点核对，并注明交接时间，无误后，在送药登记本上签名。

四、医疗机构药事管理的法律风险

第一百一十九条　药品使用单位使用假药、劣药的，按照销售假药、零售劣药的规定处罚；情节严重的，法定代表人、主要负责人、直接负责的主管人员和其他责任人员有医疗卫生人员执业证书的，还应当吊销执业证书。

第一百二十四条　违反本法规定，有下列行为之一的，没收违法生产、进口、销售的药品和违法所得以及专门用于违法生产的原料、辅料、包装材料和生产设备，责令停产停业整顿，并处违法生产、进口、销售的药品货值金额十五倍以上三十倍以下的罚款；货值金额不足十万元的，按十万元计算；情节严重的，吊销药品批准证明文件直至吊销药品生产许可证、药品经营许可证或者医疗机构制剂许可证，对法定代表人、主要负责人、直接负责的主管人员和其他责任人员，没收违法行为发生期间自本单位所获收入，并处所获收入百分之三十以上三倍以下的罚款，十年直至终身禁止从事药品生产经营活动，并可以由公安机关处五日以上十五日以下的拘留：

（一）未取得药品批准证明文件生产、进口药品；

（二）使用采取欺骗手段取得的药品批准证明文件生产、进口药品；

（三）使用未经审评审批的原料药生产药品；

（四）应当检验而未经检验即销售药品；

（五）生产、销售国务院药品监督管理部门禁止使用的药品；

（六）编造生产、检验记录；

（七）未经批准在药品生产过程中进行重大变更。

销售前款第一项至第三项规定的药品，或者药品使用单位使用前款第一项至第五项规定的药品的，依照前款规定处罚；情节严重的，药品使用单位的法定代表人、主要负责人、直接负责的主管人员和其他责任人员有医疗卫生人员执业证书的，还应当吊销执业证书。

未经批准进口少量境外已合法上市的药品，情节较轻的，可以依法减轻或者免予处罚。

第一百二十九条　违反本法规定，药品上市许可持有人、药品生产企业、药品经营企业或者医疗机构未从药品上市许可持有人或者具有药品生产、经营资格的企业购进药品的，责令改正，没收违法购进的药品和违法所得，并处违法购进药品货值金额二倍以上十倍以下的罚款；情节严重的，并处货值金额十倍以上三十倍以下的罚款，吊销药品批准证明文件、药品生产许可证、药品经营许可证或者医疗机构执业许可证；货值金额不足五万元的，按五万元计算。

第一百三十三条　违反本法规定，医疗机构将其配制的制剂在市场上销售的，责令改正，没收违法销售的制剂和违法所得，并处违法销售制剂货值金额二倍以上五倍以下的罚款；情节严重的，并处货值金额五倍以上十五倍以下的罚款；货值金额不足五万元的，按五万元计算。

第一百三十四条　药品上市许可持有人未按照规定开展药品不良反应监测或者报告疑似药品不良反应的，责令限期改正，给予警告；逾期不改正的，责令停产停业整顿，并处十万元以上一百万元以下的罚款。

药品经营企业未按照规定报告疑似药品不良反应的，责令限期改正，给予警告；逾期不改正的，责令停产停业整顿，并处五万元以上五十万元以下的罚款。

医疗机构未按照规定报告疑似药品不良反应的，责令限期改正，给予警告；逾期不改正的，处五万元以上五十万元以下的罚款。

第一百四十一条　药品上市许可持有人、药品生产企业、药品经营企业或者医疗机构在药品购销中给予、收受回扣或者其他不正当利益的，药品上市许可持有人、药品生产企业、药品经营企业或者代理人给予使用其药品的医疗机构的负责人、药品采购人员、医师、药师等有关人员财物或者其他不正当利益的，由市场监督管理部门没收违法所得，并处三十万元以上三百万元以下的罚款；情节严重的，吊销药品上市许可持有人、药品生产企业、药品经营企业营业执照，并由药品监督管理部门吊销药品批准证明文件、药品生产许可证、药品经营许可证。

第一百四十二条　药品上市许可持有人、药品生产企业、药品经营企业的负责人、采购人员等有关人员在药品购销中收受其他药品上市许可持有人、药品生产企业、药品经营企业或者代理人给予的财物或者其他不正当利益的，没收违法所得，依法给予处罚；情节严重的，五年内禁止从事药品生产经营活动。

医疗机构的负责人、药品采购人员、医师、药师等有关人员收受药品上市许可持有人、药品生产企业、药品经营企业或者代理人给予的财物或者其他不正当利益的，由卫生健康主管部门或者本单位给予处分，没收违法所得；情节严重的，还应当吊销其执业证书。

第一百四十四条　药品上市许可持有人、药品生产企业、药品经营企业或者医疗机构违反本法规定，给用药者造成损害的，依法承担赔偿责任。

因药品质量问题受到损害的，受害人可以向药品上市许可持有人、药品生产企业请求赔偿损失，也可以向药品经营企业、医疗机构请求赔偿损失。接到受害人赔偿请求的，应当实行首负责任制，先行赔付；先行赔付后，可以依法追偿。

生产假药、劣药或者明知是假药、劣药仍然销售、使用的，受害人或者其近亲属除请求赔偿损失外，还可以请求支付价款十倍或者损失三倍的赔偿金；增加赔偿的金额不足一千元的，为一千元。

 知识链接

肠外营养和危害药品

肠外营养：是经静脉途径供应患者所需要的营养要素，包括能量物质（碳水化合物、脂肪乳剂）、必需和非必需氨基酸、维生素、电解质及微量元素。目的是使患者在无法正常进食的状况下仍可以维持营养状况、使体重增加和创伤愈合，幼儿可维持生长、发育。肠外营养的途径有周围静脉营养和中心静脉营养。肠外营养分为完全肠外营养（total parenteral nutrition，TPN）和部分补充肠外营养（supplementary parenteral nutrition，PN）。

危害药品：是指能产生职业暴露危险或者危害的药品，即具有遗传毒性、致癌性、致畸性，或对生育有损害作用以及在低剂量下可产生严重的器官或其他方面毒性的药品，包括肿瘤化疗药品和细胞毒药品。

【技能训练】处方审核

（一）实训项目

对处方进行形式审核及用药适宜性审核。

（二）实训目的

熟悉处方审核的内容和要点。

（三）实训要求

以5人为一组，以用互联网以及万方数据库等方法查找医疗机构不合理处方，讨论分析，形成实训报告，并制作报告汇报幻灯片；每组选派一名汇报人交流审方中发现的问题。

（四）实训内容

查找5份不合理处方，从处方形式审核和用药适宜性审核两方面，进行处方分析，列举处方不合格项目，说明理由并阐述相应的处理措施。

（五）实训素材

1. 患者，男，13岁，因骑自行车摔倒致多处皮肤外伤，医生开具处方：RP：盐酸左氧氟沙星氯化钠注射液0.2g，ivgtt，qd。该处方能否调配？

2. 患者，女，46岁，主诉尿频、尿急、尿痛伴有全身酸痛、发热，体温39.0℃，查尿常规白细胞3+，蛋白2+，隐血2+；诊断为急性肾盂肾炎。入院时查白细胞总数$11.83*10^9$/L，中性粒细胞比率76.9%，尿素氮9.1mmol/L↑；血肌酐62μmol/L。医嘱单用药方案为：阿米卡星0.4g qd静脉滴注。3天后查血肌酐132μmol/L。请问该患者肾功能异常是由什么原因引起的？

（六）实训评价

根据审方分析报告质量及汇报表现进行评价。

项目九　疫苗管理

PPT

📋 **导学情景**

情景描述：

2016年3月破获的山东济南非法经营疫苗系列案件中有案值5.7亿元的疫苗未经严格冷链存储运输销往24个省市。疫苗含25种儿童、成人用二类疫苗。

2018年7月15日国家药品监督管理局发布通告指出，长春长生生物科技有限公司冻干人用狂犬病疫苗生产存在编造生产记录和产品检验记录，随意变更工艺参数和设备等严重违反《药品生产质量管理规范》（药品GMP）行为。

2018年8月16日，中共中央政治局常务委员会召开会议，听取关于吉林长春长生公司问题疫苗案件调查及有关问责情况的汇报。会议强调，要提高违法成本，对那些利欲熏心、无视规则的不法企业，对那些敢于挑战道德和良知底线的人，要严厉打击，从严重判，决不姑息。对涉及疫苗药品等危害公共安全的违法犯罪人员，要依法严厉处罚，实行巨额处罚、终身禁业。

问题探讨： 你了解吉林长春长生公司的法律后果有哪些吗？

任务一　疫苗生产管理

一、基础知识

我国是世界上最大的疫苗生产国，年产能超过10亿剂次，是世界上为数不多的能够依靠自身能力解决全部计划免疫疫苗的国家之一，国产疫苗约占全国实际接种量的95%以上。我国逐步构建起日益严格的疫苗安全标准和生产监管体系，2011年、2014年两次通过世界卫生组织（WHO）的疫苗国家监管体系评估。

接种疫苗，是现代医学预防和控制传染病最经济、最有效的公共卫生干预措施。疫苗事关生命健康，关系公共卫生安全和国家安全，质量安全容不得半点瑕疵，不能有一点侥幸。公众对此疫苗质量高度重视，纾解疫苗焦虑，构建"疫苗信任"，政府机构在疫苗生产、使用上的监管需要更有力，对非法的生产经营行为"重拳治乱"，如果处罚只是"雨过地皮湿"，就形不成教训、也够不成震慑。同样，企业不能为了追求利益，把儿童的健康和家庭的幸福当做谋取非法利润的代价，企业必须守住起码的道德底线，不能赚带着血的黑心钱。无论是生产企业还是监管部门，都必须以"敬畏生命"为信条，以更严格的生产标准、更严厉的常态监管、更严重的违法处罚规范行业发展，保住公众对疫苗的信任。药品安全是最基本的公共安全，既是民生问题、经济问题，也是政治问题，承载着人民群众对美好生活的向往。

（一）疫苗的法定含义

疫苗，是指为预防、控制疾病的发生、流行，用于人体免疫接种的预防性生物制品，包括免疫规划疫苗和非免疫规划疫苗。

免疫规划疫苗，是指居民应当按照政府的规定接种的疫苗，包括国家免疫规划确定的疫苗，省、自治区、直辖市人民政府在执行国家免疫规划时增加的疫苗，以及县级以上人民政府或者其卫生健康主管部门组织的应急接种或者群体性预防接种所使用的疫苗。

非免疫规划疫苗，是指由居民自愿接种的其他疫苗。

（二）疫苗管理立法

2019年6月29日第十三届全国人民代表大会常务委员会第十一次会议通过《中华人民共和国疫苗管理法》，自2019年12月1日起施行。

该法规定，国家对疫苗实行最严格的管理制度，坚持安全第一、风险管理、全程管控、科学监管、社会共治。从事疫苗研制、生产、流通和预防接种活动的单位和个人，应当遵守法律、法规、规章、标准和规范，保证全过程信息真实、准确、完整和可追溯，依法承担责任，接受社会监督。

疫苗上市许可持有人，即依法取得疫苗药品注册证书和药品生产许可证的企业，应当加强疫苗全生命周期质量管理，对疫苗的安全性、有效性和质量可控性负责。疫苗上市许可持有人应当建立疫苗电子追溯系统，与全国疫苗电子追溯协同平台相衔接，实现生产、流通和预防接种全过程最小包装单位疫苗可追溯、可核查。疫苗研制、生产、检验等过程中应当建立健全生物安全管理制度，严格控制生物安全风险，加强菌毒株等病原微生物的生物安全管理，保护操作人员和公众的健康，保证菌毒株等病原微生物用途合法、正当。

疫苗研制、生产、检验等使用的菌毒株和细胞株，应当明确历史、生物学特征、代次，建立详细档案，保证来源合法、清晰、可追溯；来源不明的，不得使用。

二、疫苗生产的法定要求

（一）疫苗研制和注册

国家根据疾病流行情况、人群免疫状况等因素，制定相关研制规划，安排必要资金，支持多联多价等新型疫苗的研制。国家组织疫苗上市许可持有人、科研单位、医疗卫生机构联合攻关，研制疾病预防、控制急需的疫苗。国家鼓励疫苗上市许可持有人加大研制和创新资金投入，优化生产工艺，提升质量控制水平，推动疫苗技术进步。

开展疫苗临床试验，应当经国务院药品监督管理部门依法批准。疫苗临床试验应当由符合国务院药品监督管理部门和国务院卫生健康主管部门规定条件的三级医疗机构或者省级以上疾病预防控制机构实施或者组织实施。

疫苗临床试验申办者应当制定临床试验方案，建立临床试验安全监测与评价制度，审慎选择受试者，合理设置受试者群体和年龄组，并根据风险程度采取有效措施，保护受试者合法权益。开展疫苗临床试验，应当取得受试者的书面知情同意；受试者为无民事行为能力人的，应当取得其监护人的书面知情同意；受试者为限制民事行为能力人的，应当取得本人及其监护人的书面知情同意。

在中国境内上市的疫苗应当经国务院药品监督管理部门批准，取得药品注册证书；申请疫苗注册，应当提供真实、充分、可靠的数据、资料和样品。对疾病预防、控制急需的疫苗和创新疫苗，国务院药品监督管理部门应当予以优先审评审批。应对重大突发公共卫生事件急需的疫苗或者国务院卫生健康主管部门认定急需的其他疫苗，经评估获益大于风险的，国务院药品监督管理部门可以附条件批准疫苗注册申请。出现特别重大突发公共卫生事件或者其他严重威胁公众健康的紧急事件，国务院卫生健康主管部门根据传染病预防、控制需要提出紧急使用疫苗的建议，经国务院药品监督管理部门组织论证同意后可以在一定范围和期限内紧急使用。

国务院药品监督管理部门在批准疫苗注册申请时，对疫苗的生产工艺、质量控制标准和说明书、标签予以核准。国务院药品监督管理部门应当在其网站上及时公布疫苗说明书、标签内容。

（二）疫苗生产

1. 生产许可　国家对疫苗生产实行严格准入制度。从事疫苗生产活动，应当经省级以上人民政府药品监督管理部门批准，取得药品生产许可证。

从事疫苗生产活动，除符合《中华人民共和国药品管理法》规定的从事药品生产活动的条件外，还应当具备下列条件：①具备适度规模和足够的产能储备；②具有保证生物安全的制度和设施、设备；③符合疾病预防、控制需要。

疫苗上市许可持有人应当具备疫苗生产能力；超出疫苗生产能力确需委托生产的，应当经国务院药品监督管理部门批准。接受委托生产的，应当遵守本法规定和国家有关规定，保证疫苗质量。疫苗上市许可持有人的法定代表人、主要负责人应当具有良好的信用记录，生产管理负责人、质量管理负责人、质量受权人等关键岗位人员应当具有相关专业背景和从业经历。疫苗上市许可持有人应当加强对前款规定人员的培训和考核，及时将其任职和变更情况向省、自治区、直辖市人民政府药品监督管理部门报告。

疫苗应当按照经核准的生产工艺和质量控制标准进行生产和检验，生产全过程应当符合药品生产质量管理规范的要求。疫苗上市许可持有人应当按照规定对疫苗生产全过程和疫苗质量进行审核、检验。疫苗上市许可持有人应当建立完整的生产质量管理体系，持续加强偏差管理，采用信息化手段如实记录生产、检验过程中形成的所有数据，确保生产全过程持续符合法定要求。

2. 批签发制度　国家实行疫苗批签发制度。每批疫苗销售前或者进口时，应当经国务院药品监督管理部门指定的批签发机构按照相关技术要求进行审核、检验。符合要求的，发给批签发证明；不符合要求的，发给不予批签发通知书。不予批签发的疫苗不得销售，并应当由省、自治区、直辖市人民政府药品监督管理部门监督销毁；不予批签发的进口疫苗应当由口岸所在地药品监督管理部门监督销毁或者依法进行其他处理。国务院药品监督管理部门、批签发机构应当及时公布上市疫苗批签发结果，供公众查询。申请疫苗批签发应当按照规定向批签发机构提供批生产及检验记录摘要等资料和同批号产品等样品。进口疫苗还应当提供原产地证明、批签发证明；在原产地免予批签发的，应当提供免予批签发证明。预防、控制传染病疫情或者应对突发事件急需的疫苗，经国务院药品监督管理部门批准，免予批签发。

疫苗批签发应当逐批进行资料审核和抽样检验。疫苗批签发检验项目和检验频次应当根据疫苗质量风险评估情况进行动态调整。对疫苗批签发申请资料或者样品的真实性有疑问，或者存在其他需要进一步核实的情况的，批签发机构应当予以核实，必要时应当采用现场抽样检验等方式组织开展现场核实。批签发机构在批签发过程中发现疫苗存在重大质量风险的，应当及时向国务院药品监督管理部门和省、自治区、直辖市人民政府药品监督管理部门报告。接到报告的部门应当立即对疫苗上市许可持有人进行现场检查，根据检查结果通知批签发机构对疫苗上市许可持有人的相关产品或者所有产品不予批签发或者暂停批签发，并责令疫苗上市许可持有人整改。疫苗上市许可持有人应当立即整改，并及时将整改情况向责令其整改的部门报告。

对生产工艺偏差、质量差异、生产过程中的故障和事故以及采取的措施，疫苗上市许可持有人应当如实记录，并在相应批产品申请批签发的文件中载明；可能影响疫苗质量的，疫苗上市许可持有人应当立即采取措施，并向省、自治区、直辖市人民政府药品监督管理部门报告。

（三）疫苗上市后管理

长期以来，我国疫苗的风险管理更多依靠监管部门加强监管，疫苗企业往往缺乏成熟的药物警戒和风险管理计划，在整个链条中处于被动地位。2018年发生的吉林长春长生疫苗案件暴露了企业主体责任缺失的问题。疫苗上市后管理指的是企业在产品上市后进行的风险控制，该制度的责任主体是疫苗上市许可持有人。

疫苗上市许可持有人应当建立健全疫苗全生命周期质量管理体系，制定并实施疫苗上市后风险管理计划，开展疫苗上市后研究，对疫苗的安全性、有效性和质量可控性进行进一步确证。对批准疫苗注册申请时提出进一步研究要求的疫苗，疫苗上市许可持有人应当在规定期限内完成研究；逾期未完成研究或者不能证明其获益大于风险的，国务院药品监督管理部门应当依法处理，直至注销该疫苗的药品注册证书。

疫苗上市许可持有人应当对疫苗进行质量跟踪分析，持续提升质量控制标准，改进生产工艺，提高生产工艺稳定性。生产工艺、生产场地、关键设备等发生变更的，应当进行评估、验证，按照国务院药品监督管理部门有关变更管理的规定备案或者报告；变更可能影响疫苗安全性、有效性和质量可控性的，应当经国务院药品监督管理部门批准。

疫苗上市许可持有人应当根据疫苗上市后研究、预防接种异常反应等情况持续更新说明书、标签，并按照规定申请核准或者备案。国务院药品监督管理部门应当在其网站上及时公布更新后的疫苗说明书、标签内容。

疫苗上市许可持有人应当建立疫苗质量回顾分析和风险报告制度，每年将疫苗生产流通、上市后研究、风险管理等情况按照规定如实向国务院药品监督管理部门报告。

国务院药品监督管理部门可以根据实际情况，责令疫苗上市许可持有人开展上市后评价或者直接组织开展上市后评价。对预防接种异常反应严重或者其他原因危害人体健康的疫苗，国务院药品监督管理部门应当注销该疫苗的药品注册证书。

国务院药品监督管理部门可以根据疾病预防、控制需要和疫苗行业发展情况，组织对疫苗品种开展上市后评价，发现该疫苗品种的产品设计、生产工艺、安全性、有效性或者质量可控性明显劣于预防、控制同种疾病的其他疫苗品种的，应当注销该品种所有疫苗的药品注册证书并废止相应的国家药品标准。

任务二　疫苗流通与监督管理

一、疫苗流通的法定要求

国家免疫规划疫苗由国务院卫生健康主管部门会同国务院财政部门等组织集中招标或者统一谈判，形成并公布中标价格或者成交价格，各省、自治区、直辖市实行统一采购。国家免疫规划疫苗以外的其他免疫规划疫苗、非免疫规划疫苗由各省、自治区、直辖市通过省级公共资源交易平台组织采购。疫苗的价格由疫苗上市许可持有人依法自主合理制定。疫苗的价格水平、差价率、利润率应当保持在合理幅度。

疫苗上市许可持有人应当按照采购合同约定，向疾病预防控制机构供应疫苗。疾病预防控制机构应当按照规定向接种单位供应疫苗。疾病预防控制机构以外的单位和个人不得向接种单位供应疫苗，接种单位不得接收该疫苗。

疫苗上市许可持有人应当按照采购合同约定，向疾病预防控制机构或者疾病预防控制机构指定的接种单位配送疫苗。疫苗上市许可持有人、疾病预防控制机构自行配送疫苗应当具备疫苗冷链储存、运输条件，也可以委托符合条件的疫苗配送单位配送疫苗。

疾病预防控制机构、接种单位、疫苗上市许可持有人、疫苗配送单位应当遵守疫苗储存、运输管理规范，保证疫苗质量。疫苗在储存、运输全过程中应当处于规定的温度环境，冷链储存、运输应当符合要求，并定时监测、记录温度。疫苗储存、运输管理规范由国务院药品监督管理部门、国务院卫生健康主管部门共同制定。

疫苗上市许可持有人在销售疫苗时，应当提供加盖其印章的批签发证明复印件或者电子文件；销售进口疫苗的，还应当提供加盖其印章的进口药品通关单复印件或者电子文件。疾病预防控制机构、接种单位在接收或者购进疫苗时，应当索取规定的证明文件，并保存至疫苗有效期满后不少于五年备查。

疫苗上市许可持有人应当按照规定，建立真实、准确、完整的销售记录，并保存至疫苗有效期满后不少于五年备查。疾病预防控制机构、接种单位、疫苗配送单位应当按照规定，建立真实、准确、完整的接收、购进、储存、配送、供应记录，并保存至疫苗有效期满后不少于五年备查。

疾病预防控制机构、接种单位接收或者购进疫苗时，应当索取本次运输、储存全过程温度监测记录，并保存至疫苗有效期满后不少于五年备查；对不能提供本次运输、储存全过程温度监测记录或者温度控制不符合要求的，不得接收或者购进，并应当立即向县级以上地方人民政府药品监督管理部门、卫生健康主管部门报告。

疾病预防控制机构、接种单位应当建立疫苗定期检查制度，对存在包装无法识别、储存温度不符合要求、超过有效期等问题的疫苗，采取隔离存放、设置警示标志等措施，并按照国务院药品监督管理部门、卫生健康主管部门、生态环境主管部门的规定处置。疾病预防控制机构、接种单位应当如实记录处置情况，处置记录应当保存至疫苗有效期满后不少于五年备查。

二、疫苗监督管理

药品监督管理部门、卫生健康主管部门按照各自职责对疫苗研制、生产、流通和预防接种全过程进行监督管理，监督疫苗上市许可持有人、疾病预防控制机构、接种单位等依法履行义务。

药品监督管理部门依法对疫苗研制、生产、储存、运输以及预防接种中的疫苗质量进行监督检查。卫生健康主管部门依法对免疫规划制度的实施、预防接种活动进行监督检查。

药品监督管理部门应当加强对疫苗上市许可持有人的现场检查；必要时，可以对为疫苗研制、生产、流通等活动提供产品或者服务的单位和个人进行延伸检查；有关单位和个人应当予以配合，不得拒绝和隐瞒。

国家建设中央和省级两级职业化、专业化药品检查员队伍，加强对疫苗的监督检查。省、自治区、直辖市人民政府药品监督管理部门选派检查员入驻疫苗上市许可持有人。检查员负责监督检查药品生产质量管理规范执行情况，收集疫苗质量风险和违法违规线索，向省、自治区、直辖市人民政府药品监督管理部门报告情况并提出建议，对派驻期间的行为负责。

疫苗质量管理存在安全隐患，疫苗上市许可持有人等未及时采取措施消除的，药品监督管理部门可以采取责令约谈、限期整改等措施。严重违反药品相关质量管理规范的，药品监督管理部门应当责令暂停疫苗生产、销售、配送，立即整改；整改完成后，经药品监督管理部门检查符合要求的，方可恢复生产、销售、配送。

药品监督管理部门应当建立疫苗上市许可持有人及其相关人员信用记录制度，纳入全国信用信息共享平台，按照规定公示其严重失信信息，实施联合惩戒。

疫苗存在或者疑似存在质量问题的，疫苗上市许可持有人、疾病预防控制机构、接种单位应当立即停止销售、配送、使用，必要时立即停止生产，按照规定向县级以上人民政府药品监督管理部门、卫生健康主管部门报告。卫生健康主管部门应当立即组织疾病预防控制机构和接种单位采取必要的应急处置措施，同时向上级人民政府卫生健康主管部门报告。药品监督管理部门应当依法采取查封、扣押等措施。对已经销售的疫苗，疫苗上市许可持有人应当及时通知相关疾病预防控制机构、疫苗配送单位、接种单位，按照规定召回，如实记录召回和通知情况，疾病预防控制机构、疫苗配送单位、接种单位应当予以配合。未依照规定停止生产、销售、配送、使用或者召回疫苗的，县级以上人民政府药品监督管理部门、卫生健康主管部门应当按照各自职责责令停止生产、销售、配送、使用或者召回疫苗。

疫苗上市许可持有人、疾病预防控制机构、接种单位发现存在或者疑似存在质量问题的疫苗，不得瞒报、谎报、缓报、漏报，不得隐匿、伪造、毁灭有关证据。

疫苗上市许可持有人应当建立信息公开制度，按照规定在其网站上及时公开疫苗产品信息、说明书和标签、药品相关质量管理规范执行情况、批签发情况、召回情况、接受检查和处罚情况以及投保疫苗责任强制保险情况等信息。

三、疫苗管理的法律风险

《疫苗管理法》明确规定，疫苗犯罪行为依法从重追究刑事责任；对违法生产销售假劣疫苗，违反生产、储存、运输相关质量管理规范要求等情形的，设置了比一般药品更高的处罚；落实"处罚到人"要求，依法实行罚款、行政拘留、从业禁止直至终身禁业等。

第七十九条　违反本法规定，构成犯罪的，依法从重追究刑事责任。

第八十条　生产、销售的疫苗属于假药的，由省级以上人民政府药品监督管理部门没收违法所得和违法生产、销售的疫苗以及专门用于违法生产疫苗的原料、辅料、包装材料、设备等物品，责令停产停业整顿，吊销药品注册证书，直至吊销药品生产许可证等，并处违法生产、销售疫苗货值金额十五倍以上五十倍以下的罚款，货值金额不足五十万元的，按五十万元计算。

生产、销售的疫苗属于劣药的，由省级以上人民政府药品监督管理部门没收违法所得和违法生产、销售的疫苗以及专门用于违法生产疫苗的原料、辅料、包装材料、设备等物品，责令停产停业整顿，并处违法生产、销售疫苗货值金额十倍以上三十倍以下的罚款，货值金额不足五十万元的，按五十万元计算；情节严重的，吊销药品注册证书，直至吊销药品生产许可证等。

生产、销售的疫苗属于假药，或者生产、销售的疫苗属于劣药且情节严重的，由省级以上人民政府药品监督管理部门对法定代表人、主要负责人、直接负责的主管人员和关键岗位人员以及其他责任人员，没收违法行为发生期间自本单位所获收入，并处所获收入一倍以上十倍以下的罚款，终身禁止从事药品生产经营活动，由公安机关处五日以上十五日以下拘留。

第八十一条 有下列情形之一的，由省级以上人民政府药品监督管理部门没收违法所得和违法生产、销售的疫苗以及专门用于违法生产疫苗的原料、辅料、包装材料、设备等物品，责令停产停业整顿，并处违法生产、销售疫苗货值金额十五倍以上五十倍以下的罚款，货值金额不足五十万元的，按五十万元计算；情节严重的，吊销药品相关批准证明文件，直至吊销药品生产许可证等，对法定代表人、主要负责人、直接负责的主管人员和关键岗位人员以及其他责任人员，没收违法行为发生期间自本单位所获收入，并处所获收入百分之五十以上十倍以下的罚款，十年内直至终身禁止从事药品生产经营活动，由公安机关处五日以上十五日以下拘留：

（一）申请疫苗临床试验、注册、批签发提供虚假数据、资料、样品或者有其他欺骗行为；

（二）编造生产、检验记录或者更改产品批号；

（三）疾病预防控制机构以外的单位或者个人向接种单位供应疫苗；

（四）委托生产疫苗未经批准；

（五）生产工艺、生产场地、关键设备等发生变更按照规定应当经批准而未经批准；

（六）更新疫苗说明书、标签按照规定应当经核准而未经核准。

第八十二条 除本法另有规定的情形外，疫苗上市许可持有人或者其他单位违反药品相关质量管理规范的，由县级以上人民政府药品监督管理部门责令改正，给予警告；拒不改正的，处二十万元以上五十万元以下的罚款；情节严重的，处五十万元以上三百万元以下的罚款，责令停产停业整顿，直至吊销药品相关批准证明文件、药品生产许可证等，对法定代表人、主要负责人、直接负责的主管人员和关键岗位人员以及其他责任人员，没收违法行为发生期间自本单位所获收入，并处所获收入百分之五十以上五倍以下的罚款，十年内直至终身禁止从事药品生产经营活动。

第八十三条 违反本法规定，疫苗上市许可持有人有下列情形之一的，由省级以上人民政府药品监督管理部门责令改正，给予警告；拒不改正的，处二十万元以上五十万元以下的罚款；情节严重的，责令停产停业整顿，并处五十万元以上二百万元以下的罚款：

（一）未按照规定建立疫苗电子追溯系统；

（二）法定代表人、主要负责人和生产管理负责人、质量管理负责人、质量受权人等关键岗位人员不符合规定条件或者未按照规定对其进行培训、考核；

（三）未按照规定报告或者备案；

（四）未按照规定开展上市后研究，或者未按照规定设立机构、配备人员主动收集、跟踪分析疑似预防接种异常反应；

（五）未按照规定投保疫苗责任强制保险；

（六）未按照规定建立信息公开制度。

第八十四条 违反本法规定，批签发机构有下列情形之一的，由国务院药品监督管理部门责令改正，给予警告，对主要负责人、直接负责的主管人员和其他直接责任人员依法给予警告直至降级处分：

（一）未按照规定进行审核和检验；

（二）未及时公布上市疫苗批签发结果；

（三）未按照规定进行核实；

（四）发现疫苗存在重大质量风险未按照规定报告。

违反本法规定，批签发机构未按照规定发给批签发证明或者不予批签发通知书的，由国务院药品监督管理部门责令改正，给予警告，对主要负责人、直接负责的主管人员和其他直接责任人员依法给予降级或者撤职处分；情节严重的，对主要负责人、直接负责的主管人员和其他直接责任人员依法给予开除处分。

第八十五条　疾病预防控制机构、接种单位、疫苗上市许可持有人、疫苗配送单位违反疫苗储存、运输管理规范有关冷链储存、运输要求的，由县级以上人民政府药品监督管理部门责令改正，给予警告，对违法储存、运输的疫苗予以销毁，没收违法所得；拒不改正的，对接种单位、疫苗上市许可持有人、疫苗配送单位处二十万元以上一百万元以下的罚款；情节严重的，对接种单位、疫苗上市许可持有人、疫苗配送单位处违法储存、运输疫苗货值金额十倍以上三十倍以下的罚款，货值金额不足十万元的，按十万元计算，责令疫苗上市许可持有人、疫苗配送单位停产停业整顿，直至吊销药品相关批准证明文件、药品生产许可证等，对疫苗上市许可持有人、疫苗配送单位的法定代表人、主要负责人、直接负责的主管人员和关键岗位人员以及其他责任人员依照本法第八十二条规定给予处罚。

疾病预防控制机构、接种单位有前款规定违法行为的，由县级以上人民政府卫生健康主管部门对主要负责人、直接负责的主管人员和其他直接责任人员依法给予警告直至撤职处分，责令负有责任的医疗卫生人员暂停一年以上十八个月以下执业活动；造成严重后果的，对主要负责人、直接负责的主管人员和其他直接责任人员依法给予开除处分，并可以吊销接种单位的接种资格，由原发证部门吊销负有责任的医疗卫生人员的执业证书。

第八十六条　疾病预防控制机构、接种单位、疫苗上市许可持有人、疫苗配送单位有本法第八十五条规定以外的违反疫苗储存、运输管理规范行为的，由县级以上人民政府药品监督管理部门责令改正，给予警告，没收违法所得；拒不改正的，对接种单位、疫苗上市许可持有人、疫苗配送单位处十万元以上三十万元以下的罚款；情节严重的，对接种单位、疫苗上市许可持有人、疫苗配送单位处违法储存、运输疫苗货值金额三倍以上十倍以下的罚款，货值金额不足十万元的，按十万元计算。

疾病预防控制机构、接种单位有前款规定违法行为的，县级以上人民政府卫生健康主管部门可以对主要负责人、直接负责的主管人员和其他直接责任人员依法给予警告直至撤职处分，责令负有责任的医疗卫生人员暂停六个月以上一年以下执业活动；造成严重后果的，对主要负责人、直接负责的主管人员和其他直接责任人员依法给予开除处分，由原发证部门吊销负有责任的医疗卫生人员的执业证书。

【技能训练】两法法律责任条款比较

一、实训目的

1. 掌握疫苗违法的法律风险。
2. 熟悉药品违法的法律风险。

二、实训要求

以3~5人为一小组,学习《药品管理法》与《疫苗管理法》的法律责任条款。比较二者的法律风险程度大小,选择假药、劣药、违反质量管理规范的法律风险进行比较,并列表制图予以说明。两周内完成并提交书面实训报告进行汇报交流。

三、实训内容

1. 学习《药品管理法》法律责任条款的第114~130条。
2. 学习《疫苗管理法》法律责任条款的第79~86条。
3. 选择假药、劣药、违反质量管理规范的法律风险进行比较,并列表制图予以说明。

四、实训评价

以小组为单位制作并上交疫苗与药品法律风险比较图表,老师评价,记入考核成绩。

项目十　中药管理

知识目标

1. 掌握　野生药材资源保护管理办法，中药保护品种的分级及保护措施。

2. 熟悉　重点保护的野生药材物种与名录，中药保护品种申请的类型及审批程序，中药材专业市场及城乡集贸市场关于中药材销售的管理规定。

3. 了解　违反《野生药材资源保护管理条例》《中药品种保护条例》应承担的法律责任；进口药材管理规定。

技能目标

学会合规从事中药经营活动；合规申请中药品种保护证书。

任务一　保护野生药材资源

一、基础知识

中药是中华民族的瑰宝，在人们防病治病中发挥着重要的作用。中药是指在传统医药基础理论指导下用以防病治病的药品，包括中药材、中药饮片、中成药。

中药材指药用植物、动物、矿物的药用部分采收后经产地初加工形成的原料药材，如板蓝根、大青叶、金银花、羚羊角、朱砂等。

道地中药材，是指经过中医临床长期应用优选出来的，产在特定地域，与其他地区所产同种中药材相比，品质和疗效更好，且质量稳定，具有较高知名度的中药材。

中药饮片是指在中医药理论指导下，按照传统加工方法将中药材经炮制成一定规格，供中医临床配方使用的制成品。

中成药是指根据疗效确切、应用广泛的处方、验方或秘方，以中药材、中药饮片为原料配制加工而成的药品，如牛黄解毒片、六味地黄丸等。

古代经典名方，是指至今仍广泛应用、疗效确切、具有明显特色与优势的古代中医典籍所记载的方剂。

《中国药典》（2020年版）一部共收载2598个中药品种。中药起源于野生药材，据调查我国共有近12800余种中药材，其中大部分为野生药材。但随着生态环境的破坏，野生药材资源不断减少。

二、中药的法定要求

（一）中药保护与发展

《中医药法》第三章第二十一至三十二条阐述了中药保护与发展的规定，具体如下：

国家保护药用野生动植物资源，对药用野生动植物资源实行动态监测和定期普查，建立药用野生动植物资源种质基因库，鼓励发展人工种植养殖，支持依法开展珍贵、濒危药用野生动植物的保护、繁育及其相关研究。

国家制定中药材种植养殖、采集、贮存和初加工的技术规范、标准，加强对中药材生产流通全过程的质量监督管理，保障中药材质量安全。国家鼓励发展中药材规范化种植养殖，严格管理农药、肥料等农业投入品的使用，禁止在中药材种植过程中使用剧毒、高毒农药，支持中药材良种繁育，提高中药材质量。

国家建立道地中药材评价体系，支持道地中药材品种选育，扶持道地中药材生产基地建设，加强道地中药材生产基地生态环境保护，鼓励采取地理标志产品保护等措施保护道地中药材。

国务院药品监督管理部门应当组织并加强对中药材质量的监测，定期向社会公布监测结果。国务院有关部门应当协助做好中药材质量监测有关工作。采集、贮存中药材以及对中药材进行初加工，应当符合国家有关技术规范、标准和管理规定。国家鼓励发展中药材现代流通体系，提高中药材包装、仓储等技术水平，建立中药材流通追溯体系。药品生产企业购进中药材应当建立进货查验记录制度。中药材经营者应当建立进货查验和购销记录制度，并标明中药材产地。

在村医疗机构执业的中医医师、具备中药材知识和识别能力的乡村医生，按照国家有关规定可以自种、自采地产中药材并在其执业活动中使用。

国家保护中药饮片传统炮制技术和工艺，支持应用传统工艺炮制中药饮片，鼓励运用现代科学技术开展中药饮片炮制技术研究。

对市场上没有供应的中药饮片，医疗机构可以根据本医疗机构医师处方的需要，在本医疗机构内炮制、使用。医疗机构应当遵守中药饮片炮制的有关规定，对其炮制的中药饮片的质量负责，保证药品安全。医疗机构炮制中药饮片，应当向所在地设区的市级人民政府药品监督管理部门备案。根据临床用药需要，医疗机构可以凭本医疗机构医师的处方对中药饮片进行再加工。

国家鼓励和支持中药新药的研制和生产。国家保护传统中药加工技术和工艺，支持传统剂型中成药的生产，鼓励运用现代科学技术研究开发传统中成药。

生产符合国家规定条件的来源于古代经典名方的中药复方制剂，在申请药品批准文号时，可以仅提供非临床安全性研究资料。

国家鼓励医疗机构根据本医疗机构临床用药需要配制和使用中药制剂，支持应用传统工艺配制中药制剂，支持以中药制剂为基础研制中药新药。医疗机构配制中药制剂，应当依照《中华人民共和国药品管理法》的规定取得医疗机构制剂许可证，或者委托取得药品生产许可证的药品生产企业、取得医疗机构制剂许可证的其他医疗机构配制中药制剂。委托配制中药制剂，应当向委托方所在地省、自治区、直辖市人民政府药品监督管理部门备案。医疗机构对其配制的中药制剂的质量负责；委托配制中药制剂的，委托方和受托方对所配制的中药制剂的质量分别承担相应责任。

医疗机构配制的中药制剂品种，应当依法取得制剂批准文号。但是，仅应用传统工艺配制的中药制剂品种，向医疗机构所在地省、自治区、直辖市人民政府药品监督管理部门备案后即可配制，不需要取得制剂批准文号。医疗机构应当加强对备案的中药制剂品种的不良反应监测，并按照国家有关规定进行报告。药品监督管理部门应当加强对备案的中药制剂品种配制、使用的监督检查。

（二）中药材的合规管理

《药品管理法》（2019年修订）第五十五条规定，药品上市许可持有人、药品生产企业、药品经营企业和医疗机构应当从药品上市许可持有人或者具有药品生产、经营资格的企业购进药品；但是，购进未实施审批管理的中药材除外。

 知识链接

第一批实施批准文号管理的中药饮片品种（70种）

干姜、炮姜、姜炭、大黄、酒大黄、熟大黄、大黄炭、栀子、焦栀子、炒栀子、黄芪、炙黄芪、黄连、酒黄连、姜黄连、萸黄连、麻黄、炙麻黄、丹参、酒丹参、何首乌、制何首乌、甘草、炙甘草、石膏、煅石膏、白术、炒白术、焦白术、赤芍、白芍、炒白芍、酒白芍、生地黄、熟地黄、当归、酒当归、槟榔、焦槟榔、延胡索、醋延胡索、槐花、槐花炭、黄芩、酒黄芩、三七粉、红参、冰片、红粉、轻粉、玄明粉、芒硝、青黛、滑石粉、赭石、煅赭石、芦荟、儿茶、制川乌、制草乌、黑顺片、白附片、淡附片、炮附片、巴豆霜、千金子霜、马钱子粉、米斑蝥、朱砂、雄黄。

第四十八条第二款规定，发运中药材应当有包装。在每件包装上，应当注明品名、产地、日期、供货单位，并附有质量合格的标志。第五十八条第二款规定，药品经营企业销售中药材，应当标明产地。

第六十条规定，城乡集市贸易市场可以出售中药材，国务院另有规定的除外。除外的情形主要包括：①罂粟壳；②28种毒性中药材品种；③42种国家重点保护的野生动植物药材品种；④实施批准文号管理的中药材。

第六十三条规定，新发现和从境外引种的药材，经国务院药品监督管理部门批准后，方可销售。

（三）中药材市场管理规定

为规范中药材交易市场，打击违法经营，1994年颁发了《国务院办公厅关于继续整顿和规范药品生产经营秩序，加强药品管理工作的通知》，对全国中药材市场进行了清理整顿，规范了17个、取缔了60多个中药材市场。1998年在《关于严禁开办或变相开办各种药品集贸市场的紧急通知》（国药管市〔1998〕150号）中对中药材市场的管理作了进一步的要求。

整顿后的17家规范化中药材专业市场具体为：安徽亳州中药材市场；河北安国中药材市场；河南禹州中药材市场；江西樟树中药材市场；重庆解放路中药材市场；山东鄄城县舜王城药材市场；广州清平中药材市场；甘肃陇西中药材市场；广西玉林中药材市场；湖北省蕲州中药材专业市场；湖南岳阳花板桥中药材专业市场；湖南省邵东县廉桥中药材专业市场；广东省普宁中药材专业市场；昆明菊花园中药材专业市场；成都市荷花池药材专业市场；西安万寿路中药材专业市场；兰州市黄河中药材专业市场。其中安徽亳州、河北安国、河南禹州、江西樟树4家中药材专业市场，历史悠久，早在清朝被誉为"四大药都"。

《整顿中药材专业市场的标准》规定下列药品严禁在中药材专业市场内交易：①须经加工炮制的中药饮片；②中成药；③化学原料药及制剂、抗生素、生化药品、放射性药品，血清疫苗、血液制品、诊断用药和有关医疗器械；④罂粟壳以及28种毒性中药材品种；⑤国家重点保护的42种野生动植物药材品种（家种、家养除外），以及国家法律、法规明令禁止上市的其他药品。

（四）中药材出口管理规定

中药材出口应按照先国内、后国外的原则，国内生产供应严重不足时应停止或减少出口，国内供应有余品种应鼓励出口。出口中药材必须经审批，办理《出口中药材许可证》后，方可办理出口手续，目前国家对35种中药材出口实行审批管理，具体品种如下：人参、鹿茸、当归、蜂王浆（包括粉）、三七、麝香、甘草及其制品、杜仲、厚朴、黄芪、党参、黄连、半夏、茯苓、菊花、枸杞、山药、川芎、生地、贝母、银花、白芍、白术、麦冬、天麻、大黄、冬虫夏草、丹皮、桔梗、元胡、牛膝、连翘、罗汉果、牛黄。

（五）中药材进口管理规定

根据国务院1986年1月15日国发（1986）8号文件的规定，国家对以下13种中药材实行进口审批制度：首先取得《进口许可证》后，方可进口，具体品种是：豆蔻、血竭、羚羊角、广角、豹骨、沉香、牛黄、麝香、砂仁、西红花、胖大海、西洋参、海马。

为进一步加强进口药材监督管理，保证进口药材质量，2019年国家市场监督管理局颁布《进口药材管理办法》，自2020年1月1日起施行。

首次进口药材，即非同一国家（地区）、非同一申请人、非同一药材基原的进口药材，应当按照该办法规定取得进口药材批件后，向口岸药品监督管理部门办理备案。进口药材批件编号格式为：（省、自治区、直辖市简称）药材进字+4位年号+4位顺序号。非首次进口药材，应当按照该办法规定直接向口岸药品监督管理部门办理备案。

（六）药食同源物质的经营

2014年11月原国家卫计委发布了《按照传统既是食品又是中药材物质目录管理办法》。101种药品被列入了药食同源名单，具体为：丁香、八角茴香、刀豆、小茴香、小蓟、山药、山楂、马齿苋、乌梢蛇、乌梅、木瓜、火麻仁、代代花、玉竹、甘草、白芷、白果、白扁豆、白扁豆花、龙眼肉（桂圆）、决明子、百合、肉豆蔻、肉桂、余甘子、佛手、杏仁（甜、苦）、沙棘、牡蛎、芡实、花椒、赤小豆、阿胶、鸡内金、麦芽、昆布、枣（大枣、酸枣、黑枣）、罗汉果、郁李仁、金银花、青果、鱼腥草、姜（生姜、干姜）、枳椇子、枸杞子、栀子、砂仁、胖大海、茯苓、香橼、香薷、桃仁、桑叶、桑椹、桔红、桔梗、益智仁、荷叶、莱菔子、莲子、高良姜、淡竹叶、淡豆豉、菊花、菊苣、黄芥子、黄精、紫苏、紫苏籽、葛根、黑芝麻、黑胡椒、槐米、槐花、蒲公英、蜂蜜、榧子、酸枣仁、鲜白茅根、鲜芦根、蝮蛇、橘皮、薄荷、薏苡仁、薤白、覆盆子、藿香、人参、山银花、芫荽、玫瑰花、松花粉、油松、粉葛、布渣叶、夏枯草、当归、山奈、西红花、草果、姜黄、荜茇。

以上药食同源物质，食品生产企业可当作食品采购，药品经营企业可选择为食品或中药材，若作为中药材经营则必须遵循中药材经营的管理规定。

（七）中药材规范化种植

为了规范中药材生产、保护中药材质量，促进中药标准化、现代化，《中药材生产质量管理规范》（good agriculture practice，GAP）于2002年6月1日起施行。其内容有十章五十七条，包括从产前（如种子品质标准化）、产中（如生产技术管理各个环节标准化）到产后（如加工、贮运等标准化）的全过程，都要遵循规范，从而形成一套完整而有科学的管理体系。GAP是中药材生产和质量管理的基本准则，适用范围为中药材生产企业生产中药材（含植物、动物药）的全过程。采收与加工的要求为，①采集应坚持"最大持续产量"原则。即不危害生态环境，可持续生产的最大产量。②确定适宜的采收时间和方法。根据产品质量及植物单位面积产量或动物养殖数量，参考传统经验等因素确定适宜的采收时间，包括采收期、采收年限，以及采取方法。质量管理上要求，包装前对每批药材进行检验。质量检验部门在包装之前应对每批药材按中药材国家标准进行检验。检验项目至少包括药材性状与鉴别、杂质、水分、灰分与酸不溶性灰分、浸出物、指标性成分或有效成分含量。农药残留量、重金属及微生物限度均应符合国家标准和有关规定。不合格的中药材不得出厂和销售。

三、野生药材保护的法定要求

为保护和合理利用我国的野生药材资源，适应人民医疗保健事业的需要，1987年10月30日国务院发布了《野生药材资源保护管理条例》，自1987年12月1日起实施。

（一）原则

在中华人民共和国境内采猎、经营野生药材的任何单位或个人，除国家另有规定外，都必须遵守本条例。国家对野生药材资源实行保护、采猎相结合的原则，并创造条件开展人工种养。

（二）国家重点保护的野生药材物种的分级

国家对重点保护的野生药材物种分三级管理，具体为：

一级：系指濒临灭绝状态的稀有珍贵药材物种。

二级：系指分布区域缩小，资源处于衰竭状态的重要野生药材物种。

三级：系指资源严重减少的主要常用野生药材物种。

（三）国家重点保护的野生药材名录

国家重点保护的野生药材名录共收载了野生药材物种76种，中药材42种。其中一级保护的野生药材物种有4种，中药材4种；二级保护的野生药材物种27种，中药材17种；三级保护的野生药材物种45种，中药材21种。具体名录如下：

一级保护药材名称：豹骨、羚羊角、鹿茸（梅花鹿）。

二级保护药材名称：鹿茸（马鹿）、麝香（林麝、马麝和原麝）、熊胆（黑熊和棕熊）、穿山甲、蟾酥（中华大蟾蜍和黑框蟾蜍）、蛤蟆油、金钱白花蛇、乌梢蛇、蕲蛇、甘草（甘草、胀果甘草和光果甘草）、黄连（黄连、三角叶黄连和云连）、人参、杜仲、厚朴（厚朴和凹叶厚朴）、黄柏（黄檗和黄皮树）、血竭。

三级保护药材名称：川贝母（川贝母、暗紫贝母、甘肃贝母和梭砂贝母）、伊贝母（新疆贝母和伊犁贝母）、刺五加、黄芩、天冬、猪苓、龙胆（龙胆、条叶龙胆、三花龙胆和坚龙胆）、防风、远志（远志和卵叶远志）、胡黄连、肉苁蓉、秦艽（秦艽、麻花秦艽、粗花秦艽和小秦艽）、细辛（北细辛、汉城细辛、细辛）、紫草（新疆紫草和紫草）、五味子（五味子和华中五味子）、蔓荆子（单叶蔓荆和蔓荆）、诃子（诃子和绒毛诃子）、山茱萸、石斛（环草石斛、马鞭石斛、黄草石斛、铁皮石斛和金钗石斛）、阿魏（新疆阿魏和阜康阿魏）、连翘、羌活（羌活和宽叶羌活）。

（四）国家重点保护的野生药材资源管理措施

1. 国家重点保护的野生药材物种采猎、收购的规定

（1）禁止采猎一级保护野生药材物种。

（2）采猎、收购二、三级保护野生药材物种的，必须按照批准的计划执行。采猎二、三级保护野生药材物种的，不得在禁止采猎区、禁止采猎期进行采猎，不得使用禁用工具进行采猎。采猎二、三级保护野生药材物种的，必须持有采药证。取得采药证后，需要进行采伐或狩猎的，必须分别向有关部门申请采伐证或狩猎证。

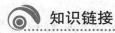 **知识链接**

国家重点保护的野生药材速记歌

一级稀有灭绝，二级重要衰竭，三级常用减少，资源由少到多，级别一二三降。

一级、二级国家重点保护的野生药材：一马①牧草射蟾蜍②，二黄③双蛤④穿厚杜⑤。三蛇⑥狂饮人熊血⑦，虎豹羚羊梅花鹿⑧。（注：①马：马鹿茸。②草射蟾：甘草、麝香、蟾酥。③二黄：黄连、黄柏。④双蛤：蛤蚧、蛤蟆油。⑤穿厚杜：穿山甲、厚朴、杜仲。⑥三蛇：蕲蛇、乌梢蛇、金钱白花蛇。⑦人熊血：人参、熊胆、血竭。⑧虎豹羚羊梅花鹿：指4种一级保护野生药材品种虎骨、豹骨、羚羊角、梅花鹿鹿茸。）

三级国家重点保护的野生药材：紫薇丰萸①赠猪肉②，川味黄连③送石斛。荆诃刺秦④赴远东⑤，胆⑥大心细⑦也难活⑧。（注：①紫薇丰萸：紫草、阿魏、防风、山茱萸。②猪肉：猪苓、肉苁蓉。③川味黄连：川（伊）贝母、五味子、胡黄连、黄芩、连翘。④荆诃刺秦：蔓荆子、诃子、刺五加、秦艽。⑤远东：远志、天冬。⑥胆：龙胆。⑦细：细辛。⑧活：羌活。）

2. 国家重点保护的野生药材资源保护区建立、保护的规定　建立国家或地方野生药材资源保护区，需经国务院或县以上地方人民政府批准。进入野生药材资源保护区从事科研、教学、旅游等活动的，必须经该保护区管理部门批准。

3. 国家重点保护的野生药材采购、销售的管理规定　一级保护野生药材物种属于自然淘汰的，其药用部分由各级药材公司负责经营管理；二、三级保护野生药材物种属于国家计划管理的品种，由中国药材公司统一经营管理；其余品种由产地县药材公司或其委托单位按照计划收购。

4. 国家重点保护的野生药材出口管理规定　一级保护野生药材物种不得出口，二、三级保护野生药材物种的药用部分，除国家另有规定外，实行限量出口。

5. 各级药品监督管理部门的职责

（1）国家药品监督管理部门职责　会同国务院野生动物、植物管理部门负责制定国家重点保护野生药材物种名录；确定限量出口和出口许可证制度的品种，确定野生药材的规格等级标准；确定采药证的格式。

（2）县以上药品监督管理部门职责　会同同级野生动物、植物管理部门制订采猎收购二、三级保护野生药材物种的计划，报上一级主管部门批准；会同同级野生动物、植物管理部门确定禁止采猎区、禁止采猎期和禁止采猎使用的工具；会同同级野生动物、植物管理部门核发采药证。

四、野生药材保护违法违规的法律责任

（一）对擅自进入野生药材资源保护区者的处罚

违反规定，未经自然保护区主管部门批准进入野生药材资源保护区从事科研、教学、旅游等活动者，当地县以上药品监督管理部门和自然保护区主管部门有权制止，造成损失的，必须承担赔偿责任。

（二）对擅自采收保护野生药材物种者的处罚

违反采猎、收购保护野生药材物种规定的单位或个人，由当地县以上药品监督管理部门会同同级有关部门没收其非法采猎的野生药材及使用工具，并处以罚款。

（三）对擅自经销保护野生药材物种者的处罚

违反保护野生药材物种收购、经营、出口管理的，由工商行政管理部门或有关部门没收其野生药材和全部违法所得，并处以罚款。

（四）对破坏野生药材资源情节严重者的处罚

构成犯罪的，由司法机关依法追究刑事责任。

（五）对保护野生药材资源工作人员的规定

保护野生药材资源管理部门的工作人员徇私舞弊的，由所在单位或上级管理部门给予行政处分，造成野生药材资源损失的，必须承担赔偿责任。

案例分析

案情介绍　2009年4月22日中国质量新闻网报道：满洲里海关查获俄罗斯列车司机走私珍稀动物制品案，查获国家一级保护动物赛加羚羊角53根。经鉴定，53根羚羊角为高鼻羚羊角，又名赛加羚羊角，是国家一级保护动物，总价值40万元。

案例分析　羚羊角为国家一级保护野生药材物种。《野生药材资源保护管理条例》明确规定：禁止采猎一级保护野生药材物种。本案例情节较重应移交司法机关追究相关责任人的刑事责任。

任务二　中药品种保护

课堂互动

某中药生产企业自主研发的从天然药物中提取的某品牌中药制剂市场销路顺畅，为防止其他企业仿制，该企业决定申请中药保护品种。该企业应如何申请呢？

一、基础知识

为提高中药品种的质量，保护中药生产企业的合法权益，促进中药事业的发展，国务院于

1992年颁布了《中药品种保护条例》，对质量稳定、疗效确切的中药品种实行分级保护制度；为加强中药品种保护的监督管理，进一步规范中药品种保护受理审批程序，原国家食品药品监督管理局于2009年制定了《中药品种保护指导原则》。

（一）适用范围

在中国境内生产制造的中药品种，包括中成药、天然药物的提取物及其制剂和中药人工制成品均可申请中药品种保护。受保护的中药品种，必须是列入国家药品标准的品种。

（二）管理部门

国家药品监督管理局负责全国中药品种保护的监督管理工作，国家中医药管理部门协同管理全国中药品种的保护工作。国家中药品种保护审评委员会是审批中药保护品种的专业技术审查和咨询机构。委员会下设办公室，在国家药品监督管理局领导下负责日常管理和协调工作。

二、中药品种保护的合规要求

（一）中药保护品种的等级划分与申报条件

受保护的中药品种分为一级保护品种和二级保护品种。

1. 申请一级保护的条件　符合下述三个条件之一的中药品种，可申请一级保护。

（1）对特定疾病有特殊疗效的　指对某一疾病在治疗效果上能取得重大突破性进展。例如，对常见病、多发病等疾病有特殊疗效；对既往无有效治疗方法的疾病能取得明显疗效；或者对改善重大疑难疾病、危急重症或罕见疾病的终点结局（病死率、致残率等）取得重大进展。

（2）相当于国家一级保护野生药材物种的人工制成品　指列为国家一级保护物种药材的人工制成品；或目前虽属于二级保护物种，但其野生资源已处于濒危状态物种药材的人工制成品。

（3）用于预防和治疗特殊疾病的　指严重危害人民群众身体健康和正常社会生活经济秩序的重大疑难疾病、危急重症、烈性传染病和罕见病。如恶性肿瘤、终末期肾病、脑卒中、急性心肌梗塞、艾滋病、传染性非典型肺炎、人禽流感、苯酮尿症、地中海贫血等疾病。用于预防和治疗重大疑难疾病、危急重症、烈性传染病的中药品种，其疗效应明显优于现有治疗方法。

2. 申请二级保护的条件　符合下述三个条件之一的中药品种，可申请二级保护。

（1）符合上述一级保护的品种或者已经解除一级保护的品种。

（2）对特定疾病有显著疗效的　指能突出中医辨证用药理法特色，具有显著临床应用优势，或对主治的疾病、证候或症状的疗效优于同类品种。

（3）从天然药物中提取的有效物质及特殊制剂　指从中药、天然药物中提取的有效成分、有效部位制成的制剂，且具有临床应用优势。

（二）中药品种保护申请类别

为明确目标、保护先进、合理设定同品种管理、提高品种保护期延长门槛，《中药品种保护指导原则》将中药保护品种申请分为初次保护申请、同品种保护申请、延长保护期申请三个类别。

1. 初次保护申请　指首次提出的中药品种保护申请；其他同一品种生产企业在该品种保护公告前提出的保护申请，按初次保护申请管理。

2. 同品种保护申请　指初次保护申请品种公告后，其他同品种生产企业按规定提出的保护申请。所谓同品种指药品名称、剂型、处方都相同的品种。

3. 延长保护期申请　指中药保护品种生产企业在该品种保护期届满前按规定提出延长保护期的申请。申请延长保护的品种应能证明其对主治的疾病、证候或症状较同类品种有显著临床疗效优势。

（三）中药品种保护的措施

1. 中药品种保护的保护期限

（1）一级保护品种　中药一级保护品种的保护期限分别为30年、20年、10年。中药一级保护品种因特殊情况需要延长保护期限的，由生产企业在该品种保护期满前6个月申报。延长的保护期限由国家药品监督管理局根据国家中药品种保护审评委员会的审评结果确定；但每次延长的保护期限不得超过第一次批准的保护期限。

（2）二级保护品种　中药二级保护品种的保护期限为7年。中药二级保护品种在保护期满后可以延长7年。申请延长保护期的中药二级保护品种，应当在保护期满前6个月，由生产企业依照《中药品种保护条例》规定的程序申报。

2. 中药品种保护的保密措施

课堂互动

一个中药品种，如果同时有多家企业进行生产，其中一家企业申报保护，其他企业是否可以继续生产？

（1）中药一级保护品种的处方组成、工艺制法，在保护期限内由获得《中药保护品种证书》的生产企业和有关的药品监督管理部门、单位和个人负责保密，不得公开。负有保密责任的有关部门、企业和单位应当按照国家有关规定，建立必要的保密制度。

（2）向国外转让中药一级保护品种的处方组成、工艺制法的，应当按照国家有关保密的规定办理。

3. 中药品种保护的生产、仿制规定

（1）被批准保护的中药品种，在保护期内限于已获得《中药保护品种证书》的企业生产。

（2）对临床用药紧缺的中药保护品种，根据国家中药生产经营主管部门提出的仿制建议，经国家药品监督管理部门批准并发放批准文号。该企业应当付给持有《中药保护品种证书》并转让该中药品种的处方组成、工艺制法的企业合理的使用费，其数额由双方商定；双方不能达成协议的，由国家药品监督管理局裁决。

（3）中药保护品种在保护期内向国外申请注册的，须经国家药品监督管理局批准。

4. 中药品种保护的终止　在保护期内的中药品种，有下列情形之一的，国家药品监督管理局将提前终止保护，收回其保护审批件及证书：①保护品种生产企业的《药品生产许可证》被撤销、吊销或注销的；②保护品种的药品批准文号被撤销或注销的；③申请企业提供虚假的证明文件、资料、样品或者采取其他欺骗手段取得保护审批件及证书的；④保护品种生产企业主动提出终止保护的；⑤累计2年不缴纳保护品种年费的；⑥未按照规定完成改进提高工作的；⑦其他不符合法律、法规规定的。已被终止保护的品种的生产企业，不得再次申请该品种的中药品种保护。

三、中药品种初次保护的申请

本文以初次保护申请为例讲述中药品种保护申请程序。

（一）申请资料的提交

1. 申请提交资料目录 中药保护品种初次保护申请提交资料目录见表10-1。

表10-1 中药保护品种初次保护申请提交资料目录

资料编号	资料内容
（一）	《中药品种保护申请表》
（二）	证明性文件，包括：①药品批准证明文件（复印件），初次保护申请企业还应提供其为原研企业的相关证明资料；②《药品生产许可证》及《药品GMP证书》（复印件）；③现行国家药品标准、说明书和标签实样；④专利权属状态说明书及有关证明文件
（三）	申请保护依据与理由综述
（四）	医学相关资料：①批准上市前研究资料；②批准上市后研究资料
（五）	药学相关资料：①批准上市前研究资料；②批准上市后研究资料
（六）	药理毒理相关资料：①批准上市前研究资料；②批准上市后研究资料
（七）	拟改进提高计划与实施方案

2. 申报资料的一般要求

（1）申报资料须按上述申请资料目录中规定的序号编号。

（2）申报资料统一使用A4纸张打印，内容完整、清楚，不得涂改。

（3）所报送的资料应当完整、规范、数据真实、可靠；引用文献资料应当详细注明；未公开发表的文献资料应当提供资料所有者许可使用的证明文件。外文资料应当提供中文译本。

（4）为本次申请而补充的试验资料应提供原件，试验资料封面应写明验证项目，试验负责人并签字，试验单位名称并加盖公章，并注明各项试验研究工作的试验者、试验起止日期、原始资料的保存地点、保存时间和联系人姓名、电话等；补充的证明性文件的复印件应加盖申报企业的公章。

（5）资料一式三份，向国家药品监督管理局行政受理服务中心（以下简称局受理中心）报送1份完整资料，并将2份相同的完整资料报送申请企业所在地省（区、市）药品监管部门，每套资料装入独立的档案袋，档案袋封面注明：申请分类、药品名称、原件/复印件、申请机构、联系人、电话。

（6）中药品种保护申请企业可以从国家药品监督管理局政府网站上下载（http：//www.nmpa.gov.cn）《中药品种保护申请表》。

（7）对批准保护的品种，国家药品监督管理局将在政府网站和《中国医药报》上予以公告。

3. 申报资料的具体要求

（1）《中药品种保护申请表》 要求表内项目填写真实、完整、清楚，不得涂改。企业名称、药品名称、批准文号、剂型、规格等项目，应与有效批准证明文件一致。

表10-2　中药品种保护申请表

药品名称：

申请类别：□初次保护　□同品种保护　□延长保护期

申请级别：

申请企业：　　　　　　　　　（加盖印章）

法定代表人：　　　　　　　　（签名）

联 系 人：

联系电话：　　　　　手机：

填表日期：　　　　年　　月　　日

国家药品监督管理局制

填报要求

1. 申请中药品种保护的药品生产企业，应按《中药品种保护申请表》规定的项目认真填写，填写内容应真实、详细、完整，并且印章齐全。

2. 企业名称、药品名称、批准文号、剂型、规格等项目，应与有效批准证明文件一致。

申请企业填报项目

	企业名称			始建时间	
申请企业基本情况	通信地址			邮政编码	
	生产地址			邮政编码	
	E-mail				
	网　址				
	企业登记注册类型			固定资产（万元）	
	职工总数	制药工人	技术人员	中级及其以上职称药学专业技术人员	
	法定代表人	姓名	职称	从事制药年限	学历
	企业负责人				
	生产负责人				
	质量负责人				
	质检机构	名　称		检验室面积（m²）	
		人员总数	高级技术职称	中级技术职称	执业药师
	《药品生产许可证》核准生产范围				
	注册品种数				

	药品名称				
申请品种基本情况	批准文号				
	注册商标		剂型		规格
	品种来源	□自主研发　　□技术转让　　□仿制			
	执行标准	□药典　　　　□局颁标准　　□注册标准			
	专利情况	专利持有人： □单独持有　□共同持有　□受让专利　□无			
	专利类型	□发明专利　□实用新型　□外观设计			
	上年度销售额（万元）		上年度利税（万元）		
	GMP证书号及认证范围				
	生产与质量管理情况				

（2）证明性文件

1）药品批准证明文件（复印件） 初次保护申请企业还应提供其为原研企业的相关证明资料：①现行生产批准文件或变更的有效文件（复印件）；②同一品种，多种规格，可按一个品种申请保护，并附相应的批准文件；③国家药品监督管理局统一换发药品批准文号后变更生产企业名称的，应提供药品监督管理部门以新企业名称核发药品批准文号的批复文件；④修订质量标准的，应提供国家药品监督管理部门的批复文件及其所附药品质量标准。

2）《药品生产许可证》（复印件）《药品生产许可证》的企业名称应与申请企业名称一致，有效期在规定的时限内，生产范围包含申报品种的剂型。

3）现行国家药品标准、说明书和标签实样 执行新药正式标准或修订质量标准的，应提供国家药品监督管理部门的批复文件及其所附药品质量标准。

4）专利权属状态说明书及有关证明文件 ①申请中药保护的企业应当对所申请保护的品种，提供在中国的专利及其权属状态说明，并保证不侵犯他人的专利权，同时说明是否存在知识产权纠纷的情况；②如申请品种涉及专利，应附专利证书、专利权利要求书和专利说明书等。

5）申报初次保护的品种，如果申报品种有多家企业生产的，首家提出申请的企业应提供原研相关证明资料，如：新药证书、新药技术转让有关批准证明文件或申请企业关于原研的声明（附原始生产批件）等。

（3）申请保护依据与理由综述：综述资料包括申报品种临床、药理毒理和药学等内容的概述，并说明所适用《中药品种保护条例》的条款及申请级别的理由。应注意突出与同类品种比较的优势和特色。

（4）医学相关资料

1）批准上市前研究资料，包括临床试验单位资质及证明材料、临床试验方案、对照药使用说明书、临床试验总结报告等。

2）批准上市后研究资料，包括有关不良反应监测情况及省（自治区、直辖市）药品不良反应监测中心出具的《不良反应检索报告》、注册批件提出要求的完成情况、上市后开展的医学研究资料及企业认为能够证明其可保性的其他医学研究资料及文献资料等。①注射剂及要求提供毒性试验研究资料的品种（指导原则3.10）应提供国家药品监督管理局药品评价中心出具的《不良反应检索报告》。②上市后重新进行临床研究的，还应提供临床试验单位资质及证明材料、临床试验方案、对照药选择依据及其使用说明书、临床试验总结报告（包括各试验单位小结）等。

（5）药学相关资料

1）批准上市前研究资料，包括原料来源及质量标准、制剂工艺研究及制剂质量标准研究等相关资料。

2）批准上市后研究资料，包括质量标准执行情况、注册批件提出要求的完成情况、上市后开展的药学研究工作情况及企业认为能够证明其可保性的其他药学研究资料及文献资料等。①申报保护时，其原料法定标准与批准上市前不一致的，应提供最新标准；药品标准中无明确的提取次数、提取时间、提取温度，或无辅料种类、用量的，应有对该品种工艺条件、工艺参数等进行研究的资料。②申报品种由多家企业生产的，若质量标准不能有效控制产品质量的，应有提高并统一质量标准。③单味药制剂还应有该药味的现代研究综述，以证实其主要药效成分及质量控制指标具有专属性。④近三年企业质量检验情况汇总表及省级药品检验机构的三批检验报告，以说明质量标准的执行情况。

（6）药理毒理相关资料

1）批准上市前研究资料

2）批准上市后研究资料，包括注册批件提出要求的完成情况等：①处方中含有十八反、十九畏等配伍禁忌药味，含有重金属的药味，毒性药材（系列入国务院《医疗用毒性药品管理办法》的毒性中药材），其他毒性药材日服用剂量超过药典标准，炮制品或生品的使用与传统用法不符以及临床或文献报道有安全性隐患药味的品种，应提供试验资料证实其用药安全性。②对于长期服用或超过现行《中国药典》中每日使用剂量的含有罂粟壳等麻醉药品的制剂，应有成瘾性评价相关资料。③中药、天然药物和化学药品组成的复方制剂应有中药、天然药物、化学药品间药效、毒理相互影响（增效、减毒或互补作用）的比较性研究资料。④中药注射剂安全性研究应提供试验室资质证明。

（7）拟改进提高计划与实施方案　结合申报品种已有的研究情况，提交针对品种特点的改进提高计划及详细实施方案。

（二）申请与审批程序

中药品种保护申请与审批程序分为：申请与受理；初审与技术审评；审批与公告三个阶段。详见图10-1。

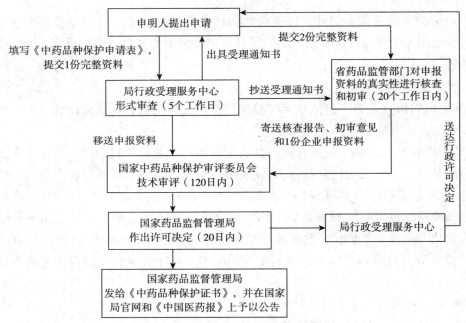

图10-1　中药品种保护申请与审批流程图

1. 申请与受理　申请人向国家药品监督管理局行政受理服务中心提出申请，填写《中药品种保护申请表》，按照要求报送1份完整资料，并将2份相同的完整资料报送申请企业所在地省（自治区、直辖市）药品监管部门。国家药品监督管理局行政受理服务中心在5个工作日完成形式审查，对形式审查合格的出具受理通知书，同时抄送受理通知书至企业所在地省（自治区、直辖市）药品监管部门，并将申请资料移送国家中药品种保护审评委员会。

2. 初审和技术审评　省（自治区、直辖市）药品监管部门在收到受理通知书后的20个工作日内对申报资料的真实性进行核查和初审，并将核查报告、初审意见和1份企业申报资料寄至国家中药品种保护审评委员会。国家中药品种保护审评委员会收到上述资料后按照有关的技术审评原则，在120日内完成技术审评。对于需要补充资料再审的，发给补充资料通知，申请人在4个月内补充资料；国家中药品种保护审评委员会办公室收到补充资料后，组织委员在40日内完成对补充资料的审评。未能在规定的时限补充资料的，对该申请予以退审。

3. **审批与公告**　国家药品监督管理局在收到国家中药品种保护审评委员会办公室的资料后，在20日内作出许可决定。20日内不能作出决定的，经主管局领导批准，可以延长10日。自行政许可决定作出之日起10日内，国家药品监督管理局行政受理服务中心将行政许可决定送达申请人。经批准保护的中药品种由国家药品监督管理局发给《中药品种保护证书》，并在国家药品监督管理局官网和《中国医药报》上予以公告。

生产该品种的其他生产企业应自公告发布之日起6个月内向局受理中心提出同品种保护申请并提交完整资料；对逾期提出申请的，局受理中心将不予受理。

四、中药品种保护违法违规的法律风险

（一）泄密的法律责任

违反《中药品种保护条例》的规定，将一级保护品种的处方组成、工艺制法泄密者，对其责任人员，由所在单位或者上级机关给予行政处分；构成犯罪的，依法追究刑事责任。

（二）擅自仿制的法律责任

违反《中药品种保护条例》的规定，擅自仿制和生产中药保护品种的，由县级以上药品监督管理部门以生产假药依法论处；构成犯罪的，依法追究刑事责任。

（三）伪造《中药品种保护证书》及有关证明文件的法律责任

违反《中药品种保护条例》的规定，伪造《中药品种保护证书》及有关证明文件进行生产、销售的，由县级以上药品监督管理部门没收其全部有关药品及违法所得，并可以处以有关药品正品价格3倍以下罚款；构成犯罪的，依法追究刑事责任。

PPT

项目十一　特殊管理药品的管理

知识目标

1. 掌握　麻醉药品、精神药品、医疗用毒性药品的概念，以及生产、经营、使用、保管等环节的管理要求。

2. 熟悉　麻醉药品、精神药品、医疗用毒性药品的分类，我国生产和使用的品种范围及违反有关规定应承担的法律责任。

3. 了解　放射性药品、药品类易制毒化学品的定义及保管、使用的管理要点。

技能目标

4. 初步学会特殊管理药品的合规储存保管。

5. 养成法律风险、守法合规意识。

📋 **导学情景**

情景描述：

同学们作为药科类大学生，毕业后如果分配到涉及"特殊管理药品"的生产、经营、使用、保管等岗位从事相应的工作，我们应该如何依法合规操作与管理呢？

特殊管理药品是指《药品管理法》（2019年修订）第112条中规定的国务院有特殊管理规定的麻醉药品、精神药品、医疗用毒性药品、放射性药品、药品类易制毒化学品等。因上述药品具有特殊的生理和药理作用，合法、安全、合理使用，可以正确发挥防治疾病的作用，但若管理不当，滥用或流入非法渠道，会严重影响公众心身健康和生命安全，并引发公共卫生、社会治安等诸多问题。因此，《药品管理法》（2019年修订）第61条第二款规定，疫苗、血液制品、麻醉药品、精神药品、医疗用毒性药品、放射性药品、药品类易制毒化学品等国家实行特殊管理的药品不得在网络上销售。

任务一　麻醉药品和精神药品管理

一、基础知识

（一）麻醉药品和精神药品的概念

根据国际公约的有关规定，不以医疗为目的，非法使用或滥用麻醉药品和精神药品的属于毒品。我国《刑法》357条规定："毒品，是指鸦片、海洛因、甲基苯丙胺（冰毒）、吗啡、大麻、可卡因以及国家规定管制的其他易成瘾的麻醉药品和精神药品。"药物滥用（drug abuse）是指反复、大量地使用具有依赖性和潜在依赖性的药品。药物依赖性（drug dependence）是指反复地用药所引起的状态。反复用药引起一种或数种现象：①精神依赖性（psychological dependence）为最早出现的反应，停药时感到情绪不宁；②生理依赖性（physical dependence）停药时引起身体的病态（戒断症状）；③耐受性是指原来能够产生一定作用现象的药物和剂量，经过多次使用后，不能再产生这种现象，或是有了量的区别。非药用类麻醉药品和精神药品是指未作为药品生产和使用，具有成瘾性或者成瘾潜力且易被滥用的物质。

1. 麻醉药品　麻醉药品是指连续使用后易产生身体依赖性、能成瘾癖的药品。国务院自2005年11月1日起实施的《麻醉药品和精神药品管理条例》所称麻醉药品是指列入麻醉药品目录的药品和其他物质。包括天然、半合成、合成的阿片类、可卡因、大麻类等。如临床上常用的阿片、吗啡、哌替啶（杜冷丁）等麻醉性镇痛药，都是麻醉药品。麻醉剂是指药理上虽具有麻醉作用，但不会成瘾癖的药物。如氯仿、乙醚等全身麻醉药及普鲁卡因、利多卡因等局部麻醉药。特殊管理药品中不包括麻醉剂。

2. 精神药品　精神药品是指直接作用于中枢神经系统，使之兴奋或抑制，连续使用可产生依赖性的药品。包括兴奋剂、致幻剂、镇静催眠剂等。如临床用的地西泮、司可巴比妥等。《条例》所称精神药品是指列入精神药品目录的药品和其他物质。

（二）麻醉药品和精神药品管理部门及职责

1. 国务院药品监督管理部门负责全国麻醉药品和精神药品的监督管理工作，并会同国务院农业主管部门对麻醉药品药用原植物实施监督管理，省级药品监督管理部门负责本行政区域内的麻醉药品和精神药品的监督管理工作。

2. 国务院公安部门负责对造成麻醉药品药用原植物、麻醉药品和精神药品流入非法渠道的行为进行查处。县级以上地方公安机关负责对本行政区域内造成麻醉药品和精神药品流入非法渠道的行为进行查处。

3. 国务院其他有关主管部门在各自的职责范围内负责与麻醉药品和精神药品有关的管理工作，县级以上地方人民政府、其他有关主管部门在各自的职责范围内负责与麻醉药品和精神药品有关的管理工作。

（三）麻醉药品和精神药品的分类及品种目录

1. 麻醉药品的分类及品种目录　麻醉药品包括阿片类、可卡因类、大麻类、合成麻醉药品类及国务院药品监督管理部门指定的其他易成瘾癖的药品、药用原植物及其制剂。麻醉药品按其药理作用不同，临床上可分为镇痛类和非镇痛类。镇痛类麻醉药品除了具有镇痛作用，用于急性剧痛和晚期癌症疼痛外，在其他方面也有广泛用途，包括治疗心源性哮喘、镇咳、止泻、人工冬眠、麻醉前给药与复合麻醉以及戒毒等。非镇痛类麻醉药品现用于局部麻醉。

《麻醉药品品种目录（2013年版）》共121个品种，其中我国生产和使用的品种及包括的制剂、提取物、提取物粉共有27个品种，具体品种见表11-1。

表11-1　麻醉药品品种目录（2013年版）（医用品种）

序号	目录中序号	中文名	英文名	CAS号	备注
1	25	可卡因*	Cocaine	50-36-2	
2	27	罂粟秆浓缩物*	Concentrate of Poppy Straw		包括罂粟果提取物*、罂粟果提取物粉*

续表

序号	目录中序号	中文名	英文名	CAS号	备注
3	33	二氢埃托啡*	Dihydroetorphine	14357-76-7	
4	39	地芬诺酯*	Diphenoxylate	915-30-0	
5	47	芬太尼*	Fentanyl	437-38-7	
6	50	氢可酮*	Hydrocodone	125-29-1	
7	52	氢吗啡酮*	Hydromorphone	466-99-9	
8	61	美沙酮*	Methadone	76-99-3	
9	70	吗啡*	Morphine	57-27-2	包括吗啡阿托品注射液*
10	81	阿片*	Opium	8008-60-4	包括复方樟脑酊*、阿桔片*
11	83	羟考酮*	Oxycodone	76-42-5	
12	86	哌替啶*	Pethidine	57-42-1	
13	103	瑞芬太尼*	Remifentanil	132875-61-7	
14	104	舒芬太尼*	Sufentanil	56030-54-7	
15	106	蒂巴因*	Thebaine	115-37-7	
16	111	可待因*	Codeine	76-57-3	
17	112	右丙氧芬*	Dextropropoxyphene	469-62-5	
18	113	双氢可待因*	Dihydrocodeine	125-28-0	
19	114	乙基吗啡*	Ethylmorphine	76-58-4	
20	118	福尔可定*	Pholcodine	509-67-1	
21	120	布桂嗪*	Bucinnazine		
22	121	罂粟壳*	Poppy Shell		

注：1. 上述品种包括其可能存在的盐和单方制剂（除非另有规定）。2. 上述品种包括其可能存在的异构体（除非另有规定）。3. 品种目录有*的精神药品为我国生产及使用的品种。

2. 精神药品的分类及品种目录 精神药品依其对人体的依赖性和危害人体健康的程度将其分为第一类精神药品和第二类精神药品。精神药品依药理作用不同，可分为镇静催眠类、中枢兴奋类、镇痛及复方制剂类、全身麻醉药等，各类在临床上的作用也不相同。第一类精神药品比第二类作用更强，更易产生依赖性。

《精神药品品种目录（2013年版）》共149个品种，第一类精神药品有68个品种，第二类精神药品81个品种。其中我国生产和使用的第一类精神药品7种，第二类精神药品29种，具体品种见表11-2和表11-3。

表11-2　我国生产和使用的第一类精神药品品种目录

序号	目录中序号	中文名	英文名	CAS号	备注
1	41	哌醋甲酯*	Methylphenidate	113-45-1	
2	44	司可巴比妥*	Secobarbital	76-73-3	
3	48	丁丙诺啡*	Buprenorphine	52485-79-7	
4	57	γ-羟丁酸*	Gamma-hydroxybutyrate	591-81-1	CHB
5	58	氯胺酮*	Ketamine	6740-88-1	
6	59	马吲哚*	Mazindol	22232-71-9	
7	68	三唑仑*	Triazolam	28911-01-5	

表11-3 我国生产和使用的第二类精神药品品种目录

序号	目录中序号	中文名	英文名	CAS号	备注
1	1	异戊巴比妥*	Amobarbital	57-43-2	
2	6	格鲁米特*	Glutethimide	77-21-4	
3	7	喷他佐辛*	Pentazocine	55643-30-6	
4	8	戊巴比妥*	Pentobarbital	76-74-4	
5	9	阿普唑仑*	Alprazolam	28981-97-7	
6	11	巴比妥*	Barbital	57-44-3	
7	19	氯硝西泮*	Clonazepam	1622-61-3	
8	24	地西泮*	Diazepam	439-14-5	
9	25	艾司唑仑*	Estazolam	29975-16-4	
10	33	氟西泮*	Flurazepam	17617-23-1	
11	39	劳拉西泮*	Lorazepam	846-49-1	
12	43	甲丙氨酯*	Meprobamate	57-53-4	
13	47	咪达唑仑*	Midazolam	59467-70-8	
14	49	硝西泮*	Nitrazepam	146-22-5	
15	51	奥沙西泮*	Oxazepam	604-75-1	
16	53	匹莫林*	Pemoline	2152-34-3	
17	55	苯巴比妥*	Phenobarbital	50-06-6	
18	65	唑吡坦*	Zolpidem	82626-48-0	
19	67	丁丙诺啡透皮贴剂*	Buprenorphine Transdermal patch	新增	
20	68	布托啡诺及其注射剂*	Butorphanol and Its Injection	42408-82-2	
21	69	咖啡因*	Caffeine	58-08-2	
22	70	安钠咖*	Caffeine Sodium Benzoate	CNB	
23	72	地佐辛及其注射剂*	Dezocine and Its Injection	53648-55-8	
24	73	麦角胺咖啡因片*	Ergotamine and Caffeine Tablet	379-79-3	
25	77	氨酚氢可酮片*	Paracetamol and Hydrocodone Bitartrate Tablet		
26	79	曲马多*	Tramadol	127203-92-5	
27	80	扎来普隆*	Zaleplon	151319-34-5	
28	81	佐匹克隆*	Zopiclone	43200-80-2	新增

注：1. 上述品种包括其可能存在的盐和单方制剂（除非另有规定）。2. 上述品种包括其可能存在的异构体（除非另有规定）。3. 品种目录有*的精神药品为我国生产及使用的品种。

知识链接

氯胺酮，俗称K粉。滥用后，易导致迷幻，产生错觉，麻痹人的神经系统。近年来在一些歌厅、舞厅等娱乐场所发现了氯胺酮滥用现象。

三唑仑，又称酣乐欣、海乐神，俗称迷魂药、蒙汗药，为淡蓝色片剂，这种药起效迅速，镇静能力强，是常用的有效催眠药之一。其催眠效果是普通安定的50~100倍，服用后可以使人在短时间内迅速进入昏睡状态。鉴于个别非法之徒将其用于实施犯罪，因此，

2005年原国家食品药品监督管理局下发通知将氯胺酮、三唑仑列为第一类精神药品，进行严格管制。

二、麻醉药品和精神药品的合规管理

（一）麻醉药品药用原植物的种植、实验研究、生产管理

1. 麻醉药品药用原植物的种植 国务院药品监督管理部门与国务院农业主管部门根据麻醉药品年度生产计划，制定麻醉药品药用原植物年度种植计划。麻醉药品药用原植物种植企业根据年度种植计划，种植麻醉药用原植物。其他未经批准的单位和个人不得种植麻醉药品药用原植物。

2. 麻醉药品和精神药品的实验研究 开展麻醉药品和精神药品实验研究活动应以医疗、科学研究或者教学为目的，并经国务院药品监督管理部门批准取得《麻醉药品和精神药品实验研究立项批件》后方可开展研究。麻醉药品和第一类精神药品的临床试验，不得以健康人为受试对象。

3. 麻醉药品和精神药品的生产管理

（1）生产总量控制 国家根据麻醉药品和精神药品的医疗、国家储备和企业生产所需原料的需要确定需求总量，对麻醉药品药用原植物的种植、麻醉药品和精神药品的生产实行总量控制。

（2）定点生产和销售渠道限制 国务院药品监督管理部门按照合理布局、总量控制的原则，根据麻醉药品和精神药品的需求总量，确定麻醉药品和精神药品定点生产企业的数量和布局，并根据年度需求总量对定点生产企业的数量和布局进行调整、公布。

（二）麻醉药品和精神药品的经营管理

国家对麻醉药品和精神药品实行定点经营制度。

1. 麻醉药品和精神药品定点经营企业应具备的条件

麻醉药品和精神药品定点批发企业除应当具备《药品管理法》第十五条规定的药品经营企业的开办条件外，还应当具备以下条件：①符合本条例规定的麻醉药品和精神药品储存条件；②有通过网络实施企业安全管理和向药品监督管理部门报告经营信息的能力；③单位及其工作人员2年内没有违反有关禁毒的法律、行政法规规定的行为；④符合国家药品监督管理部门公布的定点批发企业布局。

麻醉药品和第一类精神药品的定点批发企业，还应当具有保证供应责任区域内医疗机构所需麻醉药品和第一类精神药品的能力，并具有保证麻醉药品和第一类精神药品安全经营的管理制度。

《麻醉药品和精神药品经营管理办法（试行）》还规定：全国性批发企业应当具备经营90%以上品种规格的麻醉药品和第一类精神药品的能力，并保证储备4个月销售量的麻醉药品和第一类精神药品；区域性批发企业应当具备经营60%以上品种规格的麻醉药品和第一类精神药品的能力，并保证储备2个月销售量的麻醉药品和第一类精神药品。

2. 定点经营企业资格审批的类型

（1）全国性批发企业 跨省、自治区、直辖市从事麻醉药品和第一类精神药品批发业务的药品经营企业（简称全国性批发企业），应当经国务院药品监督管理部门批准，并予以公告。

（2）区域性批发企业 在本省、自治区、直辖市行政区域内从事麻醉药品和第一类精神药品批发业务的药品经营企业（简称区域性批发企业），应当经所在省、自治区、直辖市人民政府药品监督管理部门批准，并予以公告。

（3）专门从事第二类精神药品的批发企业 应当经所在省、自治区、直辖市人民政府药品监督管理部门批准，并予以公告。全国性批发企业和区域性批发企业向所在省、自治区、直辖市人民政府药品监督管理部门申请变更《药品经营许可证》经营范围后，可以从事第二类精神药品的批发。

（4）从事第二类精神药品的零售企业 经所在地设区的市级药品监督管理部门批准，实行统一进货、统一配送、统一管理的药品零售连锁企业可以从事第二类精神药品零售业务。除经批准的药品零售连锁企业外，其他药品经营企业不得从事第二类精神药品的零售活动。

3. 麻醉药品和精神药品的购销管理

（1）购进渠道的管理

①全国性批发企业：应当从定点生产企业购进麻醉药品和第一类精神药品。

②区域性批发企业：可以从全国性批发企业购进麻醉药品和第一类精神药品，区域性批发企业从定点生产企业购进麻醉药品和第一类精神药品制剂，须经所在地省级药品监督管理部门批准。

③从事第二类精神药品批发业务的企业：可以从第二类精神药品定点生产企业、具有第二类精神药品经营资格的定点批发企业（全国性批发企业、区域性批发企业、其他专门从事第二类精神药品批发业务的企业）购进第二类精神药品。

（2）销售渠道的管理

①全国性批发企业在确保责任区内区域性批发企业供药的基础上，可以在全国范围内向其他区域性批发企业销售麻醉药品和第一类精神药品。

②全国性批发企业向取得麻醉药品和第一类精神药品使用资格的医疗机构销售麻醉药品和第一类精神药品，须经医疗机构所在地省级药品监督管理部门批准。

③区域性批发企业在确保责任区内医疗机构供药的基础上，可以在本省行政区域内向其他医疗机构销售麻醉药品和第一类精神药品。

④由于特殊地理位置的原因，区域性批发企业需要就近向其他省、自治区、直辖市行政区域内取得麻醉药品和第一类精神药品使用资格的医疗机构销售麻醉药品和第一类精神药品的，应当经企业所在地省级药品监督管理部门批准。

⑤区域性批发企业之间因医疗急需、运输困难等特殊情况需要调剂麻醉药品和第一类精神药品的，应当在调剂后2日内将调剂情况分别报所在地省级药品监督管理部门备案。

⑥从事第二类精神药品批发业务的企业，可以将第二类精神药品销售给定点生产企业、具有第二类精神药品经营资格的药品批发企业、医疗机构、从事第二类精神药品零售的药品零售连锁企业。

（3）销售配送的管理

①全国性批发企业和区域性批发企业向医疗机构销售麻醉药品和第一类精神药品，应当将药品送至医疗机构。医疗机构不得自行提货。

②企业销售出库的第二类精神药品不允许购货单位自提，须由供货企业将药品送达医疗机构库房或购买方注册的仓库地址。

③药品零售连锁企业对其所属的经营第二类精神药品的门店，应当严格执行统一进货、统一配送和统一管理。药品零售连锁企业门店所零售的第二类精神药品，应当由本企业直接配送，不

得委托配送。

（4）其他管理

①企业、单位之间购销麻醉药品和精神药品一律禁止使用现金进行交易。

②全国性批发企业、区域性批发企业在销售麻醉药品和第一类精神药品时，应当建立购买方销售档案，内容包括：购买方的合法资质文件复印件，企业法人代表人、主管麻醉药品和第一类精神药品负责人、采购人员及其联系方式，采购人员身份证明及法人委托书。

③全国性批发企业、区域性批发企业向其他企业、单位销售麻醉药品和第一类精神药品时，应当核实企业或者单位资质证明、采购人员身份证明，核实无误后方可销售。

④全国性批发企业、区域性批发企业和专门从事第二类精神药品批发业务的企业在向其他企业、单位销售第二类精神药品时，应当核实企业或单位资质文件、采购人员身份证明，核实无误后方可销售。

4. 麻醉药品和精神药品零售管理

（1）麻醉药品和第一类精神药品不得零售。除经批准的药品零售连锁企业外，其他药品零售企业不得从事第二类精神药品的零售活动。

（2）第二类精神药品零售企业应当凭执业医师开具的处方，按规定剂量销售第二类精神药品，并将处方保存2年备查。

（3）第二类精神药品零售企业不得向未成年人销售第二类精神药品。

（4）罂粟壳必须凭盖有乡镇卫生院以上医疗机构公章的医生处方配方使用，不准生用，严禁单味零售，处方保存3年备查。

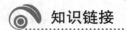 **知识链接**

含特殊药品复方制剂的品种范围及零售规定

1. 口服固体制剂每剂量单位　含可待因≤15mg的复方制剂；含双氢可待因≤10mg的复方制剂；含羟考酮≤5mg的复方制剂；含右丙氧芬≤50mg的复方制剂。

2. 含磷酸可待因口服液体制剂。

3. 含地酚诺酯（苯乙哌啶）复方制剂。

4. 复方甘草片。

含可待因复方口服溶液、复方甘草片、复方地酚诺酯片列入处方药管理，严格凭医生开具的处方销售。非处方药一次销售不得超过5个最小包装。上述药品应一并设置专柜专人管理，专册登记，登记内容包括药品名称、规格、销售数量、生产企业、生产批号。如发现超过正常医疗需求，大量、多次购买上述药品的，应当立即向当地食品药品监督管理部门报告。

5. 含麻黄碱类复方制剂。单位剂量麻黄碱类药物含量大于30mg（不含30mg）的含麻黄碱类复方制剂，列入必须凭处方销售的处方药管理。药品零售企业必须凭执业医师开具的处方销售上述药品。药品零售企业销售含麻黄碱类复方制剂，应当查验购买者的身份证，并对其姓名和身份证号码予以登记。除处方药按处方剂量销售外，一次销售不得超过2个最小包装。药品零售企业不得开架销售含麻黄碱类复方制剂，应当设置专柜由专人管理、专册登记，登记内容包括药品名称、规格、销售数量、生产企业、生产批号、购买人姓名、身份证号码。

（三）麻醉药品和精神药品的使用管理

1. 药品生产企业需用麻醉药品和精神药品的规定

（1）药品生产企业需要以麻醉药品和第一类精神药品为原料生产普通药品的，向所在地省级药品监督管理部门报送年度需求计划，由省级药品监督管理部门汇总报国家药品监督管理部门批准后，向定点生产企业购买。

（2）药品生产企业需要以第二类精神药品为原料生产普通药品的，应当将年度需求计划报所在地省级药品监督管理部门，并向定点批发企业或者定点生产企业购买。

（3）非药品生产企业需要使用咖啡因作为原料的规定：食品、食品添加剂、化妆品、油漆等非药品生产企业需要使用咖啡因作为原料的，应当经所在地省级人民政府药品监督管理部门批准，向定点批发企业或者定点生产企业购买。

2. 科学研究、教学单位需用麻醉药品和精神药品的规定

（1）科学研究、教学单位需要使用麻醉药品和精神药品开展实验、教学活动的，应当经所在地省级人民政府药品监督管理部门批准，向定点批发企业或者定点生产企业购买。

（2）需要使用麻醉药品和精神药品对照品、标准品的，应当经所在地省级人民政府药品监督管理部门批准，向国务院药品监督管理部门批准的单位购买。

3. 医疗机构需用麻醉药品、精神药品的规定

（1）《麻醉药品、第一类精神药品购用印鉴卡》管理　医疗机构需要使用麻醉药品和第一类精神药品，须经所在地设区的市级卫生主管部门批准后，取得《麻醉药品、第一类精神药品购用印鉴卡》（简称《印鉴卡》）。医疗机构凭《印鉴卡》向本省级行政区域内的定点批发企业购买麻醉药品和第一类精神药品。

《印鉴卡》的有效期为3年。有效期满前3个月，医疗机构需重新向市级卫生行政主管部门提出申请。

（2）处方医师资格的取得　医疗机构按照国务院卫生主管部门的规定，对本单位执业医师进行有关麻醉药品和精神药品使用知识的培训、考核，经考核合格的，授予麻醉药品和第一类精神药品处方资格。执业医师取得麻醉药品和第一类精神药品的处方资格后，方可在本医疗机构开具麻醉药品和第一类精神药品处方，但不得为自己和家人开具该种处方。

（3）满足患者合理用药的要求　具有麻醉药品和第一类精神药品处方资格的执业医师，根据国务院卫生主管部门制定的临床应用指导原则使用麻醉药品和精神药品。对确需使用麻醉药品或者第一类精神药品的患者，要满足其合理用药需求。在医疗机构就诊的癌症疼痛患者和其他危重患者得不到麻醉药品或者第一类精神药品时，患者或者其亲属可以向执业医师提出申请。具有麻醉药品和第一类精神药品处方资格的执业医师认为要求合理的，要及时为患者提供所需麻醉药品或者第一类精神药品。

（4）专用处方及单张处方限量规定　开具麻醉药品、精神药品必须使用专用处方。专用处方必须按照省卫生厅规定的样式印制。麻醉药品和第一类精神药品的处方用纸为淡红色，右上角标注"麻、精一"；第二类精神药品的处方用纸为白色，右上角标注"精二"。单张处方的最大用量应当符合国务院卫生主管部门的规定。医疗机构应当对麻醉药品、精神药品处方进行专册登记，加强管理。麻醉药品和第一类精神药品处方保存3年，第二类精神药品处方保存2年。

（5）麻醉药品和第一类精神药品借用和配制规定

①医疗机构抢救患者急需麻醉药品和第一类精神药品而本医疗机构无法提供时，可以从其他医疗机构或者定点批发企业紧急借用；抢救工作结束后，应当及时将借用情况报所在地设区的市

级药品监督管理部门和卫生主管部门备案。

②对临床需要而市场无供应的麻醉药品和精神药品，持有《医疗机构制剂许可证》和《印鉴卡》的医疗机构必须经过所在地省级药品监督管理部门批准，配制临床需要而市场无供应的麻醉药品和精神药品制剂。医疗机构配制的麻醉药品和精神药品制剂只能在本医疗机构使用，不得对外销售。

（四）麻醉药品与精神药品的储存管理

1. 设置专库 专库应当安装专用防盗门，实行双人双锁管理；具有相应的防火设施；具有监控设施和报警装置，报警装置应当与公安机关报警系统联网。

2. 专人负责 储存麻醉药品、第一类精神药品各环节应当指定专人负责，明确责任，交接班应当有记录。专库专柜要实行双人双锁管理。入库双人验收，出库双人复核。同时，必须做到入出库均采集药品电子监管码信息（扫码）并上传数据。

3. 专用账册 对进出专库（柜）的麻醉药品、第一类精神药品建立专用账册，进行逐笔记录，内容包括：日期、凭证号、领用部门、品名、规格、单位、数量、批号、有效期、生产单位、发药人、复核人和领用人签字，做到账、物批号相符。专用账册保存期限应当自药品有效期期满之日起不少于5年。入库验收，出库复核，逐笔记录，做到账、物批号相符。

4. 专册登记 按季度盘点，做到账卡相符，账物相符，每年集中登记造册，并向相关部门汇报。仓储保管必须按季度盘点，做到账卡相符，账物相符。对回收的空安瓿、废贴和过期、失效、破损、退回的药品须妥善保管，每年集中登记造册，由上级卫生行政部门统一监督销毁。

（五）麻醉药品和精神药品的运输、邮寄管理

1. 麻醉药品和精神药品的运输管理的规定 托运或者自行运输麻醉药品和第一类精神药品的单位，向所在地省级药品监督管理部门申请领取运输证明。运输证明有效期为1年。运输第二类精神药品无须办理运输证明。运输证明应当由专人保管，不得涂改、转让、转借。没有运输证明或者货物包装不符合规定的，承运人不得承运。承运人在运输过程中应当携带运输证明副本，以备查验。

通过铁路运输麻醉药品和第一类精神药品的，应当使用集装箱或者铁路行李车运输。采用集装箱运输时，应确保箱体完好，施封有效。通过道路运输的，必须采用封闭式车辆，有专人押送，中途不应停车过夜。通过水路运输的，应有专人押送。

2. 邮寄管理 邮寄麻醉药品和精神药品，寄件人需要提交所在地省级药品监督管理部门出具的准予邮寄证明。邮政营业机构应当查验、收存准予邮寄证明；没有准予邮寄证明的，邮政营业机构不得收寄。

省级邮政主管部门指定符合安全保障条件的邮政营业机构负责收寄麻醉药品和精神药品。邮政营业机构收寄麻醉药品和精神药品，应当依法对收寄麻醉药品和精神药品予以查验。

（六）麻醉药品和精神药品的监督管理

药品监督管理部门应当根据规定的职责权限，对麻醉药品药用原植物的种植以及麻醉药品和精神药品的实验研究、生产、经营、使用、储存、运输活动进行监督检查。县级以上卫生行政部门应当对执业医师开具麻醉药品和精神药品处方的情况进行监督检查。

1. 监控信息网络的建立和监控内容 省级以上药品监督管理部门根据实际情况建立监控信息网络，对定点生产企业、定点批发企业和使用单位的麻醉药品和精神药品生产、进货、销售、库存、使用的数量以及流向实行实时监控，并与同级公安机关做到信息共享。

2. **未连接监控信息网络单位的信息报告要求** 尚未连接监控信息网络的麻醉药品和精神药品定点生产企业、定点批发企业和使用单位，应当每月通过电子信息、传真、书面等方式，将本单位麻醉药品和精神药品生产、进货、销售、库存、使用的数量以及流向，报所在地设区的市级药品监督管理部门和公安机关；医疗机构还应当报所在地设区的市级卫生行政部门。设区的市级药品监督管理部门应当每3个月向上一级药品监督管理部门报告本地区麻醉药品和精神药品的相关情况。

3. **对滥用、存在安全隐患药品品种的管理措施** 对已经发生滥用，造成严重社会危害的麻醉药品和精神药品品种，国家药品监督管理部门应当采取在一定期限内中止生产、经营、使用或者限定其使用范围和用途等措施。对不再作为药品使用的麻醉药品和精神药品，应当撤销其药品批准文号和药品标准，并予以公布。

药品监督管理部门、卫生行政部门发现生产、经营企业和使用单位的麻醉药品和精神药品管理存在安全隐患时，应当责令其立即排除或者限期排除；对有证据证明可能流入非法渠道的，应当及时采取查封、扣押的行政强制措施，在7日内作出行政处理决定，并通报同级公安机关。

药品监督管理部门发现取得印鉴卡的医疗机构未依照规定购买麻醉药品和第一类精神药品时，应当及时通报同级卫生行政部门，由其调查处理。必要时，药品监督管理部门可以责令定点批发企业中止向该医疗机构销售。

4. **对过期、损坏的麻醉药品和精神药品的销毁** 麻醉药品和精神药品的生产、经营企业和使用单位对过期、损坏的麻醉药品和精神药品应当登记造册，提出申请销毁，由所在地县级药品监督管理部门5日内到场监督销毁。医疗机构对存放在本单位的过期、损坏麻醉药品和精神药品，应当申请卫生行政部门监督销毁。对依法收缴的麻醉药品和精神药品，除批准用于科学研究外，应当依照国家有关规定予以销毁。

三、麻醉药品与精神药品管理违法违规的法律风险

1. **行政责任** 《麻醉药品与精神药品管理条例》第六十七条规定：定点生产企业违反本条例的规定，有下列情形之一的，由药品监督管理部门责令限期改正，给予警告，并没收违法所得和违法销售的药品；逾期不改正的，责令停产，并处5万元以上10万元以下的罚款；情节严重的，取消其定点生产资格：

（一）未按照麻醉药品和精神药品年度生产计划安排生产的；

（二）未依照规定向药品监督管理部门报告生产情况的；

（三）未依照规定储存麻醉药品和精神药品，或者未依照规定建立、保存专用账册的；

（四）未依照规定销售麻醉药品和精神药品的；

（五）未依照规定销毁麻醉药品和精神药品的。

2. **刑事责任** 《刑法》第三百四十七条规定：走私、贩卖、运输、制造毒品，无论数量多少，都应当追究刑事责任，予以刑事处罚。走私、贩卖、运输、制造毒品，有下列情形之一的，处十五年以上有期徒刑、无期徒刑或者死刑，并处没收财产：

（一）走私、贩卖、运输、制造鸦片一千克以上、海洛因或者甲基苯丙胺五十克以上或者其他毒品数量大的；

（二）走私、贩卖、运输、制造毒品集团的首要分子；

（三）武装掩护走私、贩卖、运输、制造毒品的；

（四）以暴力抗拒检查、拘留、逮捕，情节严重的；

（五）参与有组织的国际贩毒活动的。

走私、贩卖、运输、制造鸦片二百克以上不满一千克、海洛因或者甲基苯丙胺十克以上不满五十克或者其他毒品数量较大的，处七年以上有期徒刑，并处罚金。

走私、贩卖、运输、制造鸦片不满二百克、海洛因或者甲基苯丙胺不满十克或者其他少量毒品的，处三年以下有期徒刑、拘役或者管制，并处罚金；情节严重的，处三年以上七年以下有期徒刑，并处罚金。

单位犯第二款、第三款、第四款罪的，对单位判处罚金，并对其直接负责的主管人员和其他直接责任人员，依照各该款的规定处罚。

利用、教唆未成年人走私、贩卖、运输、制造毒品，或者向未成年人出售毒品的，从重处罚。

对多次走私、贩卖、运输、制造毒品，未经处理的，毒品数量累计计算。

 知识链接

麻醉药品和精神药品处方开具、调剂违规的处罚

具有麻醉药品和第一类精神药品处方资格的执业医师，违反规定开具麻醉药品和第一类精神药品处方，或者未按照临床应用指导原则的要求使用麻醉药品和第一类精神药品的，由其所在医疗机构取消其麻醉药品和第一类精神药品处方资格；造成严重后果的，由原发证部门吊销其执业证书。执业医师未按照临床应用指导原则的要求使用第二类精神药品或者未使用专用处方开具第二类精神药品，造成严重后果的，由原发证部门吊销其执业证书。

未取得处方资格的执业医师擅自开具麻醉药品和第一类精神药品处方，由县级以上卫生行政部门给予警告，暂停其执业活动；造成严重后果的，吊销其执业证书；构成犯罪的，依法追究刑事责任。

处方的调配人、核对人违反规定未对麻醉药品和第一类精神药品处方进行核对，造成严重后果的，由原发证部门吊销其执业证书。

任务二　医疗用毒性药品的管理

一、基础知识

（一）医疗用毒性药品定义

医疗用毒性药品（medicinal toxic drug），是指毒性剧烈、治疗剂量与中毒剂量相近，使用不当会致人中毒或死亡的药品。

（二）医疗用毒性药品的品种范围

毒性药品管理品种分为毒性中药品种和毒性西药品种。具体品种见表11-4和表11-5。

表11-4　毒性中药品种目录

序号	毒性中药品种名称	序号	毒性中药品种名称
1	砒石（红砒、白砒）	15	生半夏
2	砒霜	16	斑蝥
3	生川乌	17	青娘虫
4	生马钱子	18	洋金花
5	生甘遂	19	生天仙子
6	雄黄	20	生南星
7	生草乌	21	红粉（红升丹）
8	红娘虫	22	生藤黄
9	生白附子	23	蟾酥
10	生附子	24	雪上一枝蒿
11	水银	25	生狼毒
12	生巴豆	26	轻粉
13	白降丹	27	闹羊花
14	生千金子		

表11-5　毒性西药品种目录

序号	毒性西药品种名称	序号	毒性西药品种名称
1	去乙酰毛花苷丙	8	水杨酸毒扁豆碱
2	阿托品	9	亚砷酸钾
3	洋地黄毒苷	10	氢溴酸东莨菪碱
4	氢溴酸后马托品	11	士的年
5	三氧化二砷	12	亚砷酸注射液
6	毛果芸香碱	13	A型肉毒毒素及其制剂
7	升汞		

二、医疗用毒性药品的合规管理

（一）《医疗用毒性药品管理办法》（国务院令第23号，1988年11月15日颁布）

关于医疗用毒性药品的生产、经营、使用的规定如下：

第五条　毒性药品的收购、经营，由各级医药管理部门指定的药品经营单位负责；配方用药由国营药店、医疗单位负责。其他任何单位或者个人均不得从事毒性药品的收购、经营和配方业务。

第六条　收购、经营、加工、使用毒性药品的单位必须建立健全保管、验收、领发、核对等制度；严防收假、发错，严禁与其他药品混杂，做到划定仓间或仓位，专柜加锁并由专人保管。

毒性药品的包装容器上必须印有毒药标志，在运输毒性药品的过程中，应当采取有效措施，防止发生事故。

第八条　生产毒性药品及其制剂，必须严格执行生产工艺操作规程，在本单位药品检验人员的监督下准确投料，并建立完整的生产记录，保存五年备查。

在生产毒性药品过程中产生的废弃物，必须妥善处理，不得污染环境。

第九条　医疗单位供应和调配毒性药品，凭医生签名的正式处方。国营药店供应和调配毒性药品，凭盖有医生所在的医疗单位公章的正式处方。每次处方剂量不得超过2日极量。

（二）《关于切实加强医疗用毒性药品监管的通知》

药品经营企业（含医疗机构药房）要严格按照GSP或相关规定要求，毒性药品应专柜加锁并由专人保管，做到双人、双锁，专账记录。必须建立健全保管、验收、领发、核对等制度，严防收假、发错，严禁与其他药品混杂。

（三）医疗用毒性药品的合规管理要点

1. 毒性药品的生产管理

（1）生产单位及生产计划　毒性药品的生产单位，由省级药品监督管理局审查批准。其年度生产计划，由省级药品监督管理局根据医疗需要制定后下达给指定的生产单位，并报国家药品监督管理部门及国家中医药管理部门备案。生产单位不得擅自改变生产计划。

毒性药品的生产企业是由药品监督管理部门指定的药品生产企业承担，未取得毒性药品生产许可的企业，不得生产毒性药品。

（2）生产管理要求　毒性药品的生产企业须按审批的生产计划进行生产，不得擅自改变生产计划。药品生产企业必须由医药专业人员负责生产、配制和质量检验，并建立严格的管理制度。严防与其他药品混杂。

每次配料，必须经两人以上复核无误，并详细记录每次生产所用原料和成品数。经手人要签字备查，所有工具、容器要处理干净，以防污染其他药品。标示量要准确无误，包装容器要有毒药标志。

加工炮制毒性中药，必须按照《中华人民共和国药典》或者省、自治区、直辖市卫生行政部门制定的《炮制规范》的规定进行。药材符合药用要求的，方可供应、配方和用于中成药生产。

生产毒性药品及其制剂，必须严格执行生产工艺操作规程，应在本企业药品检验人员的监督下准确投料，并建立完整的生产记录，保存五年备查。

在生产毒性药品过程中产生的废弃物，必须妥善处理，不得污染环境。

2. 毒性药品的经营管理

（1）经营单位　毒性药品的收购和经营单位，由省级药品监督管理部门指定的药品经营企业承担。国营药店可负责配方用药的经营。其他任何单位或个人均不得从事毒性药品的收购、经营和配方活动。

（2）经营管理　经营毒性药品的单位必须建立健全采购、验收、入库、储存、养护、出库复核、销售、运输、退货、报残缺、安全管理等专项管理规章制度，并有记录。

毒性药品的包装容器上必须印有清晰完整的毒性标志。在运输毒性药品过程中，应采取有效措施，防止发生事故。

建立专门的收支账目，定期盘点，做到账物相符。出现问题必须迅速查明，并报相关主管部门。

严防收假、发错，严禁与其他药品混杂，做到划分仓间和仓位。毒性药品批发企业必须设置毒性药品专库，零售企业必须设置专库或专柜，专库或专柜必须双人双锁，并有安全报警、防盗措施。

毒性药品经营人员应当相对固定，企业每年对相关管理人员和直接从业人员进行培训，并建立培训档案。

3. 毒性药品的使用和调配管理

（1）配方用药由有关药品零售企业、医疗机构负责供应。其他任何单位或者个人均不得从事毒性药品的配方业务。

（2）医疗单位供应和调配毒性药品，应凭医生签名的正式处方；具有毒性药品经营资格的零售药店供应和调配毒性药品，应凭盖有执业医师所在的医疗机构公章的正式处方。每次处方剂量不得超过2日极量。

（3）调配处方时，必须认真负责，计量准确，按医嘱注明使用要求，并由配方人及具有药师以上技术职称的复核人员签名盖章后方可发出，对处方未注明"生用"的毒性中药应付炮制品。药师对处方有疑问时，须经原处方医师重新审定后再进行调配，处方一次有效，保存2年备查。

（4）科研和教学单位所需的毒性药品，必须持单位的证明信，经单位所在地县级以上药品监督管理部门批准后，经营单位方能发售。

（5）群众自配民间单、秘、验方需用毒性中药，购买时要持有单位或者城市街道办事处、乡（镇）人民政府的证明信，经营部门方可销售，每次购用量不得超过2日极量。

三、医疗用毒性药品管理违法违规的法律风险

根据《医疗用毒性药品管理办法》第11条的规定，对违反规定擅自生产、收购、经营毒性药品的单位或个人，由县以上卫生行政部门没收其全部毒性药品，并处以警告或按非法所得的5至10倍罚款。情节严重、致人伤残或死亡，构成犯罪的，由司法机关依法追究其刑事责任。

当事人对处罚不服的，可在接到处罚通知之日起15日内，向作出处理机关的上级机关申请复议。但申请复议期间仍应执行原处罚决定。上级机关应在接到申请之日起10日内作出答复。对答复不服的，可在接到答复之日起15日内向人民法院起诉。

案例分析

案例　A型肉毒毒素是一种神经毒素，毒性非常强。由于肉毒毒素能导致肌肉松弛性麻痹，在医学上常被用来治疗眼部肌肉痉挛等症，并被引入美容除皱领域，但都限于超微剂量。由于A型肉毒毒素制剂常用于面部除皱，而一些没有医疗资质的美容院为了牟取暴利，也常违规开展使用A型肉毒毒素制剂除皱的美容项目。

分析：

1. 美容院能否销售使用A型肉毒毒素制剂？

2. 对A型肉毒毒素制剂应该如何进行管理？

任务三　放射性药品管理

一、基础知识

为了加强对放射性药品的管理，国务院于1989年1月公布了《放射性药品管理办法》，该办法对放射性药品的研制、生产、经营、使用、运输等方面进行了具体规定。自发布之日施行。对违反《放射性药品管理办法》规定的单位和个人，由县级以上药品监督管理部门按照《药品管理

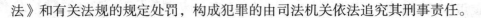

法》和有关法规的规定处罚，构成犯罪的由司法机关依法追究其刑事责任。

（一）放射性药品的概念

放射性药品是指用于临床诊断或者治疗的放射性核素制剂或其标记药物。放射性药品与一般药品或麻醉药品、精神药品、医疗用毒性药品的不同之处，就在于它含有放射性核素，能放射出射线。放射性药品的专有标志如下：

（二）放射性药品的品种范围

放射性药品的国家标准，由国家药典委员会负责制定和修订。《中华人民共和国药典》2015年版收载的品种有30种，具体品种见表11-6。

表11-6　放射性药品品种

序号	品种	序号	品种
1	来昔决南钐［^{153}Sm］注射液	16	氯化锶［^{89}Sr］注射液
2	氙［^{133}Xe］注射液	17	碘［^{125}I］密封籽源
3	邻碘［^{131}I］马尿酸钠注射液	18	碘［^{131}I］化钠口服溶液
4	注射用亚锡亚甲基二膦酸盐	19	碘［^{131}I］化钠胶囊
5	注射用亚锡依替菲宁	20	锝［^{99m}Tc］双半胱乙酯注射液
6	注射用亚锡喷替酸	21	锝［^{99m}Tc］双半胱胺酸注射液
7	注射用亚锡植酸钠	22	锝［^{99m}Tc］甲氧异腈注射液
8	注射用亚锡焦磷酸钠	23	锝［^{99m}Tc］亚甲基二膦酸盐注射液
9	注射用亚锡聚合白蛋白	24	锝［^{99m}Tc］依替菲宁注射液
10	枸橼酸镓［^{67}Ga］注射液	25	锝［^{99m}Tc］植酸盐注射液
11	氟［^{18}F］脱氧葡糖注射液	26	锝［^{99m}Tc］喷替酸盐注射液
12	胶体磷［^{32}P］酸铬注射液	27	锝［^{99m}Tc］焦磷酸盐注射液
13	高锝［^{99m}Tc］酸钠注射液	28	锝［^{99m}Tc］聚合白蛋白注射液
14	铬［^{51}Gr］酸钠注射液	29	磷［^{32}P］酸钠盐口服溶液
15	氯化亚铊［^{201}Tl］注射液	30	磷［^{32}P］酸钠盐注射液

二、放射性药品管理的合规要求

（一）《放射性药品管理办法》相关条款

第十五条　放射性药品生产、经营企业，必须配备与生产、经营放射性药品相适应的专业技术人员，具有安全、防护和废气、废物、废水处理等设施，并建立严格的质量管理制度。

第十七条　放射性药品的生产、供销业务由能源部统一管理。放射性药品的生产、经营单位和医疗单位凭省、自治区、直辖市卫生行政部门发给的《放射性药品生产企业许可证》《放射性药品经营企业许可证》，医疗单位凭省、自治区、直辖市公安、环保和卫生行政部门联合发给的《放射性药品使用许可证》，申请办理订货。

第二十二条　医疗单位设置核医学科、室（同位素室），必须配备与其医疗任务相适应的并经核医学技术培训的技术人员。非核医学专业技术人员未经培训，不得从事放射性药品使用工作。

第二十六条　放射性药品使用后的废物（包括患者排出物），必须按国家有关规定妥善处置。

（二）《放射性同位素与放射装置安全许可管理办法》相关规定

第十六条　使用放射性同位素、射线装置的单位申请领取许可证，应当具备下列条件：

（1）使用Ⅰ类、Ⅱ类、Ⅲ类放射源，使用Ⅰ类、Ⅱ类射线装置的，应当设有专门的辐射安全与环境保护管理机构，或者至少有1名具有本科以上学历的技术人员专职负责辐射安全与环境保护管理工作；其他辐射工作单位应当有1名具有大专以上学历的技术人员专职或者兼职负责辐射安全与环境保护管理工作；依据辐射安全关键岗位名录，应当设立辐射安全关键岗位的，该岗位应当由注册核安全工程师担任。

（2）从事辐射工作的人员必须通过辐射安全和防护专业知识及相关法律法规的培训和考核。

（3）使用放射性同位素的单位应当有满足辐射防护和实体保卫要求的放射源暂存库或设备。

（4）放射性同位素与射线装置使用场所有防止误操作、防止工作人员和公众受到意外照射的安全措施。

（5）配备与辐射类型和辐射水平相适应的防护用品和监测仪器，包括个人剂量测量报警、辐射监测等仪器。使用非密封放射性物质的单位还应当有表面污染监测仪。

（6）有健全的操作规程、岗位职责、辐射防护和安全保卫制度、设备检修维护制度、放射性同位素使用登记制度、人员培训计划、监测方案等。

（7）有完善的辐射事故应急措施。

（8）产生放射性废气、废液、固体废物的，还应具有确保放射性废气、废液、固体废物达标排放的处理能力或者可行的处理方案。

使用放射性同位素和射线装置开展诊断和治疗的单位，还应当配备质量控制检测设备，制定相应的质量保证大纲和质量控制检测计划，至少有1名医用物理人员负责质量保证与质量控制检测工作。

三、放射性药品的合规管理

放射性药品在分子内或制剂内含有放射性，所放射出的射线具有较强的穿透力，当它通过人体时，可对人体组织发生电离作用。若使用不当，对人体产生较大的危害。通过学习明确放射性药品的生产、经营管理，包装、运输的管理和使用管理的管理要点。

（一）放射性药品生产、经营管理

1. 办理《放射性药品生产企业许可证》　开办放射性药品生产、经营企业必须具备《药品管理法》规定的条件，符合国家的放射卫生防护基本标准，并履行环境影响报告的审批手续，取得《放射性药品生产许可证》《放射性药品经营企业许可证》。无许可证的生产、经营企业，一律不准生产、销售放射性药品。

2. 生产、经营管理

（1）生产管理　国家将根据需要，对放射性药品实行合理布局、定点生产。放射性药品生产企业生产已有国家标准的放射性药品，必须经国家药品监督管理部门征求国务院核行业主管部门意见后审核批准，并发给生产批准文号。经国家批准的放射性药品生产企业、经营企业的年度生产、经营计划，应报送国务院核行业主管部门，并抄报国家药品监督管理部门。生产企业必须建立严格的质量管理制度。不得擅自改变已批准的生产工艺路线和药品质量标准。需改变的必须按原报批程序经国家药品监督管理部门批准后方可实施。经国家药品监督管理部门审核批准的含有短半衰期放射性核素的药品，可以边检验边出厂。但发现质量问题时，企业应立即停止生产、销售，并立即通知使用单位停止使用，同时报告国家药品监督管理部门和国务院核行业主管部门。

（2）经营管理　放射性药品的生产、经营业务由国务院核行业主管部门统一管理。放射性药品只能销售给获省级公安、环保和药品监督管理部门联合发给《放射性药品使用许可证》的医疗单位。

（二）放射性药品的包装、运输管理

放射性药品的包装必须安全实用，符合放射性药品质量要求，具有与放射性剂量相适应的防护装置。包装必须分内、外包装，内外包装必须贴有标签，在包装内放置说明书。内包装标签必须注明：药品通用名称、放射性活度和标示时间、批号、放射性药品标志。外包装标签必须注明：药品通用名称、放射性活度和标示时间、装量、生产时间、有效期、生产企业、批准文号、产品批号、放射性药品标志。

放射性药品的运输，按国家运输、邮政等部门制订的有关规定执行。严禁任何单位和个人随身携带放射性药品乘坐公共交通运输工具。

（三）放射性药品的使用管理

1. **《放射性药品使用许可证》**　医疗单位必须获省级公安、环保和药品监督管理部门联合发给的《放射性药品使用许可证》，才能使用放射性药品。《放射性药品使用许可证》有效期为5年，期满前6个月，申请换证。

2. **放射性药品的人员配备**　医疗单位设立的核医学科（室），必须具备与其医疗任务相适应的专业技术人员。非核医学专业技术人员未经培训，不得从事核医学工作，不得使用放射性药品。

3. **配制放射性制剂**　持有《放射性药品使用许可证》的医疗单位，在研究配制放射性制剂并进行临床验证前，应当根据放射性药品的特点，提供该制剂的药理、毒性等试验材料，报省、自治区、直辖市药品监督管理部门批准，并报国家药品监督管理部门备案。该制剂只限在本单位使用。

4. **不良反应报告**　使用放射性药品的医疗单位，必须负责对使用的放射性药品的不良反应情况的收集，并定期向所在地药品监督管理部门报告。

5. **废物处理**　放射性药品使用后的废物（包括患者排出物），必须按照国家有关规定妥善处理。

表11-7　放射性药品的医疗用途表

序号	用途	序号	用途
1	用于甲状腺疾病的诊断和治疗	9	用于肾功能检查和胃造影
2	用于胃显像	10	用于肺部肿瘤鉴别诊断
3	用于脑显像	11	用于肾上腺显像
4	用于心脏和大血管血池显像	12	用于心肌显像
5	用于胎盘定位诊断	13	用于肝显像
6	用于肾功能诊断	14	用于皮肤病治疗
7	用于红细胞寿命测定	15	用于治疗真性红细胞增多症
8	用于控制癌性胸腹水		

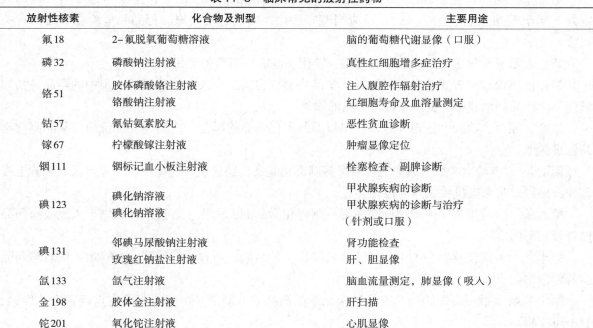

表 11-8　临床常见的放射性药物

放射性核素	化合物及剂型	主要用途
氟 18	2-氟脱氧葡萄糖溶液	脑的葡萄糖代谢显像（口服）
磷 32	磷酸钠注射液	真性红细胞增多症治疗
铬 51	胶体磷酸铬注射液	注入腹腔作辐射治疗
	铬酸钠注射液	红细胞寿命及血溶量测定
钴 57	氰钴氨素胶丸	恶性贫血诊断
镓 67	柠檬酸镓注射液	肿瘤显像定位
铟 111	铟标记血小板注射液	栓塞检查、副脾诊断
碘 123	碘化钠溶液	甲状腺疾病的诊断
	碘化钠溶液	甲状腺疾病的诊断与治疗
		（针剂或口服）
碘 131	邻碘马尿酸钠注射液	肾功能检查
	玫瑰红钠盐注射液	肝、胆显像
氙 133	氙气注射液	脑血流量测定，肺显像（吸入）
金 198	胶体金注射液	肝扫描
铊 201	氧化铊注射液	心肌显像

任务四　药品类易制毒化学品管理

一、基础知识

（一）药品类易制毒化学品的定义

易制毒化学品是指国家规定管制的可用于制造麻醉药品和精神药品的前体、原料和化学配剂等物质。易投毒化学品流入非法渠道又可用于制造毒品，分为三类：第一类是可以用于制毒的主要原料，第二类、第三类是可以用于制毒的化学配剂。

药品类易制毒化学品是指《易制毒化学品条例》中所确定的麦角酸、麻黄素等物质。

（二）药品类易制毒化学品的品种

药品类易制毒化学品属于易制毒化学品的第一类。品种有麦角酸、麦角胺、麦角新碱以及麻黄素、伪麻黄素、消旋麻黄素、去甲麻黄素、甲基麻黄素、麻黄浸膏、麻黄浸膏粉等麻黄素类物质。包括原料药及其单方制剂及前面所列物质可能存在的盐类。

二、药品类易制毒化学品管理的合规要求

（一）《易制毒化学品管理条例》（2018 年修正）

第二条　国家对易制毒化学品的生产、经营、购买、运输和进口、出口实行分类管理和许可制度。

第四条　易制毒化学品的产品包装和使用说明书，应当标明产品的名称（含学名和通用名）、化学分子式和成分。

第五条　易制毒化学品的生产、经营、购买、运输和进口、出口，除应当遵守本条例的规定外，属于药品和危险化学品的，还应当遵守法律、其他行政法规对药品和危险化学品的有关规定。

禁止走私或者非法生产、经营、购买、转让、运输易制毒化学品。

禁止使用现金或者实物进行易制毒化学品交易。但是，个人合法购买第一类中的药品类易制毒化学品药品制剂和第三类易制毒化学品的除外。

生产、经营、购买、运输和进口、出口易制毒化学品的单位，应当建立单位内部易制毒化学品管理制度。

第七条　申请生产第一类中的药品类易制毒化学品，还应当在仓储场所等重点区域设置电视监控设施以及与公安机关联网的报警装置。

第八条　申请生产第一类中的药品类易制毒化学品的，由省、自治区、直辖市人民政府药品监督管理部门审批；

第十条　申请经营第一类中的药品类易制毒化学品的，由省、自治区、直辖市人民政府药品监督管理部门审批；

第十一条　第一类中的药品类易制毒化学品药品单方制剂，由麻醉药品定点经营企业经销，且不得零售。

第十五条　申请购买第一类中的药品类易制毒化学品的，由所在地的省、自治区、直辖市人民政府药品监督管理部门审批；

第十六条　持有麻醉药品、第一类精神药品购买印鉴卡的医疗机构购买第一类中的药品类易制毒化学品的，无须申请第一类易制毒化学品购买许可证。

个人不得购买第一类、第二类易制毒化学品。

第十九条　经营单位应当建立易制毒化学品销售台账，如实记录销售的品种、数量、日期、购买方等情况。销售台账和证明材料复印件应当保存2年备查。

第一类易制毒化学品的销售情况，应当自销售之日起5日内报当地公安机关备案；第一类易制毒化学品的使用单位，应当建立使用台账，并保存2年备查。

第二十条　跨设区的市级行政区域（直辖市为跨市界）或者在国务院公安部门确定的禁毒形势严峻的重点地区跨县级行政区域运输第一类易制毒化学品的，由运出地的设区的市级人民政府公安机关审批；

第二十二条　对许可运输第一类易制毒化学品的，发给一次有效的运输许可证。

第二十三条　运输供教学、科研使用的100克以下的麻黄素样品和供医疗机构制剂配方使用的小包装麻黄素以及医疗机构或者麻醉药品经营企业购买麻黄素片剂6万片以下、注射剂1.5万支以下，货主或者承运人持有依法取得的购买许可证明或者麻醉药品调拨单的，无须申请易制毒化学品运输许可。

第二十五条　因治疗疾病需要，患者、患者近亲属或者患者委托的人凭医疗机构出具的医疗诊断书和本人的身份证明，可以随身携带第一类中的药品类易制毒化学品药品制剂，但是不得超过医用单张处方的最大剂量。

（二）《药品类易制毒化学品管理办法》（2010年施行）

第七条　省、自治区、直辖市食品药品监督管理部门应当在收到申请之日起5日内，对申报资料进行形式审查，决定是否受理。受理的，在30日内完成现场检查，将检查结果连同企业申报资料报送国家食品药品监督管理局。国家食品药品监督管理局应当在30日内完成实质性审查，对符合规定的，发给《药品类易制毒化学品生产许可批件》，注明许可生产的药品类易制毒化学品名称；不予许可的，应当书面说明理由。

第十五条 省、自治区、直辖市食品药品监督管理部门应当在收到申请之日起5日内，对申报资料进行形式审查，决定是否受理。受理的，在30日内完成现场检查和实质性审查，对符合规定的，在《药品经营许可证》经营范围中标注"药品类易制毒化学品"，并报国家食品药品监督管理局备案；不予许可的，应当书面说明理由。

第十六条 国家对药品类易制毒化学品实行购买许可制度。购买药品类易制毒化学品的，应当办理《药品类易制毒化学品购用证明》(以下简称《购用证明》)，但本办法第二十一条规定的情形除外。

三、药品类易制毒化学品的合规管理

(一)生产许可

生产药品类易制毒化学品，应当取得药品类易制毒化学品生产许可。生产药品类易制毒化学品中属于药品的品种，还应当依照《药品管理法》和相关规定取得药品批准文号。

省、自治区、直辖市药品监督管理部门对申报资料进行形式审查，决定是否受理。受理的，完成现场检查，将检查结果连同企业申报资料报送国家药品监督管理局。国家药品监督管理局完成实质性审查，对符合规定的，发给《药品类易制毒化学品生产许可批件》，注明许可生产的药品类易制毒化学品名称。

药品生产企业收到《生产许可批件》后，应当向所在地省、自治区、直辖市药品监督管理部门提出变更《药品生产许可证》生产范围的申请。省、自治区、直辖市药品监督管理部门应当根据《生产许可批件》，在《药品生产许可证》正本的生产范围中标注"药品类易制毒化学品"；在副本的生产范围中标注"药品类易制毒化学品"后，括弧内标注药品类易制毒化学品名称。

药品类易制毒化学品生产企业变更生产地址、品种范围的，应当重新申办《生产许可批件》。药品类易制毒化学品生产企业变更企业名称、法定代表人的，由所在地省、自治区、直辖市药品监督管理部门办理《药品生产许可证》变更手续，报国家药品监督管理局备案。

药品类易制毒化学品以及含有药品类易制毒化学品的制剂不得委托生产。药品生产企业不得接受境外厂商委托加工药品类易制毒化学品以及含有药品类易制毒化学品的产品；特殊情况需要委托加工的，须经国家药品监督管理局批准。

(二)经营许可

药品类易制毒化学品的经营许可，国家药品监督管理局委托省、自治区、直辖市药品监督管理部门办理。

药品类易制毒化学品单方制剂和小包装麻黄素，纳入麻醉药品销售渠道经营，仅能由麻醉药品全国性批发企业和区域性批发企业经销，不得零售。

未实行药品批准文号管理的品种，纳入药品类易制毒化学品原料药渠道经营。

在《药品经营许可证》经营范围中标注"药品类易制毒化学品"，并报国家药品监督管理局备案。

(三)购买许可

国家对药品类易制毒化学品实行购买许可制度。购买药品类易制毒化学品的，应当办理《药品类易制毒化学品购用证明》。《购用证明》由国家药品监督管理局统一印制，有效期为3个月。《购用证明》只能在有效期内一次使用。《购用证明》不得转借、转让。购买药品类易制毒化学品时必须使用《购用证明》原件，不得使用复印件、传真件。

《购用证明》申请范围：①经批准使用药品类易制毒化学品用于药品生产的药品生产企业；②使用药品类易制毒化学品的教学、科研单位；③具有药品类易制毒化学品经营资格的药品经营企业；④取得药品类易制毒化学品出口许可的外贸出口企业；⑤经农业部会同国家药品监督管理局下达兽用盐酸麻黄素注射液生产计划的兽药生产企业。药品类易制毒化学品生产企业自用药品类易制毒化学品原料药用于药品生产的，也应当按规定办理《购用证明》。

豁免办理《购用证明》的情形：①医疗机构凭麻醉药品、第一类精神药品购用印鉴卡购买药品类易制毒化学品单方制剂和小包装麻黄素的；②麻醉药品全国性批发企业、区域性批发企业持麻醉药品调拨单购买小包装麻黄素以及单次购买麻黄素片剂6万片以下、注射剂1.5万支以下的；③按规定购买药品类易制毒化学品标准品、对照品的；④药品类易制毒化学品生产企业凭药品类易制毒化学品出口许可自营出口药品类易制毒化学品的。

（四）购销管理

药品类易制毒化学品生产企业应当将药品类易制毒化学品原料药销售给取得《购用证明》的药品生产企业、药品经营企业和外贸出口企业。

药品类易制毒化学品经营企业应当将药品类易制毒化学品原料药销售给本省、自治区、直辖市行政区域内取得《购用证明》的单位。药品类易制毒化学品经营企业之间不得购销药品类易制毒化学品原料药。

教学科研单位只能凭《购用证明》从麻醉药品全国性批发企业、区域性批发企业和药品类易制毒化学品经营企业购买药品类易制毒化学品。

药品类易制毒化学品生产企业应当将药品类易制毒化学品单方制剂和小包装麻黄素销售给麻醉药品全国性批发企业。麻醉药品全国性批发企业、区域性批发企业应当按照《麻醉药品和精神药品管理条例》第三章规定的渠道销售药品类易制毒化学品单方制剂和小包装麻黄素。麻醉药品区域性批发企业之间不得购销药品类易制毒化学品单方制剂和小包装麻黄素。

麻醉药品区域性批发企业之间因医疗急需等特殊情况需要调剂药品类易制毒化学品单方制剂的，应当在调剂后2日内将调剂情况分别报所在地省、自治区、直辖市食品药品监督管理部门备案。

药品类易制毒化学品禁止使用现金或者实物进行交易。

药品类易制毒化学品生产企业、经营企业销售药品类易制毒化学品，应当逐一建立购买方档案。购买方为非医疗机构的，档案内容至少包括：①购买方《药品生产许可证》、《药品经营许可证》、企业营业执照等资质证明文件复印件；②购买方企业法定代表人、主管药品类易制毒化学品负责人、采购人员姓名及其联系方式；③法定代表人授权委托书原件及采购人员身份证明文件复印件；④《购用证明》或者麻醉药品调拨单原件；⑤销售记录及核查情况记录。购买方为医疗机构的，档案应当包括医疗机构麻醉药品、第一类精神药品购用印鉴卡复印件和销售记录。

药品类易制毒化学品生产企业、经营企业销售药品类易制毒化学品时，应当核查采购人员身份证明和相关购买许可证明，无误后方可销售，并保存核查记录。发货应当严格执行出库复核制度，认真核对实物与药品销售出库单是否相符，并确保将药品类易制毒化学品送达购买方《药品生产许可证》或者《药品经营许可证》所载明的地址，或者医疗机构的药库。在核查、发货、送货过程中发现可疑情况的，应当立即停止销售，并向所在地药品监督管理部门和公安机关报告。

除药品类易制毒化学品经营企业外，购用单位应当按照《购用证明》载明的用途使用药品类易制毒化学品，不得转售；外贸出口企业购买的药品类易制毒化学品不得内销。

购用单位需要将药品类易制毒化学品退回原供货单位的，应当分别报其所在地和原供货单位所在地省、自治区、直辖市药品监督管理部门备案。原供货单位收到退货后，应当分别向其所在地和原购用单位所在地省、自治区、直辖市药品监督管理部门报告。

（五）安全管理

药品类易制毒化学品生产企业、经营企业、使用药品类易制毒化学品的药品生产企业和教学科研单位，应当配备保障药品类易制毒化学品安全管理的设施，建立层层落实责任制的药品类易制毒化学品管理制度。

药品类易制毒化学品生产企业、经营企业和使用药品类易制毒化学品的药品生产企业，应当设置专库或者在药品仓库中设立独立的专库（柜）储存药品类易制毒化学品。麻醉药品全国性批发企业、区域性批发企业可在其麻醉药品和第一类精神药品专库中设专区存放药品类易制毒化学品。教学科研单位应当设立专柜储存药品类易制毒化学品。专库应当设有防盗设施，专柜应当使用保险柜；专库和专柜应当实行双人双锁管理。

药品类易制毒化学品生产企业、经营企业和使用药品类易制毒化学品的药品生产企业，其关键生产岗位、储存场所应当设置电视监控设施，安装报警装置并与公安机关联网。

药品类易制毒化学品生产企业、经营企业和使用药品类易制毒化学品的药品生产企业，应当建立药品类易制毒化学品专用账册。专用账册保存期限应当自药品类易制毒化学品有效期期满之日起不少于2年。药品类易制毒化学品生产企业自营出口药品类易制毒化学品的，必须在专用账册中载明，并留存出口许可及相应证明材料备查。

药品类易制毒化学品入库应当双人验收，出库应当双人复核，做到账物相符。

发生药品类易制毒化学品被盗、被抢、丢失或者其他流入非法渠道情形的，案发单位应当立即报告当地公安机关和县级以上地方药品监督管理部门。接到报案的药品监督管理部门应当逐级上报，并配合公安机关查处。

四、药品类易制毒化学品管理的法律风险

1.《易制毒化学品管理条例》

第三十八条 违反本条例规定，未经许可或者备案擅自生产、经营、购买、运输易制毒化学品，伪造申请材料骗取易制毒化学品生产、经营、购买或者运输许可证，使用他人的或者伪造、变造、失效的许可证生产、经营、购买、运输易制毒化学品的，由公安机关没收非法生产、经营、购买或者运输的易制毒化学品、用于非法生产易制毒化学品的原料以及非法生产、经营、购买或者运输易制毒化学品的设备、工具，处非法生产、经营、购买或者运输的易制毒化学品货值10倍以上20倍以下的罚款，货值的20倍不足1万元的，按1万元罚款；有违法所得的，没收违法所得；有营业执照的，由市场监督管理部门吊销营业执照；构成犯罪的，依法追究刑事责任。

对有前款规定违法行为的单位或者个人，有关行政主管部门可以自作出行政处罚决定之日起3年内，停止受理其易制毒化学品生产、经营、购买、运输或者进口、出口许可申请。

第三十九条 违反本条例规定，走私易制毒化学品的，由海关没收走私的易制毒化学品；有违法所得的，没收违法所得，并依照海关法律、行政法规给予行政处罚；构成犯罪的，依法追究刑事责任。

第四十条 违反本条例规定，有下列行为之一的，由负有监督管理职责的行政主管部门给予

警告，责令限期改正，处1万元以上5万元以下的罚款；对违反规定生产、经营、购买的易制毒化学品可以予以没收；逾期不改正的，责令限期停产停业整顿；逾期整顿不合格的，吊销相应的许可证：

（一）易制毒化学品生产、经营、购买、运输或者进口、出口单位未按规定建立安全管理制度的；

（二）将许可证或者备案证明转借他人使用的；

（三）超出许可的品种、数量生产、经营、购买易制毒化学品的；

（四）生产、经营、购买单位不记录或者不如实记录交易情况、不按规定保存交易记录或者不如实、不及时向公安机关和有关行政主管部门备案销售情况的；

（五）易制毒化学品丢失、被盗、被抢后未及时报告，造成严重后果的；

（六）除个人合法购买第一类中的药品类易制毒化学品药品制剂以及第三类易制毒化学品外，使用现金或者实物进行易制毒化学品交易的；

（七）易制毒化学品的产品包装和使用说明书不符合本条例规定要求的；

（八）生产、经营易制毒化学品的单位不如实或者不按时向有关行政主管部门和公安机关报告年度生产、经销和库存等情况的。

企业的易制毒化学品生产经营许可被依法吊销后，未及时到市场监督管理部门办理经营范围变更或者企业注销登记的，依照前款规定，对易制毒化学品予以没收，并处罚款。

第四十一条　运输的易制毒化学品与易制毒化学品运输许可证或者备案证明载明的品种、数量、运入地、货主及收货人、承运人等情况不符，运输许可证种类不当，或者运输人员未全程携带运输许可证或者备案证明的，由公安机关责令停运整改，处5000元以上5万元以下的罚款；有危险物品运输资质的，运输主管部门可以依法吊销其运输资质。

个人携带易制毒化学品不符合品种、数量规定的，没收易制毒化学品，处1000元以上5000元以下的罚款。

第四十二条　生产、经营、购买、运输或者进口、出口易制毒化学品的单位或者个人拒不接受有关行政主管部门监督检查的，由负有监督管理职责的行政主管部门责令改正，对直接负责的主管人员以及其他直接责任人员给予警告；情节严重的，对单位处1万元以上5万元以下的罚款，对直接负责的主管人员以及其他直接责任人员处1000元以上5000元以下的罚款；有违反治安管理行为的，依法给予治安管理处罚；构成犯罪的，依法追究刑事责任。

2.《药品类易制毒化学品管理办法》

第四十三条　有下列情形之一的，由县级以上食品药品监督管理部门给予警告，责令限期改正，可以并处1万元以上3万元以下的罚款：

（一）药品类易制毒化学品生产企业连续停产1年以上未按规定报告的，或者未经所在地省、自治区、直辖市食品药品监督管理部门现场检查即恢复生产的；

（二）药品类易制毒化学品生产企业、经营企业未按规定渠道购销药品类易制毒化学品的；

（三）麻醉药品区域性批发企业因特殊情况调剂药品类易制毒化学品后未按规定备案的；

（四）药品类易制毒化学品发生退货，购用单位、供货单位未按规定备案、报告的。

【技能训练】购用印鉴卡、定点经营许可的申办

一、实训目的

1. 掌握《麻醉药品和第一类精神药品购用印鉴卡》的申请程序。

2. 熟悉麻醉药品和精神药品定点批发企业或者第二类精神药品批发企业的申办程序。

二、实训要求

以3~5人为一小组，学习原卫生部《关于印发〈麻醉药品、第一类精神药品购用印鉴卡管理规定〉的通知》，根据《通知》的内容，整理出《麻醉药品、第一类精神药品购用印鉴卡》的申请程序。学习麻醉药品和精神药品定点企业申办程序和第二类精神药品批发企业申办程序，任选一种定点企业类别画出申办程序流程图、列出申办资料清单。两周内完成并提交书面实训报告进行汇报交流。

三、实训内容

1. 正确填写《麻醉药品、第一类精神药品购用印鉴卡》申请表。
2. 正确填写《申请麻醉药品和精神药品定点经营申请表》。
3. 对照第二类精神药品零售企业验收标准，进行模拟评分。

四、实训评价

以小组为单位上交申请表、模拟评分表，老师评价，记入考核成绩。

项目十二 药品知识产权保护

知识目标

1. **掌握** 药品商标的内容及其注册申请；药品专利的类型及申请流程。
2. **熟悉** 药品商标权的保护；药品专利权的保护。
3. **了解** 药品商标和药品专利的侵权类型。

技能目标

4. 学会合规申报外观设计专利、商标。
5. 初步养成药品知识产权保护意识。

🖥 **导学情景**

情景描述：

2016年，全球销售额超过10亿美元的药物共有112个品种。某医药专科学校的同学在课间讨论，全球市场拥有众多超高利润额和销售量的药品品种，国内医药企业为何不买来原研药直接仿制，然后在国内甚至全球销售？

知识产权是指公民、法人或其他组织在科学技术或文学艺术等方面，对创造性的脑力劳动所完成的智力成果依法享有的专有权利。传统意义上的知识产权分为文学产权和工业产权两大类，文学产权如著作权、与著作权有关的邻接权；工业产权如专利权、商标权。知识产权的客体还包括"未披露过的信息专有权"（商业秘密）、地理标志和植物新品种、"集成电路布图设计权"。

任务一 药品商标的注册与保护

一、基础知识

（一）药品知识产权类别

（1）**药品商标权** 药品商标权是药品商标注册人对其注册商标依法享有的专有权。商标权保护的范围包括商品商标和服务商标。

商标权的取得有两种途径：一是由商标所有人提出注册申请，经国家市场监督管理总局商标局批准获得商标权专用权；二是通过商标权转让的方式取得商标权。

（2）**药品专利权** 药品专利权是指药品专利权人在法定期限内对其发明创造依法享有的专有权，包括人身权和财产权。人身权是发明人或设计人在专利文件上标明自己是发明人或设计人的权利；财产权是发明人对所取得专利的发明创造所享有的占有权、使用权、收益权和处分权。

专利权必须由当事人或合法拥有申请权的申请人提出申请，经专利行政部门审查批准才能获得授权。在我国，药品专利权保护的对象有：发明专利、实用新型专利和外观设计专利。在国际专利体系中，PCT国际申请是依据《专利合作条约》（Patent Cooperation Treaty，PCT），该条约保护对象是发明专利和实用新型专利。

（3）医药商业秘密权 医药商业秘密权是指商业秘密所有人对于其商业秘密所享有的不受非法侵犯的权利。医药商业秘密包括产品研发、市场营销、技术转让、客户资料等与经营管理有关的经营信息和技术信息。

（二）药品知识产权的特征

药品知识产权是一种无形资产，属于民事权利的范畴。同时药品作为关乎人体安危的商品具有一定的特殊性，与其他民事权利（物权、债权）相比，药品知识产权具有以下的特殊性：

1. 无形性 药品知识产权的客体是一种无形的具有财产价值的智力成果。权利所有人对新药技术专利、药品注册商标、计算机软件和商业秘密的占有并不是一种实在而具体的占有。以上权利虽具有"无形"性，但受到法律保护，在法律上拥有所有权。

2. 独占性 药品知识产权的独占性，是指知识产权的所有人对其权利的客体（如新药专利、药品注册商标）享有独家实施、占有、收益和处分的权利。法律严格保护权利人对这种专有权的垄断。未经知识产权所有人许可，任何单位和个人不得擅自使用权利人的知识产权，否则即构成侵权。同时，药品专有权还表现为一般情况下不允许有两个或两个以上的主体同时对同一属性的智力成果依法享有权利。如一项发明在中国取得专利权后，其他任何人不得就相同主题的发明在中国取得专利权。

3. 时效性 时效性是指法律所确认的药品知识产权的效力具有法定的期限。依法取得的知识产权只在法律规定的期限内受到保护，一旦超过法定期限，权利归于消灭。先前被保护的药品知识产权从私有领域进入公有领域，任何人均可自由使用，以达到知识产权制度对智力成果的保护与对公众权利开放和促进科技进步的平衡。

4. 地域性 药品知识产权具有严格的地域性，是指被一个国家授予的知识产权，只在本国法律管辖范围内有效，在其他国家或地区是无效的。除签有国际公约或双边互惠协定的以外，知识产权没有域外效力。PCT国际申请是指依据《专利合作条约》提出的专利申请。PCT是专利领域进行合作的国际性条约，目的在于解决同一发明创造向多个国家申请专利时，减少申请人和各个专利局的重复劳动。

5. 法定性 知识产权是法律授予智力劳动成果所有人的一种权利。原则上说，除著作权自作品创作完成之日起产生外，知识产权的取得必须经过严格依法申请、审批而取得。

6. 易复制性 在信息社会，以药品专利权为代表的药品知识产权在网络上被详细公开。基于翔实的公开材料，通过相关领域知识判断以及实验论证，药品的活性成分及制作方法和相关披露的工艺将被详细掌握。专利药品被生产和复制的可实现性大大提高。

7. 实施的多重限制性 药品知识产权，如以药品的载体形式呈现的药品专利。专利药品需要获得国家药品监督管理局的药品上市许可，才可以合法生产进口上市。

8. 药品知识产权与公众健康的平衡性 药品强制许可是国家为保护公共健康权而限制药品知识产权私权属性的重要政策。药品关乎公众的健康权。药品研发投资金额大、风险高、周期长，投资收益更多依赖对药品知识产权的市场独占，从而与民众健康的公共利益之间必然会产生冲突。WTO在《TRIPS协议与公共健康宣言》中同意在一定条件下可以将药品强制许可的权利扩展到向最不发达国家出口。《专利法》规定，在国家出现紧急状态或者非常情况时，或者为了公共利益的目的，国务院专利行政部门可以给予实施发明专利或者实用新型专利的强制许可。

（三）我国药品知识产权保护体系

我国1985年4月1日起正式实施《专利法》，于1983年3月1日起实施《商标法》。此后陆续颁布《反不正当竞争法》《著作权法》《计算机软件保护条例》《知识产权海关保护条例》等。

此外，我国自1980年陆续加入了《世界知识产权组织公约》《商标国际注册马德里协定》《世界版权公约》《专利合作条约》《与贸易有关的知识产权协议》（TRIPS）等。

二、药品商标的合规管理

商标，是指商品的生产经营者在其商品或服务上使用的，由文字、图形、字母、数字、颜色、三维标志或其组合构成的，具有显著特征、便于识别商品或服务来源的标记。

1. 商标的功能

（1）商标具有来源区分功能　商标最基本的功能在于区分不同商品生产者或服务提供者，用以标示商品的出处。

（2）商标具有品质表示功能　商标具有对产品或服务质量表征的功能，商标的价值体现于消费者的信赖程度。

（3）商标具有商品宣传功能　商标印在商品的外包装上，使消费者认知该产品。

（4）商标具有文化展示功能　商标的构成、表现形式及宣传方式也在社会中展示该企业的企业文化。

2. 商标的分类

（1）根据商标的构成划分　①平面商标：分为文字商标、图形商标、数字商标、颜色商标及组合商标。②立体商标：商品或其包装的外形或表示服务特征的外形组成的商标。③听觉商标：又称音响商标，是指以音符变成的一组音乐或以某种特殊声音作为商品或服务的标记。

（2）根据商标的使用对象划分　①商品商标：商品的生产者或经营者用于生产或销售商品，与他人商品区分的标志。②服务商标：用于服务行业所提供服务与他人服务区分的标志。

（3）根据商标的使用目的划分　①联合商标：是指同一个商标所有人在同一种商品或类似商品上注册使用的若干个近似商标。②防御商标：指驰名商标所有人在不同种类的商品或服务上注册若干个相同的商标。

（4）根据商品的使用功能划分　①集体商标：团体、协会或者其他组织名义注册，供该组织成员在商事活动中使用，以表明使用者在该组织中的成员资格的标志。②证明商标：是指由对某种商品或者服务具有监督能力的组织所控制，而由该组织以外的单位或者个人使用于其商品或者服务，用以证明该商品或者服务的原产地、原料、制造方法、质量或者其他特定品质的标志。

（5）根据商标的知名度划分　①驰名商标：经长期使用，在市场上享有较高信誉，并为公众所熟知的商标。②著名商标：知名度高于普通商标而低于驰名商标的商标，在我国，著名商标主要是指各省、自治区、直辖市评选出来的省级商标。

3. 商标权　商标权，是商标所有人依法对其商标所享有的专有使用权。商标权是现代商标法律制度的核心和关键。目前，我国采取商标权注册产生制，商标权与注册商标专用权非常相似，但是两者并不完全等同。根据《商标法》第五十八条规定，"将他人注册商标、未注册的驰名商标作为企业名称中的字号使用，误导公众，构成不正当竞争行为的，依照《中华人民共和国反不正当竞争法》处理。"可知，商标法不仅保护注册商标，同时保护未注册驰名商标。

（一）药品商标的限制性使用规定

1. 药品商标的概念　药品商标，是指能够将药品生产者、经营者的药品或服务于他人相区分，而使用在药品包装或服务上的标记，由文字、图形、字母、数字、三维标志、颜色组合和声音，或上述要素组合而成的一种可识别的标志。

2. 药品商标使用的特殊规定

（1）药品商标的命名限制　2019修订的《药品管理法》第二十九条规定，列入国家药品标准的药品名称为药品通用名称。已经作为药品通用名称的，该名称不得作为药品商标使用。

（2）药品商标在药品说明书和药品标签中的使用规定

《药品说明书和标签管理规定》（2006年颁布）规定：

第二十七条　药品说明书和标签中禁止使用未经注册的商标以及其他未经国家药品监督管理局批准的药品名称。

药品标签使用注册商标的，应当印刷在药品标签的边角，含文字的，其字体以单字面积计不得大于通用名称所用字体的四分之一。

（3）药品商标在药品广告中的使用规定

《药品广告审查发布标准》（2007年颁布）规定：处方药名称与该药品的商标、生产企业字号相同的，不得使用该商标、企业字号在医学、药学专业刊物以外的媒介变相发布广告。不得以处方药名称或者以处方药名称注册的商标以及企业字号为各种活动冠名。药品广告中不得以产品注册商标代替药品名称进行宣传，但经批准作为药品商品名称使用的文字型注册商标除外。

（二）药品商标的注册

商标权的取得，分为原始取得与继受取得两种。商标权的原始或继受取得方式的基础均是原商标已通过注册方式或商标的使用而获得。在我国商标注册的基本流程有前置查询、提交申请、形式审查、实质审查、初步审定公告和注册公告等六个步骤。继受取得，指商标所有人在原来商标权的基础上取得的商标权，其通常有商标权合同转让或根据继承法而取得两种。

1. 商标注册的条件

根据《商标法》《商标法实施条例》等相关规定，商标注册的条件可分为实质条件与形式条件。广义的商标注册申请除包括狭义的商标注册申请的内容外，还包括变更、续展、转让注册申请，异议申请，撤销申请，商标使用许可备案，以及其他商标注册事宜的办理。

（1）商标使用的实质性限制条件

下列标志不得作为商标使用：

①同中华人民共和国的国家名称、国旗、国徽、国歌、军旗、军徽、军歌、勋章等相同或者近似的，以及同中央国家机关的名称、标志、所在地特定地点的名称或者标志性建筑物的名称、图形相同的。

②同外国的国家名称、国旗、国徽、军旗等相同或者近似的，但经该国政府同意的除外。

③同政府间国际组织的名称、旗帜、徽记等相同或者近似的，但经该组织同意或者不易误导公众的除外。

④与表明实施控制、予以保证的官方标志、检验印记相同或者近似的，但经授权的除外。

⑤同"红十字""红新月"的名称、标志相同或者近似的。

⑥带有民族歧视性的。

⑦带有欺骗性，容易使公众对商品的质量等特点或者产地产生误认的。

⑧有害于社会主义道德风尚或者有其他不良影响的。

县级以上行政区划的地名或者公众知晓的外国地名，不得作为商标。但是，地名具有其他含义或者作为集体商标、证明商标组成部分的除外；已经注册的使用地名的商标继续有效。

2. 商标注册的实质性限制条件 下列标志不得作为商标注册：①仅有本商品的通用名称、图形、型号的；②仅直接表示商品的质量、主要原料、功能、用途、重量、数量及其他特点的；③其他缺乏显著特征的。前述所列标志经过使用取得显著特征，并便于识别的，可以作为商标注册。

3. 商标注册的形式要求 申请商标注册，应当按照公布的商品和服务分类表填报。每一件商标注册申请应当向商标局提交《商标注册申请书》1份、商标图样1份；以颜色组合或者着色图样申请商标注册的，应当提交着色图样，并提交黑白稿1份；不指定颜色的，应当提交黑白图样。

商标注册申请人可以通过一份申请就多个类别的商品申请注册同一商标。每件商标每申请办理任何一项注册事宜都视为一件申请，应提交办理相应事宜的申请书件，并按规定缴纳费用。

4. 商标注册的申请文件及其要求

（1）申请商标注册，应当按照公布的商品和服务分类表填报。每一件商标注册申请应当向商标局提交《商标注册申请书》1份、商标图样1份；以颜色组合或者着色图样申请商标注册的，应当提交着色图样，并提交黑白稿1份；不指定颜色的，应当提交黑白图样。

商标图样应当清晰，便于粘贴，用光洁耐用的纸张印制或者用照片代替，长和宽应当不大于10cm，不小于5cm。

以三维标志申请商标注册的，应当在申请书中予以声明，说明商标的使用方式，并提交能够确定三维形状的图样，提交的商标图样应当至少包含三面视图。

以颜色组合申请商标注册的，应当在申请书中予以声明，说明商标的使用方式。

以声音标志申请商标注册的，应当在申请书中予以声明，提交符合要求的声音样本，对申请注册的声音商标进行描述，说明商标的使用方式。对声音商标进行描述，应当以五线谱或者简谱对申请用作商标的声音加以描述并附加文字说明；无法以五线谱或者简谱描述的，应当以文字加以描述；商标描述与声音样本应当一致。

申请注册集体商标、证明商标的，应当在申请书中予以声明，并提交主体资格证明文件和使用管理规则。

商标为外文或者包含外文的，应当说明含义。

（2）申请商标注册的，申请人应当提交其身份证明文件。商标注册申请人的名义与所提交的证明文件应当一致。

前款关于申请人提交其身份证明文件的规定适用于向商标局提出的办理变更、转让、续展、异议、撤销等其他商标事宜。

（3）商品或者服务项目名称应当按照商品和服务分类表中的类别号、名称填写；商品或者服务项目名称未列入商品和服务分类表的，应当附送对该商品或者服务的说明。

商标注册申请等有关文件以纸质方式提出的，应当打字或者印刷。

（4）共同申请注册同一商标或者办理其他共有商标事宜的，应当在申请书中指定一个代表人；没有指定代表人的，以申请书中顺序排列的第一人为代表人。

（5）申请人变更其名义、地址、代理人、文件接收人或者删减指定的商品的，应当向商标局办理变更手续。申请人转让其商标注册申请的，应当向商标局办理转让手续。

（6）商标注册的申请日期以商标局收到申请文件的日期为准。

商标注册申请手续齐备、按照规定填写申请文件并缴纳费用的，商标局予以受理并书面通知申请人；申请手续不齐备、未按照规定填写申请文件或者未缴纳费用的，商标局不予受理，书面通知申请人并说明理由。申请手续基本齐备或者申请文件基本符合规定，但是需要补正的，商标局通知申请人予以补正，限其自收到通知之日起30日内，按照指定内容补正并交回商标局。在规定期限内补正并交回商标局的，保留申请日期；期满未补正的或者不按照要求进行补正的，商标局不予受理并书面通知申请人。

（7）两个或者两个以上的申请人，在同一种商品或者类似商品上，分别以相同或者近似的商标在同一天申请注册的，各申请人应当自收到商标局通知之日起30日内提交其申请注册前在先使用该商标的证据。同日使用或者均未使用的，各申请人可以自收到商标局通知之日起30日内自行协商，并将书面协议报送商标局；不愿协商或者协商不成的，商标局通知各申请人以抽签的方式确定一个申请人，驳回其他人的注册申请。商标局已经通知但申请人未参加抽签的，视为放弃申请，商标局应当书面通知未参加抽签的申请人。

（8）申请人依法要求优先权的，申请人提交的第一次提出商标注册申请文件的副本应当经受理该申请的商标主管机关证明，并注明申请日期和申请号。

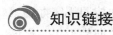 **知识链接**

什么是马德里商标国际注册?

申请人到国外申请注册商标主要有两种途径：一种是逐一国家注册，即分别向各国商标主管机关申请注册；一种是马德里商标国际注册，即根据《商标国际注册马德里协定》（以下简称"马德里协定"）或《商标国际注册马德里协定有关议定书》（以下简称"马德里议定书"）的规定，在马德里联盟成员国间所进行的商标注册。我们通常所说的商标国际注册，指的就是马德里商标国际注册。

"马德里联盟"是指由"马德里协定"和"马德里议定书"所适用的国家或政府间组织所组成的商标国际注册特别联盟。

（三）商标权的期限与注册商标的续展

1. 商标权的保护期　注册商标的有效期为十年，自核准注册之日起计算。注册商标有效期满，需要继续使用的，商标注册人应当在期满前十二个月内按照规定办理续展手续；在此期间未能办理的，可以给予六个月的宽展期。每次续展注册的有效期为十年，自该商标上一届有效期满次日起计算。期满未办理续展手续的，注销其注册商标。

2. 注册商标的变更、转让

（1）注册商标的变更　变更商标注册人名义、地址或者其他注册事项的，应当向商标局提交变更申请书。变更商标注册人名义的，还应当提交有关登记机关出具的变更证明文件。商标局核准的，发给商标注册人相应证明，并予以公告；不予核准的，应当书面通知申请人并说明理由。

变更商标注册人名义或者地址的，商标注册人应当将其全部注册商标一并变更；未一并变更

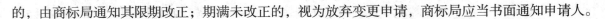

的，由商标局通知其限期改正；期满未改正的，视为放弃变更申请，商标局应当书面通知申请人。

（四）注册商标的转让

转让注册商标的，转让人和受让人应当向商标局提交转让注册商标申请书。转让注册商标申请手续应当由转让人和受让人共同办理。商标局核准转让注册商标申请的，发给受让人相应证明，并予以公告。

转让注册商标，商标注册人对其在同一种或者类似商品上注册的相同或者近似的商标未一并转让的，由商标局通知其限期改正；期满未改正的，视为放弃转让该注册商标的申请，商标局应当书面通知申请人。

注册商标专用权因转让以外的继承等其他事由发生移转的，接受该注册商标专用权的当事人应当凭有关证明文件或者法律文书到商标局办理注册商标专用权移转手续。

注册商标专用权移转的，注册商标专用权人在同一种或者类似商品上注册的相同或者近似的商标，应当一并移转；未一并移转的，由商标局通知其限期改正；期满未改正的，视为放弃该移转注册商标的申请，商标局应当书面通知申请人。

商标移转申请经核准的，予以公告。接受该注册商标专用权移转的当事人自公告之日起享有商标专用权。

（五）注册商标的续展

注册商标有效期满，需要继续使用的，商标注册人应当在期满前十二个月内按照规定办理续展手续；在此期间未能办理的，可以给予六个月的宽展期。每次续展注册的有效期为十年，自该商标上一届有效期满次日起计算。期满未办理续展手续的，注销其注册商标。同时，商标局应当对续展注册的商标予以公告。

（六）商标的注销

商标注册人申请注销其注册商标或者注销其商标在部分指定商品上的注册的，应当向商标局提交商标注销申请书，并交回原《商标注册证》。

商标注册人申请注销其注册商标或者注销其商标在部分指定商品上的注册，经商标局核准注销的，该注册商标专用权或者该注册商标专用权在该部分指定商品上的效力自商标局收到其注销申请之日起终止。

注册商标被撤销或被注销的，原《商标注册证》作废，并予以公告；撤销该商标在部分指定商品上的注册的，或者商标注册人申请注销其商标在部分指定商品上的注册的，重新核发《商标注册证》，并予以公告。

（七）商标的撤销

注册商标成为其核定使用的商品通用名称情形的，任何单位或者个人可以向商标局申请撤销该注册商标，提交申请时应当附送证据材料。商标局受理后应当通知商标注册人，限其自收到通知之日起2个月内答辩；期满未答辩的，不影响商标局作出决定。

《商标法》第四十九条规定的注册商标无正当理由连续3年不使用情形的，任何单位或者个人可以向商标局申请撤销该注册商标，提交申请时应当说明有关情况。商标局受理后应当通知商标注册人，限其自收到通知之日起2个月内提交该商标在撤销申请提出前使用的证据材料或者说明不使用的正当理由；期满未提供使用的证据材料或者证据材料无效并没有正当理由的，由商标局撤销其注册商标。

前款所称使用的证据材料，包括商标注册人使用注册商标的证据材料和商标注册人许可他人使用注册商标的证据材料。

以无正当理由连续3年不使用为由申请撤销注册商标的，应当自该注册商标注册公告之日起满3年后提出申请。

三、注册商标专用权的侵权与保护

（一）药品商标权侵权

1. 药品商标权侵权的行为　我国《商标法》规定，商标注册人享有商标专用权，受到法律保护，商标注册人有权标明"注册商标"或者注册标记，注册商标的专用权，以核准注册的商标和核定使用的商品为限。有下列行为之一的，均属侵犯注册商标专用权。

（1）未经商标注册人的许可，在同一种商品上使用与其注册商标相同的商标的。

（2）未经商标注册人的许可，在同一种商品上使用与其注册商标近似的商标，或者在类似商品上使用与其注册商标相同或者近似的商标，容易导致混淆的。

（3）销售侵犯注册商标专用权的商品的。

（4）伪造、擅自制造他人注册商标标识或者销售伪造、擅自制造的注册商标标识的。

（5）未经商标注册人同意，更换其注册商标并将该更换商标的商品又投入市场的。

（6）故意为侵犯他人商标专用权行为提供便利条件，帮助他人实施侵犯商标专用权行为的。

（7）给他人的注册商标专用权造成其他损害的。

以上侵权行为，可由市场监督管理部门根据情节对侵权人给予处罚，还可应被侵权人的请求责令侵权人赔偿损失，构成犯罪的，除赔偿被侵权人的损失外，依法追究刑事责任。

2. 药品商标权侵权的排除　注册商标中含有的本商品的通用名称、图形、型号，或者直接表示商品的质量、主要原料、功能、用途、重量、数量及其他特点，或者含有的地名，注册商标专用权人无权禁止他人正当使用。

三维标志注册商标中含有的商品自身的性质产生的形状、为获得技术效果而需有的商品形状或者使商品具有实质性价值的形状，注册商标专用权人无权禁止他人正当使用。

商标注册人申请商标注册前，他人已经在同一种商品或者类似商品上先于商标注册人使用与注册商标相同或者近似并有一定影响的商标的，注册商标专用权人无权禁止该使用人在原使用范围内继续使用该商标，但可以要求其附加适当区别标识。

注册商标专用权人请求赔偿，被控侵权人以注册商标专用权人未使用注册商标提出抗辩的，人民法院可以要求注册商标专用权人提供此前三年内实际使用该注册商标的证据。注册商标专用权人不能证明此前三年内实际使用过该注册商标，也不能证明因侵权行为受到其他损失的，被控侵权人不承担赔偿责任。

销售不知道是侵犯注册商标专用权的商品，能证明该商品是自己合法取得并说明提供者的，不承担赔偿责任。

（二）药品商标权的保护

1. 药品商标的行政保护　对侵犯注册商标专用权的行为，市场监督管理部门有权依法查处。上述侵犯注册商标专用权行为之一，引起纠纷的，由当事人协商解决；不愿协商或者协商不成的，商标注册人或者利害关系人可以向人民法院起诉，也可以请求市场监督管理部门处理。市场监督管理部门处理时，认定侵权行为成立的，责令立即停止侵权行为，没收、销毁侵权商品和主要用于制造侵权商品、伪造注册商标标识的工具，违法经营额五万元以上的，可以处违法经营额五倍以下的罚款，没有违法经营额或者违法经营额不足五万元的，可以处二十五万元以下的罚款。对五年内实施两次以上商标侵权行为或者有其他严重情节的，应当从重处罚。销售不知道是侵犯注册商标专用权的商品，能证明该商品是自己合法取得并说明提供者的，由市场监督管理部门责令停止销售。

　　县级以上市场监督管理部门根据已经取得的违法嫌疑证据或者举报，对涉嫌侵犯他人注册商标专用权的行为进行查处时，可以行使下列职权：

　　（1）询问有关当事人，调查与侵犯他人注册商标专用权有关的情况。

　　（2）查阅、复制当事人与侵权活动有关的合同、发票、账簿以及其他有关资料。

　　（3）对当事人涉嫌从事侵犯他人注册商标专用权活动的场所实施现场检查。

　　（4）检查与侵权活动有关的物品；对有证据证明是侵犯他人注册商标专用权的物品，可以查封或者扣押。

　　2. 药品商标权侵权后的诉前保护措施　商标注册人或者利害关系人有证据证明他人正在实施或者即将实施侵犯其注册商标专用权的行为，如不及时制止将会使其合法权益受到难以弥补的损害的，可以依法在起诉前向人民法院申请采取责令停止有关行为和财产保全的措施。

　　为制止侵权行为，在证据可能灭失或者以后难以取得的情况下，商标注册人或者利害关系人可以依法在起诉前向人民法院申请保全证据。

　　3. 药品商标权的司法保护　对侵犯商标专用权的赔偿数额的争议，当事人可以请求进行处理的市场监督管理部门调解，也可以依照《民事诉讼法》向人民法院起诉。经市场监督管理部门调解，当事人未达成协议或者调解书生效后不履行的，当事人可以依照《民事诉讼法》向人民法院起诉。

　　对侵犯注册商标专用权的行为，涉嫌犯罪的，应当及时移送司法机关依法处理。

　　伪造、擅自制造他人注册商标标识或者销售伪造、擅自制造的注册商标标识，构成犯罪的，除赔偿被侵权人的损失外，依法追究刑事责任。

　　销售明知是假冒注册商标的商品，构成犯罪的，除赔偿被侵权人的损失外，依法追究刑事责任。

　　4. 药品商标权侵权后的赔偿计算　侵犯商标专用权的赔偿数额，按照权利人因被侵权所受到的实际损失确定；实际损失难以确定的，可以按照侵权人因侵权所获得的利益确定；权利人的损失或者侵权人获得的利益难以确定的，参照该商标许可使用费的倍数合理确定。对恶意侵犯商标专用权，情节严重的，可以在按照上述方法确定数额的一倍以上三倍以下确定赔偿数额。赔偿数额应当包括权利人为制止侵权行为所支付的合理开支。

　　人民法院为确定赔偿数额，在权利人已经尽力举证，而与侵权行为相关的账簿、资料主要由侵权人掌握的情况下，可以责令侵权人提供与侵权行为相关的账簿、资料；侵权人不提供或者提供虚假的账簿、资料的，人民法院可以参考权利人的主张和提供的证据判定赔偿数额。

　　权利人因被侵权所受到的实际损失、侵权人因侵权所获得的利益、注册商标许可使用费难以确定的，由人民法院根据侵权行为的情节判决给予三百万元以下的赔偿。

案例分析

"同仁堂" 商标纠纷案

案例概述

中国北京同仁堂（集团）有限公司（下称：北京同仁堂）创办于1669年，温州叶同仁堂药品零售连锁有限公司（下称：温州叶同仁堂）创办于1670年，两者均是康熙年间创立的老药铺。1989年，原国家工商行政管理局商标局认定北京同仁堂的"同仁堂"商标为驰名商标，受到国家特别保护，该商标还是中国第一个申请马德里国际注册的商标。

2004年8月，北京同仁堂向浙江省高级人民法院起诉，以商标权被侵犯为理由状告温州叶同仁堂。温州叶同仁堂认为自己的字号是"叶同仁堂"经工商登记且合法有效，而北京同仁堂的"同仁堂"虽是驰名商标，同时认为以其驰名商标近似的文字作为企业的字号并没有被法律所禁止。

北京同仁堂认为，"同仁堂"是驰名商标，应予以特别保护。"叶同仁堂"作为企业字号是在"同仁堂"商标注册近20年后才登记的，且没有注册"叶同仁堂"商标。温州叶同仁堂是明知侵权。

在几经调解下，双方最终达成和解协议，以温州叶同仁堂的去掉"叶同仁堂"的招牌中的"堂"字告终。

案例分析

本案凸显的是驰名商标与企业名称登记号的冲突问题。

根据案件审理时的《企业名称登记管理规定》规定，只要在本地域内没有相同的企业字号，工商局就会给予注册。而当时商标局注册商标则是依照《商标法》，只有全国内无重复，才予注册。因此，商标与企业名称登记号往往存在冲突。

若该案放在现行法律体系下分析可知，根据《商标法》（2013年修订）第五十八条规定："将他人注册商标、未注册的驰名商标作为企业名称中的字号使用，误导公众，构成不正当竞争行为的，依照《反不正当竞争法》处理。"

任务二 药品专利的申请与保护

一、基础知识

（一）专利的含义及特性

专利是指法律保障创造发明者在一定时期内由于创造发明而独自享有的权益。通常有三方面的含义：①是指专利权；②是指获得专利权的发明创造，即指发明创造成果本身；其中，专利权是核心内容。专利权是依照法律规定，根据法定程序赋予专利权人的一种专有权利。专利有独占性（垄断性或专有性）、时限性、地域性等特征。

（二）药品专利的概念及分类

专利分为发明、实用新型及外观设计专利三类。根据《专利法》第二条规定，该法所称发明创造是指发明、实用新型和外观设计。

1. **发明专利** 发明是指对产品、方法或者其改进所提出的新的技术方案。医药领域可授予专利权的发明分为两大类：

（1）药品产品发明专利 产品发明指人工制造的各种有形物品的发明，是人们通过研究开发出来的关于各种新产品、新材料、新物质等的技术方案。药品产品发明包括：

①新的化合物、药用盐：包括活性成分，以及非活性成分但有医药用途；合成的或提取的化合物；有机物、无机物、高分子化合物，以及结构不明物和中间体。同时，药品化合物制成不同的药用盐使得药物具有不同的理化性质。专利申请人对该新化合物及药用盐均可以申报医药产品的发明专利。

②药物组合物：是指由2种或2种以上化合物组成，至少一种是活性成分，一般要求这种组合具有协同作用或增强疗效作用，具有显而易见的优点的，可以申请药品的发明专利。

③微生物及其代谢产物：当其经过分离成为纯培养物，并且具有特定工业用途时，可申请产品发明专利。

④制药设备及药物分析仪器、医疗器械等。

⑤化合物晶体专利：晶体是药物知识产权保护常见的形式。在药品生产中，没有一种药品化合物的物理形式能够适应所有制剂的生产，因此，开发更稳定的晶体形态和更纯的独特晶体才能适用于不同种类的制剂生产。在药品化合物最后以不同晶体、溶液、乳液、粉末等不同产品形式呈现的可以申请相关产品专利。

（2）药品方法发明 药品专利方法是人们对制造产品或解决某个技术课题而研究开发出来的操作方法、制造方法及工艺流程等技术方案。药品方法发明包括：

①药物的新用途 一种老药发现新的适应证，可通过限定用途的形式申请方法发明专利。

②首次从自然界提取出来的化合物及相关提取工艺 其结构、形态或其物理、化学参数是以前不曾认识的，能够表征其在产业上有应用价值的，可以申请产品和方法发明专利。

③制备方法、生产工艺 药品的合成、制备、提取、纯化等方法，还包括基因工程产品和其生产的技术与方法可申请医药专利。其中工艺步骤中涉及的工艺参数、原料、催化剂在具有新颖性、创造性、实用性的基础上均可以申请相关发明专利。

2. **实用新型专利** 实用新型是指对产品的形状、构造或其结合提出的适于实用的新的技术方案。医药领域中，某些与功能相关的药物剂型、形状、结构的改变；诊断用药的试剂盒与功能有关的形状、结构；生产药品的专用设备；某些药品的包装容器的形状、结构。药物制剂方面的实用新型有：某些与功能相关的药物剂型、形状、结构的改变；某些新型缓释制剂及控释制剂；某些单剂量给药器以及包装容器的形状、结构、开关技巧等。

3. **外观设计专利** 外观设计主要是药品外观或包装容器外观等，包括药品的新造型或其与图案、色彩的搭配与组合；新的盛放容器，如药瓶及瓶盖、药袋等；富有美感和特色的说明书、容器、包装盒等。

二、药品专利的合规管理

（一）授予专利权的条件

1. 授予药品专利权的药品发明、实用新型的实质要件

（1）新颖性 指在申请日以前没有同样的药品发明或者实用新型在国内外出版物上公开发表过、在国内公开使用过或者以其他方式为公众所知，也没有同样的药品发明或者实用新型由他人

向国务院专利行政部门提出过申请并且记载在申请日以后公布的专利申请文件中。

（2）创造性　指同申请日以前已有的技术相比，该药品发明有突出的实质性特点和显著的进步，该实用新型有实质性特点和进步。

（3）实用性　指该药品发明或者实用新型能够制造或者使用，并且能够产生积极效果。《专利法》规定，对以下各项不授予专利权：①科学发现；②智力活动的规则和方法；③疾病的诊断和治疗方法；④动物和植物品种；⑤用原子核变换方法获得的物资。但对培育或生产动物和植物新品种的方法，可以依照本法规定授予专利权。

药品专利保护的是世界范围内最新的、付出创造性的发明创造，而所谓填补国内空白的仿制药则不具有专利法意义上的新颖性，因此是不能得到专利保护的，这种要求显然远远高于药品的行政保护；在实用性方面，药品专利要求能够在产业上应用，是就其从技术上对疾病的治疗效果而言，而不对其毒性及安全性进行严格的审查。在这方面，药品专利的要求远远低于药品注册的要求。

2. 授予专利权的药品外观设计的实质要件　应当同申请日以前在国内外出版物上公开发表过或者国内公开使用过的外观设计不相同和不相近似，并不得与他人在先取得的合法权利相冲突。

（二）药品专利的内容

专利权的人身权亦称精神权利。人身权利可以不依赖财产权而存在，在财产权转让后，人身权仍然得以保留。比如专利人的署名权、荣誉权。

专利权的财产权是指专利权人通过对专利权的占有、使用而取得物质利益的无形财产权。主要包括独占实施权、专利许可权、专利转让权、专利标记权。

（1）独占实施权　独占实施权体现在三个方面：①专利人有权自行实施其发明创造；②专利权人有权许可他人实施其发明创造并收取许可费用；③专利权人有禁止他人未经许可擅自实施其发明创造的权利（又称禁止权）。

（2）专利许可权　专利权人有将自己获得授予的专利许可他人实施并收取专利使用费的权利，许可方式包括独占许可、排他许可、普通许可、交叉许可和部分实施许可等。任何单位或个人实施他人专利，应当与专利权人订立书面实施许可合同，而且即使合同生效，专利权仍在专利权人手中，被许可人只享有合同约定范围内的实施权，并不享有完整的专利权。

（3）专利转让权　专利权可以转让，但当事人应当订立书面合同，并向国务院专利行政部门登记，由国务院专利行政部门予以公告，专利权的转让自登记之日起生效。此外，全民所有制单位持有的专利权转让时，必须经上级主管机关批准；中国单位或者个人向外国人转让专利权的，必须经国务院有关主管部门批准。

（4）专利标记权　专利权人有权在其专利产品或使用专利方法获得的产品或产品的包装上标明专利标记和专利号。

（三）专利权期限

《专利法》规定：发明专利权的期限为20年，实用新型和外观设计专利权期限为10年，均自申请日起计算。专利权终止的情况如下：

（1）专利权期限届满自行终止。

（2）专利权人以书面声明放弃其专利权。

（3）专利权人不按时缴纳年费而终止。

专利权终止后，其发明创造就成为公共财富，任何人都可利用。

（四）专利权的无效宣告

《专利法》规定，自授权日起满6个月内，任何单位和个人认为该专利权的授予不符合专利法规定的，都可以请求专利复审委员会宣告该专利无效。宣告无效的专利视为自始即不存在。

（五）专利权转让及权利许可

《专利法》规定，专利申请权和专利权可以转让。转让专利申请权或者专利权的，当事人应当订立书面合同，并向国务院专利行政部门登记，由国务院专利行政部门予以公告。专利申请权或者专利权的转让自登记之日起生效。

专利权人享有许可他人实施其专利权的权利。任何单位或者个人实施他人专利的，应当与专利权人订立书面实施许可合同，向专利权人支付专利使用费。被许可人无权允许合同规定以外的任何单位或者个人实施该专利。

三、药品专利权的侵权和保护

（一）药品专利权的侵权

1. 药品专利权侵权的处理流程　未经专利权人许可，实施其专利，即侵犯其专利权，引起纠纷的，由当事人协商解决；不愿协商或者协商不成的，专利权人或者利害关系人可以向人民法院起诉，也可以请求管理专利工作的部门处理。管理专利工作的部门处理时，认定侵权行为成立的，可以责令侵权人立即停止侵权行为，当事人不服的，可以自收到处理通知之日起十五日内依照《中华人民共和国行政诉讼法》向人民法院起诉；侵权人期满不起诉又不停止侵权行为的，管理专利工作的部门可以申请人民法院强制执行。进行处理的管理专利工作的部门应当事人的请求，可以就侵犯专利权的赔偿数额进行调解；调解不成的，当事人可以依照《中华人民共和国民事诉讼法》向人民法院起诉。

2. 药品专利权侵权的举证制度　专利侵权纠纷涉及新产品制造方法的发明专利的，制造同样产品的单位或者个人应当提供其产品制造方法不同于专利方法的证明。专利侵权纠纷涉及实用新型专利或者外观设计专利的，人民法院或者管理专利工作的部门可以要求专利权人或者利害关系人出具由国务院专利行政部门对相关实用新型或者外观设计进行检索、分析和评价后作出的专利权评价报告，作为审理、处理专利侵权纠纷的证据。

3. 专利侵权行为的排除　在专利侵权纠纷中，被控侵权人有证据证明其实施的技术或者设计属于现有技术或者现有设计的，不构成侵犯专利权。

有下列情形之一的，不视为侵犯专利权：

（1）专利产品或者依照专利方法直接获得的产品，由专利权人或者经其许可的单位、个人售出后，使用、许诺销售、销售、进口该产品的。

（2）在专利申请日前已经制造相同产品、使用相同方法或者已经作好制造、使用的必要准备，并且仅在原有范围内继续制造、使用的。

（3）临时通过中国领陆、领水、领空的外国运输工具，依照其所属国同中国签订的协议或者共同参加的国际条约，或者依照互惠原则，为运输工具自身需要而在其装置和设备中使用有关专利的。

（4）专为科学研究和实验而使用有关专利的。

（5）为提供行政审批所需要的信息，制造、使用、进口专利药品或者专利医疗器械的，以及专门为其制造、进口专利药品或者专利医疗器械的。

（二）专利权的保护

1. 专利权的保护范围 专利保护的是无形财产，专利保护范围依《专利法》第五十九条规定。发明或者实用新型专利权的保护范围以其权利要求的内容为准，说明书及附图可以用于解释权利要求的内容。外观设计专利权的保护范围以表示在图片或者照片中的该产品的外观设计为准，简要说明可以用于解释图片或者照片所表示的该产品的外观设计。

2. 专利权侵权后的诉前保护措施 专利权人或者利害关系人有证据证明他人正在实施或者即将实施侵犯专利权的行为，如不及时制止将会使其合法权益受到难以弥补的损害的，可以在起诉前向人民法院申请采取责令停止有关行为的措施。申请人提出申请时，应当提供担保；不提供担保的，驳回申请。人民法院应当自接受申请之时起四十八小时内作出裁定；有特殊情况需要延长的，可以延长四十八小时。裁定责令停止有关行为的，应当立即执行。当事人对裁定不服的，可以申请复议一次；复议期间不停止裁定的执行。申请人自人民法院采取责令停止有关行为的措施之日起十五日内不起诉的，人民法院应当解除该措施。申请有错误的，申请人应当赔偿被申请人因停止有关行为所遭受的损失。

3. 专利权侵权后的证据保全措施 为了制止专利侵权行为，在证据可能灭失或者以后难以取得的情况下，专利权人或者利害关系人可以在起诉前向人民法院申请保全证据。人民法院采取保全措施，可以责令申请人提供担保；申请人不提供担保的，驳回申请。人民法院应当自接受申请之时起四十八小时内作出裁定；裁定采取保全措施的，应当立即执行。申请人自人民法院采取保全措施之日起十五日内不起诉的，人民法院应当解除该措施。

4. 专利权的保护 管理专利工作的部门根据已经取得的证据，对涉嫌假冒专利行为进行查处时，可以询问有关当事人，调查与涉嫌违法行为有关的情况；对当事人涉嫌违法行为的场所实施现场检查；查阅、复制与涉嫌违法行为有关的合同、发票、账簿以及其他有关资料；检查与涉嫌违法行为有关的产品，对有证据证明是假冒专利的产品，可以查封或者扣押。管理专利工作的部门依法行使前款规定的职权时，当事人应当予以协助、配合，不得拒绝、阻挠。

侵夺发明人或者设计人的非职务发明创造专利申请权和本法规定的其他权益的，由所在单位或者上级主管机关给予行政处分。

假冒专利的，除依法承担民事责任外，由管理专利工作的部门责令改正并予公告，没收违法所得，可以并处违法所得四倍以下的罚款；没有违法所得的，可以处二十万元以下的罚款；构成犯罪的，依法追究刑事责任。

向外国申请专利，泄露国家秘密的，由所在单位或者上级主管机关给予行政处分；构成犯罪的，依法追究刑事责任。

管理专利工作的部门违反相关法律规定的，由其上级机关或者监察机关责令改正，消除影响，有违法收入的予以没收；情节严重的，对直接负责的主管人员和其他直接责任人员依法给予行政处分。从事专利管理工作的国家机关工作人员以及其他有关国家机关工作人员玩忽职守、滥用职权、徇私舞弊，构成犯罪的，依法追究刑事责任；尚不构成犯罪的，依法给予行政处分。

5. 专利权侵权后的赔偿计算 侵犯专利权的赔偿数额按照权利人因被侵权所受到的实际损失确定；实际损失难以确定的，可以按照侵权人因侵权所获得的利益确定。权利人的损失或者侵权人获得的利益难以确定的，参照该专利许可使用费的倍数合理确定。赔偿数额还应当包括权利人为制止侵权行为所支付的合理开支。

权利人的损失、侵权人获得的利益和专利许可使用费均难以确定的，人民法院可以根据专利权的类型、侵权行为的性质和情节等因素，确定给予一万元以上一百万元以下的赔偿。

6. 专利权侵权的诉讼时效 侵犯专利权的诉讼时效为二年，自专利权人或者利害关系人得知或者应当得知侵权行为之日起计算。发明专利申请公布后至专利权授予前使用该发明未支付适当使用费的，专利权人要求支付使用费的诉讼时效为二年，自专利权人得知或者应当得知他人使用其发明之日起计算，但是，专利权人于专利权授予之日前即已得知或者应当得知的，自专利权授予之日起计算。

【技能训练】药品商标、专利的查询

一、实训目的

了解药品商标、药品专利。

二、实训要求

查询检索我国药品商标、药品外观专利、药品实用新型专利、药品发明专利，各选取2个，了解其基本情况。

三、实训内容

以3~5人为小组，登录国家市场监督管理总局商标局网站（http：//sbj.saic.gov.cn/），查询耳熟能详的5个药品商标；登录国家知识产权局网站（http：//www.sipo.gov.cn/）查询药品外观专利、药品实用新型专利、药品发明专利各2个。

四、实训评价

各小组将实训成果制成表格，老师予以批阅，记录为平时成绩。

附　录

附录一　中华人民共和国药品管理法

（1984年9月20日第六届全国人民代表大会常务委员会第七次会议通过　2001年2月28日第九届全国人民代表大会常务委员会第二十次会议第一次修订　根据2013年12月28日第十二届全国人民代表大会常务委员会第六次会议《关于修改〈中华人民共和国海洋环境保护法〉等七部法律的决定》第一次修正　根据2015年4月24日第十二届全国人民代表大会常务委员会第十四次会议《关于修改〈中华人民共和国药品管理法〉的决定》第二次修正　2019年8月26日第十三届全国人民代表大会常务委员会第十二次会议第二次修订）

目　录

第一章　总　则

第一条　为了加强药品管理，保证药品质量，保障公众用药安全和合法权益，保护和促进公众健康，制定本法。

第二条　在中华人民共和国境内从事药品研制、生产、经营、使用和监督管理活动，适用本法。

本法所称药品，是指用于预防、治疗、诊断人的疾病，有目的地调节人的生理机能并规定有适应症或者功能主治、用法和用量的物质，包括中药、化学药和生物制品等。

第三条　药品管理应当以人民健康为中心，坚持风险管理、全程管控、社会共治的原则，建立科学、严格的监督管理制度，全面提升药品质量，保障药品的安全、有效、可及。

第四条　国家发展现代药和传统药，充分发挥其在预防、医疗和保健中的作用。

国家保护野生药材资源和中药品种，鼓励培育道地中药材。

第五条　国家鼓励研究和创制新药，保护公民、法人和其他组织研究、开发新药的合法权益。

第六条 国家对药品管理实行药品上市许可持有人制度。药品上市许可持有人依法对药品研制、生产、经营、使用全过程中药品的安全性、有效性和质量可控性负责。

第七条 从事药品研制、生产、经营、使用活动，应当遵守法律、法规、规章、标准和规范，保证全过程信息真实、准确、完整和可追溯。

第八条 国务院药品监督管理部门主管全国药品监督管理工作。国务院有关部门在各自职责范围内负责与药品有关的监督管理工作。国务院药品监督管理部门配合国务院有关部门，执行国家药品行业发展规划和产业政策。

省、自治区、直辖市人民政府药品监督管理部门负责本行政区域内的药品监督管理工作。设区的市级、县级人民政府承担药品监督管理职责的部门（以下称药品监督管理部门）负责本行政区域内的药品监督管理工作。县级以上地方人民政府有关部门在各自职责范围内负责与药品有关的监督管理工作。

第九条 县级以上地方人民政府对本行政区域内的药品监督管理工作负责，统一领导、组织、协调本行政区域内的药品监督管理工作以及药品安全突发事件应对工作，建立健全药品监督管理工作机制和信息共享机制。

第十条 县级以上人民政府应当将药品安全工作纳入本级国民经济和社会发展规划，将药品安全工作经费列入本级政府预算，加强药品监督管理能力建设，为药品安全工作提供保障。

第十一条 药品监督管理部门设置或者指定的药品专业技术机构，承担依法实施药品监督管理所需的审评、检验、核查、监测与评价等工作。

第十二条 国家建立健全药品追溯制度。国务院药品监督管理部门应当制定统一的药品追溯标准和规范，推进药品追溯信息互通互享，实现药品可追溯。

国家建立药物警戒制度，对药品不良反应及其他与用药有关的有害反应进行监测、识别、评估和控制。

第十三条 各级人民政府及其有关部门、药品行业协会等应当加强药品安全宣传教育，开展药品安全法律法规等知识的普及工作。

新闻媒体应当开展药品安全法律法规等知识的公益宣传，并对药品违法行为进行舆论监督。有关药品的宣传报道应当全面、科学、客观、公正。

第十四条 药品行业协会应当加强行业自律，建立健全行业规范，推动行业诚信体系建设，引导和督促会员依法开展药品生产经营等活动。

第十五条 县级以上人民政府及其有关部门对在药品研制、生产、经营、使用和监督管理工作中做出突出贡献的单位和个人，按照国家有关规定给予表彰、奖励。

第二章 药品研制和注册

第十六条 国家支持以临床价值为导向、对人的疾病具有明确或者特殊疗效的药物创新，鼓励具有新的治疗机理、治疗严重危及生命的疾病或者罕见病、对人体具有多靶向系统性调节干预功能等的新药研制，推动药品技术进步。

国家鼓励运用现代科学技术和传统中药研究方法开展中药科学技术研究和药物开发，建立和完善符合中药特点的技术评价体系，促进中药传承创新。

国家采取有效措施，鼓励儿童用药品的研制和创新，支持开发符合儿童生理特征的儿童用药品新品种、剂型和规格，对儿童用药品予以优先审评审批。

第十七条 从事药品研制活动，应当遵守药物非临床研究质量管理规范、药物临床试验质量管理规范，保证药品研制全过程持续符合法定要求。

药物非临床研究质量管理规范、药物临床试验质量管理规范由国务院药品监督管理部门会同国务院有关部门制定。

第十八条　开展药物非临床研究，应当符合国家有关规定，有与研究项目相适应的人员、场地、设备、仪器和管理制度，保证有关数据、资料和样品的真实性。

第十九条　开展药物临床试验，应当按照国务院药品监督管理部门的规定如实报送研制方法、质量指标、药理及毒理试验结果等有关数据、资料和样品，经国务院药品监督管理部门批准。国务院药品监督管理部门应当自受理临床试验申请之日起六十个工作日内决定是否同意并通知临床试验申办者，逾期未通知的，视为同意。其中，开展生物等效性试验的，报国务院药品监督管理部门备案。

开展药物临床试验，应当在具备相应条件的临床试验机构进行。药物临床试验机构实行备案管理，具体办法由国务院药品监督管理部门、国务院卫生健康主管部门共同制定。

第二十条　开展药物临床试验，应当符合伦理原则，制定临床试验方案，经伦理委员会审查同意。

伦理委员会应当建立伦理审查工作制度，保证伦理审查过程独立、客观、公正，监督规范开展药物临床试验，保障受试者合法权益，维护社会公共利益。

第二十一条　实施药物临床试验，应当向受试者或者其监护人如实说明和解释临床试验的目的和风险等详细情况，取得受试者或者其监护人自愿签署的知情同意书，并采取有效措施保护受试者合法权益。

第二十二条　药物临床试验期间，发现存在安全性问题或者其他风险的，临床试验申办者应当及时调整临床试验方案、暂停或者终止临床试验，并向国务院药品监督管理部门报告。必要时，国务院药品监督管理部门可以责令调整临床试验方案、暂停或者终止临床试验。

第二十三条　对正在开展临床试验的用于治疗严重危及生命且尚无有效治疗手段的疾病的药物，经医学观察可能获益，并且符合伦理原则的，经审查、知情同意后可以在开展临床试验的机构内用于其他病情相同的患者。

第二十四条　在中国境内上市的药品，应当经国务院药品监督管理部门批准，取得药品注册证书；但是，未实施审批管理的中药材和中药饮片除外。实施审批管理的中药材、中药饮片品种目录由国务院药品监督管理部门会同国务院中医药主管部门制定。

申请药品注册，应当提供真实、充分、可靠的数据、资料和样品，证明药品的安全性、有效性和质量可控性。

第二十五条　对申请注册的药品，国务院药品监督管理部门应当组织药学、医学和其他技术人员进行审评，对药品的安全性、有效性和质量可控性以及申请人的质量管理、风险防控和责任赔偿等能力进行审查；符合条件的，颁发药品注册证书。

国务院药品监督管理部门在审批药品时，对化学原料药一并审评审批，对相关辅料、直接接触药品的包装材料和容器一并审评，对药品的质量标准、生产工艺、标签和说明书一并核准。

本法所称辅料，是指生产药品和调配处方时所用的赋形剂和附加剂。

第二十六条　对治疗严重危及生命且尚无有效治疗手段的疾病以及公共卫生方面急需的药品，药物临床试验已有数据显示疗效并能预测其临床价值的，可以附条件批准，并在药品注册证书中载明相关事项。

第二十七条　国务院药品监督管理部门应当完善药品审评审批工作制度，加强能力建设，建立健全沟通交流、专家咨询等机制，优化审评审批流程，提高审评审批效率。

批准上市药品的审评结论和依据应当依法公开，接受社会监督。对审评审批中知悉的商业秘密应当保密。

第二十八条　药品应当符合国家药品标准。经国务院药品监督管理部门核准的药品质量标准高于国家药品标准的，按照经核准的药品质量标准执行；没有国家药品标准的，应当符合经核准的药品质量标准。

国务院药品监督管理部门颁布的《中华人民共和国药典》和药品标准为国家药品标准。

国务院药品监督管理部门会同国务院卫生健康主管部门组织药典委员会，负责国家药品标准的制定和修订。

国务院药品监督管理部门设置或者指定的药品检验机构负责标定国家药品标准品、对照品。

第二十九条　列入国家药品标准的药品名称为药品通用名称。已经作为药品通用名称的，该名称不得作为药品商标使用。

第三章　药品上市许可持有人

第三十条　药品上市许可持有人是指取得药品注册证书的企业或者药品研制机构等。

药品上市许可持有人应当依照本法规定，对药品的非临床研究、临床试验、生产经营、上市后研究、不良反应监测及报告与处理等承担责任。其他从事药品研制、生产、经营、储存、运输、使用等活动的单位和个人依法承担相应责任。

药品上市许可持有人的法定代表人、主要负责人对药品质量全面负责。

第三十一条　药品上市许可持有人应当建立药品质量保证体系，配备专门人员独立负责药品质量管理。

药品上市许可持有人应当对受托药品生产企业、药品经营企业的质量管理体系进行定期审核，监督其持续具备质量保证和控制能力。

第三十二条　药品上市许可持有人可以自行生产药品，也可以委托药品生产企业生产。

药品上市许可持有人自行生产药品的，应当依照本法规定取得药品生产许可证；委托生产的，应当委托符合条件的药品生产企业。药品上市许可持有人和受托生产企业应当签订委托协议和质量协议，并严格履行协议约定的义务。

国务院药品监督管理部门制定药品委托生产质量协议指南，指导、监督药品上市许可持有人和受托生产企业履行药品质量保证义务。

血液制品、麻醉药品、精神药品、医疗用毒性药品、药品类易制毒化学品不得委托生产；但是，国务院药品监督管理部门另有规定的除外。

第三十三条　药品上市许可持有人应当建立药品上市放行规程，对药品生产企业出厂放行的药品进行审核，经质量受权人签字后方可放行。不符合国家药品标准的，不得放行。

第三十四条　药品上市许可持有人可以自行销售其取得药品注册证书的药品，也可以委托药品经营企业销售。药品上市许可持有人从事药品零售活动的，应当取得药品经营许可证。

药品上市许可持有人自行销售药品的，应当具备本法第五十二条规定的条件；委托销售的，应当委托符合条件的药品经营企业。药品上市许可持有人和受托经营企业应当签订委托协议，并严格履行协议约定的义务。

第三十五条　药品上市许可持有人、药品生产企业、药品经营企业委托储存、运输药品的，应当对受托方的质量保证能力和风险管理能力进行评估，与其签订委托协议，约定药品质量责任、操作规程等内容，并对受托方进行监督。

第三十六条　药品上市许可持有人、药品生产企业、药品经营企业和医疗机构应当建立并实施药品追溯制度，按照规定提供追溯信息，保证药品可追溯。

第三十七条 药品上市许可持有人应当建立年度报告制度，每年将药品生产销售、上市后研究、风险管理等情况按照规定向省、自治区、直辖市人民政府药品监督管理部门报告。

第三十八条 药品上市许可持有人为境外企业的，应当由其指定的在中国境内的企业法人履行药品上市许可持有人义务，与药品上市许可持有人承担连带责任。

第三十九条 中药饮片生产企业履行药品上市许可持有人的相关义务，对中药饮片生产、销售实行全过程管理，建立中药饮片追溯体系，保证中药饮片安全、有效、可追溯。

第四十条 经国务院药品监督管理部门批准，药品上市许可持有人可以转让药品上市许可。受让方应当具备保障药品安全性、有效性和质量可控性的质量管理、风险防控和责任赔偿等能力，履行药品上市许可持有人义务。

第四章 药品生产

第四十一条 从事药品生产活动，应当经所在地省、自治区、直辖市人民政府药品监督管理部门批准，取得药品生产许可证。无药品生产许可证的，不得生产药品。

药品生产许可证应当标明有效期和生产范围，到期重新审查发证。

第四十二条 从事药品生产活动，应当具备以下条件：

（一）有依法经过资格认定的药学技术人员、工程技术人员及相应的技术工人；

（二）有与药品生产相适应的厂房、设施和卫生环境；

（三）有能对所生产药品进行质量管理和质量检验的机构、人员及必要的仪器设备；

（四）有保证药品质量的规章制度，并符合国务院药品监督管理部门依据本法制定的药品生产质量管理规范要求。

第四十三条 从事药品生产活动，应当遵守药品生产质量管理规范，建立健全药品生产质量管理体系，保证药品生产全过程持续符合法定要求。

药品生产企业的法定代表人、主要负责人对本企业的药品生产活动全面负责。

第四十四条 药品应当按照国家药品标准和经药品监督管理部门核准的生产工艺进行生产。生产、检验记录应当完整准确，不得编造。

中药饮片应当按照国家药品标准炮制；国家药品标准没有规定的，应当按照省、自治区、直辖市人民政府药品监督管理部门制定的炮制规范炮制。省、自治区、直辖市人民政府药品监督管理部门制定的炮制规范应当报国务院药品监督管理部门备案。不符合国家药品标准或者不按照省、自治区、直辖市人民政府药品监督管理部门制定的炮制规范炮制的，不得出厂、销售。

第四十五条 生产药品所需的原料、辅料，应当符合药用要求、药品生产质量管理规范的有关要求。

生产药品，应当按照规定对供应原料、辅料等的供应商进行审核，保证购进、使用的原料、辅料等符合前款规定要求。

第四十六条 直接接触药品的包装材料和容器，应当符合药用要求，符合保障人体健康、安全的标准。

对不合格的直接接触药品的包装材料和容器，由药品监督管理部门责令停止使用。

第四十七条 药品生产企业应当对药品进行质量检验。不符合国家药品标准的，不得出厂。

药品生产企业应当建立药品出厂放行规程，明确出厂放行的标准、条件。符合标准、条件的，经质量受权人签字后方可放行。

第四十八条 药品包装应当适合药品质量的要求，方便储存、运输和医疗使用。

发运中药材应当有包装。在每件包装上，应当注明品名、产地、日期、供货单位，并附有质量合格的标志。

第四十九条　药品包装应当按照规定印有或者贴有标签并附有说明书。

标签或者说明书应当注明药品的通用名称、成份、规格、上市许可持有人及其地址、生产企业及其地址、批准文号、产品批号、生产日期、有效期、适应症或者功能主治、用法、用量、禁忌、不良反应和注意事项。标签、说明书中的文字应当清晰，生产日期、有效期等事项应当显著标注，容易辨识。

麻醉药品、精神药品、医疗用毒性药品、放射性药品、外用药品和非处方药的标签、说明书，应当印有规定的标志。

第五十条　药品上市许可持有人、药品生产企业、药品经营企业和医疗机构中直接接触药品的工作人员，应当每年进行健康检查。患有传染病或者其他可能污染药品的疾病的，不得从事直接接触药品的工作。

第五章　药品经营

第五十一条　从事药品批发活动，应当经所在地省、自治区、直辖市人民政府药品监督管理部门批准，取得药品经营许可证。从事药品零售活动，应当经所在地县级以上地方人民政府药品监督管理部门批准，取得药品经营许可证。无药品经营许可证的，不得经营药品。

药品经营许可证应当标明有效期和经营范围，到期重新审查发证。

药品监督管理部门实施药品经营许可，除依据本法第五十二条规定的条件外，还应当遵循方便群众购药的原则。

第五十二条　从事药品经营活动应当具备以下条件：

（一）有依法经过资格认定的药师或者其他药学技术人员；

（二）有与所经营药品相适应的营业场所、设备、仓储设施和卫生环境；

（三）有与所经营药品相适应的质量管理机构或者人员；

（四）有保证药品质量的规章制度，并符合国务院药品监督管理部门依据本法制定的药品经营质量管理规范要求。

第五十三条　从事药品经营活动，应当遵守药品经营质量管理规范，建立健全药品经营质量管理体系，保证药品经营全过程持续符合法定要求。

国家鼓励、引导药品零售连锁经营。从事药品零售连锁经营活动的企业总部，应当建立统一的质量管理制度，对所属零售企业的经营活动履行管理责任。

药品经营企业的法定代表人、主要负责人对本企业的药品经营活动全面负责。

第五十四条　国家对药品实行处方药与非处方药分类管理制度。具体办法由国务院药品监督管理部门会同国务院卫生健康主管部门制定。

第五十五条　药品上市许可持有人、药品生产企业、药品经营企业和医疗机构应当从药品上市许可持有人或者具有药品生产、经营资格的企业购进药品；但是，购进未实施审批管理的中药材除外。

第五十六条　药品经营企业购进药品，应当建立并执行进货检查验收制度，验明药品合格证明和其他标识；不符合规定要求的，不得购进和销售。

第五十七条　药品经营企业购销药品，应当有真实、完整的购销记录。购销记录应当注明药品的通用名称、剂型、规格、产品批号、有效期、上市许可持有人、生产企业、购销单位、购销数量、购销价格、购销日期及国务院药品监督管理部门规定的其他内容。

第五十八条　药品经营企业零售药品应当准确无误，并正确说明用法、用量和注意事项；调配处方应当经过核对，对处方所列药品不得擅自更改或者代用。对有配伍禁忌或者超剂量的处方，应当拒绝调配；必要时，经处方医师更正或者重新签字，方可调配。

药品经营企业销售中药材，应当标明产地。

依法经过资格认定的药师或者其他药学技术人员负责本企业的药品管理、处方审核和调配、合理用药指导等工作。

第五十九条　药品经营企业应当制定和执行药品保管制度，采取必要的冷藏、防冻、防潮、防虫、防鼠等措施，保证药品质量。

药品入库和出库应当执行检查制度。

第六十条　城乡集市贸易市场可以出售中药材，国务院另有规定的除外。

第六十一条　药品上市许可持有人、药品经营企业通过网络销售药品，应当遵守本法药品经营的有关规定。具体管理办法由国务院药品监督管理部门会同国务院卫生健康主管部门等部门制定。

疫苗、血液制品、麻醉药品、精神药品、医疗用毒性药品、放射性药品、药品类易制毒化学品等国家实行特殊管理的药品不得在网络上销售。

第六十二条　药品网络交易第三方平台提供者应当按照国务院药品监督管理部门的规定，向所在地省、自治区、直辖市人民政府药品监督管理部门备案。

第三方平台提供者应当依法对申请进入平台经营的药品上市许可持有人、药品经营企业的资质等进行审核，保证其符合法定要求，并对发生在平台的药品经营行为进行管理。

第三方平台提供者发现进入平台经营的药品上市许可持有人、药品经营企业有违反本法规定行为的，应当及时制止并立即报告所在地县级人民政府药品监督管理部门；发现严重违法行为的，应当立即停止提供网络交易平台服务。

第六十三条　新发现和从境外引种的药材，经国务院药品监督管理部门批准后，方可销售。

第六十四条　药品应当从允许药品进口的口岸进口，并由进口药品的企业向口岸所在地药品监督管理部门备案。海关凭药品监督管理部门出具的进口药品通关单办理通关手续。无进口药品通关单的，海关不得放行。

口岸所在地药品监督管理部门应当通知药品检验机构按照国务院药品监督管理部门的规定对进口药品进行抽查检验。

允许药品进口的口岸由国务院药品监督管理部门会同海关总署提出，报国务院批准。

第六十五条　医疗机构因临床急需进口少量药品的，经国务院药品监督管理部门或者国务院授权的省、自治区、直辖市人民政府批准，可以进口。进口的药品应当在指定医疗机构内用于特定医疗目的。

个人自用携带入境少量药品，按照国家有关规定办理。

第六十六条　进口、出口麻醉药品和国家规定范围内的精神药品，应当持有国务院药品监督管理部门颁发的进口准许证、出口准许证。

第六十七条　禁止进口疗效不确切、不良反应大或者因其他原因危害人体健康的药品。

第六十八条　国务院药品监督管理部门对下列药品在销售前或者进口时，应当指定药品检验机构进行检验；未经检验或者检验不合格的，不得销售或者进口：

（一）首次在中国境内销售的药品；

（二）国务院药品监督管理部门规定的生物制品；

（三）国务院规定的其他药品。

第六章　医疗机构药事管理

第六十九条　医疗机构应当配备依法经过资格认定的药师或者其他药学技术人员，负责本单位的药品管理、处方审核和调配、合理用药指导等工作。非药学技术人员不得直接从事药剂技术工作。

第七十条　医疗机构购进药品，应当建立并执行进货检查验收制度，验明药品合格证明和其他标识；不符合规定要求的，不得购进和使用。

第七十一条　医疗机构应当有与所使用药品相适应的场所、设备、仓储设施和卫生环境，制定和执行药品保管制度，采取必要的冷藏、防冻、防潮、防虫、防鼠等措施，保证药品质量。

第七十二条　医疗机构应当坚持安全有效、经济合理的用药原则，遵循药品临床应用指导原则、临床诊疗指南和药品说明书等合理用药，对医师处方、用药医嘱的适宜性进行审核。

医疗机构以外的其他药品使用单位，应当遵守本法有关医疗机构使用药品的规定。

第七十三条　依法经过资格认定的药师或者其他药学技术人员调配处方，应当进行核对，对处方所列药品不得擅自更改或者代用。对有配伍禁忌或者超剂量的处方，应当拒绝调配；必要时，经处方医师更正或者重新签字，方可调配。

第七十四条　医疗机构配制制剂，应当经所在地省、自治区、直辖市人民政府药品监督管理部门批准，取得医疗机构制剂许可证。无医疗机构制剂许可证的，不得配制制剂。

医疗机构制剂许可证应当标明有效期，到期重新审查发证。

第七十五条　医疗机构配制制剂，应当有能够保证制剂质量的设施、管理制度、检验仪器和卫生环境。

医疗机构配制制剂，应当按照经核准的工艺进行，所需的原料、辅料和包装材料等应当符合药用要求。

第七十六条　医疗机构配制的制剂，应当是本单位临床需要而市场上没有供应的品种，并应当经所在地省、自治区、直辖市人民政府药品监督管理部门批准；但是，法律对配制中药制剂另有规定的除外。

医疗机构配制的制剂应当按照规定进行质量检验；合格的，凭医师处方在本单位使用。经国务院药品监督管理部门或者省、自治区、直辖市人民政府药品监督管理部门批准，医疗机构配制的制剂可以在指定的医疗机构之间调剂使用。

医疗机构配制的制剂不得在市场上销售。

第七章　药品上市后管理

第七十七条　药品上市许可持有人应当制定药品上市后风险管理计划，主动开展药品上市后研究，对药品的安全性、有效性和质量可控性进行进一步确证，加强对已上市药品的持续管理。

第七十八条　对附条件批准的药品，药品上市许可持有人应当采取相应风险管理措施，并在规定期限内按照要求完成相关研究；逾期未按照要求完成研究或者不能证明其获益大于风险的，国务院药品监督管理部门应当依法处理，直至注销药品注册证书。

第七十九条　对药品生产过程中的变更，按照其对药品安全性、有效性和质量可控性的风险和产生影响的程度，实行分类管理。属于重大变更的，应当经国务院药品监督管理部门批准，其他变更应当按照国务院药品监督管理部门的规定备案或者报告。

药品上市许可持有人应当按照国务院药品监督管理部门的规定，全面评估、验证变更事项对药品安全性、有效性和质量可控性的影响。

第八十条　药品上市许可持有人应当开展药品上市后不良反应监测，主动收集、跟踪分析疑似药品不良反应信息，对已识别风险的药品及时采取风险控制措施。

第八十一条　药品上市许可持有人、药品生产企业、药品经营企业和医疗机构应当经常考察本单位所生产、经营、使用的药品质量、疗效和不良反应。发现疑似不良反应的，应当及时向药品监督管理部门和卫生健康主管部门报告。具体办法由国务院药品监督管理部门会同国务院卫生健康主管部门制定。

对已确认发生严重不良反应的药品，由国务院药品监督管理部门或者省、自治区、直辖市人民政府药品监督管理部门根据实际情况采取停止生产、销售、使用等紧急控制措施，并应当在五日内组织鉴定，自鉴定结论作出之日起十五日内依法作出行政处理决定。

第八十二条　药品存在质量问题或者其他安全隐患的，药品上市许可持有人应当立即停止销售，告知相关药品经营企业和医疗机构停止销售和使用，召回已销售的药品，及时公开召回信息，必要时应当立即停止生产，并将药品召回和处理情况向省、自治区、直辖市人民政府药品监督管理部门和卫生健康主管部门报告。药品生产企业、药品经营企业和医疗机构应当配合。

药品上市许可持有人依法应当召回药品而未召回的，省、自治区、直辖市人民政府药品监督管理部门应当责令其召回。

第八十三条　药品上市许可持有人应当对已上市药品的安全性、有效性和质量可控性定期开展上市后评价。必要时，国务院药品监督管理部门可以责令药品上市许可持有人开展上市后评价或者直接组织开展上市后评价。

经评价，对疗效不确切、不良反应大或者因其他原因危害人体健康的药品，应当注销药品注册证书。

已被注销药品注册证书的药品，不得生产或者进口、销售和使用。

已被注销药品注册证书、超过有效期等的药品，应当由药品监督管理部门监督销毁或者依法采取其他无害化处理等措施。

第八章　药品价格和广告

第八十四条　国家完善药品采购管理制度，对药品价格进行监测，开展成本价格调查，加强药品价格监督检查，依法查处价格垄断、哄抬价格等药品价格违法行为，维护药品价格秩序。

第八十五条　依法实行市场调节价的药品，药品上市许可持有人、药品生产企业、药品经营企业和医疗机构应当按照公平、合理和诚实信用、质价相符的原则制定价格，为用药者提供价格合理的药品。

药品上市许可持有人、药品生产企业、药品经营企业和医疗机构应当遵守国务院药品价格主管部门关于药品价格管理的规定，制定和标明药品零售价格，禁止暴利、价格垄断和价格欺诈等行为。

第八十六条　药品上市许可持有人、药品生产企业、药品经营企业和医疗机构应当依法向药品价格主管部门提供其药品的实际购销价格和购销数量等资料。

第八十七条　医疗机构应当向患者提供所用药品的价格清单，按照规定如实公布其常用药品的价格，加强合理用药管理。具体办法由国务院卫生健康主管部门制定。

第八十八条　禁止药品上市许可持有人、药品生产企业、药品经营企业和医疗机构在药品购销中给予、收受回扣或者其他不正当利益。

禁止药品上市许可持有人、药品生产企业、药品经营企业或者代理人以任何名义给予使用其药品的医疗机构的负责人、药品采购人员、医师、药师等有关人员财物或者其他不正当利益。禁止医疗机构的负责人、药品采购人员、医师、药师等有关人员以任何名义收受药品上市许可持有人、药品生产企业、药品经营企业或者代理人给予的财物或者其他不正当利益。

第八十九条　药品广告应当经广告主所在地省、自治区、直辖市人民政府确定的广告审查机关批准；未经批准的，不得发布。

第九十条　药品广告的内容应当真实、合法，以国务院药品监督管理部门核准的药品说明书为准，不得含有虚假的内容。

药品广告不得含有表示功效、安全性的断言或者保证；不得利用国家机关、科研单位、学术机构、行业协会或者专家、学者、医师、药师、患者等的名义或者形象作推荐、证明。

非药品广告不得有涉及药品的宣传。

第九十一条　药品价格和广告，本法未作规定的，适用《中华人民共和国价格法》、《中华人民共和国反垄断法》、《中华人民共和国反不正当竞争法》、《中华人民共和国广告法》等的规定。

第九章　药品储备和供应

第九十二条　国家实行药品储备制度，建立中央和地方两级药品储备。

发生重大灾情、疫情或者其他突发事件时，依照《中华人民共和国突发事件应对法》的规定，可以紧急调用药品。

第九十三条　国家实行基本药物制度，遴选适当数量的基本药物品种，加强组织生产和储备，提高基本药物的供给能力，满足疾病防治基本用药需求。

第九十四条　国家建立药品供求监测体系，及时收集和汇总分析短缺药品供求信息，对短缺药品实行预警，采取应对措施。

第九十五条　国家实行短缺药品清单管理制度。具体办法由国务院卫生健康主管部门会同国务院药品监督管理部门等部门制定。

药品上市许可持有人停止生产短缺药品的，应当按照规定向国务院药品监督管理部门或者省、自治区、直辖市人民政府药品监督管理部门报告。

第九十六条　国家鼓励短缺药品的研制和生产，对临床急需的短缺药品、防治重大传染病和罕见病等疾病的新药予以优先审评审批。

第九十七条　对短缺药品，国务院可以限制或者禁止出口。必要时，国务院有关部门可以采取组织生产、价格干预和扩大进口等措施，保障药品供应。

药品上市许可持有人、药品生产企业、药品经营企业应当按照规定保障药品的生产和供应。

第十章　监督管理

第九十八条　禁止生产（包括配制，下同）、销售、使用假药、劣药。

有下列情形之一的，为假药：

（一）药品所含成份与国家药品标准规定的成份不符；

（二）以非药品冒充药品或者以他种药品冒充此种药品；

（三）变质的药品；

（四）药品所标明的适应症或者功能主治超出规定范围。

有下列情形之一的，为劣药：

（一）药品成份的含量不符合国家药品标准；

（二）被污染的药品；

（三）未标明或者更改有效期的药品；

（四）未注明或者更改产品批号的药品；

（五）超过有效期的药品；

（六）擅自添加防腐剂、辅料的药品；

（七）其他不符合药品标准的药品。

禁止未取得药品批准证明文件生产、进口药品；禁止使用未按照规定审评、审批的原料药、包装材料和容器生产药品。

第九十九条　药品监督管理部门应当依照法律、法规的规定对药品研制、生产、经营和药品使用单位使用药品等活动进行监督检查，必要时可以对为药品研制、生产、经营、使用提供产品或者服务的单位和个人进行延伸检查，有关单位和个人应当予以配合，不得拒绝和隐瞒。

药品监督管理部门应当对高风险的药品实施重点监督检查。

对有证据证明可能存在安全隐患的，药品监督管理部门根据监督检查情况，应当采取告诫、约谈、限期整改以及暂停生产、销售、使用、进口等措施，并及时公布检查处理结果。

药品监督管理部门进行监督检查时，应当出示证明文件，对监督检查中知悉的商业秘密应当保密。

第一百条　药品监督管理部门根据监督管理的需要，可以对药品质量进行抽查检验。抽查检验应当按照规定抽样，并不得收取任何费用；抽样应当购买样品。所需费用按照国务院规定列支。

对有证据证明可能危害人体健康的药品及其有关材料，药品监督管理部门可以查封、扣押，并在七日内作出行政处理决定；药品需要检验的，应当自检验报告书发出之日起十五日内作出行政处理决定。

第一百零一条　国务院和省、自治区、直辖市人民政府的药品监督管理部门应当定期公告药品质量抽查检验结果；公告不当的，应当在原公告范围内予以更正。

第一百零二条　当事人对药品检验结果有异议的，可以自收到药品检验结果之日起七日内向原药品检验机构或者上一级药品监督管理部门设置或者指定的药品检验机构申请复验，也可以直接向国务院药品监督管理部门设置或者指定的药品检验机构申请复验。受理复验的药品检验机构应当在国务院药品监督管理部门规定的时间内作出复验结论。

第一百零三条　药品监督管理部门应当对药品上市许可持有人、药品生产企业、药品经营企业和药物非临床安全性评价研究机构、药物临床试验机构等遵守药品生产质量管理规范、药品经营质量管理规范、药物非临床研究质量管理规范、药物临床试验质量管理规范等情况进行检查，监督其持续符合法定要求。

第一百零四条　国家建立职业化、专业化药品检查员队伍。检查员应当熟悉药品法律法规，具备药品专业知识。

第一百零五条　药品监督管理部门建立药品上市许可持有人、药品生产企业、药品经营企业、药物非临床安全性评价研究机构、药物临床试验机构和医疗机构药品安全信用档案，记录许可颁发、日常监督检查结果、违法行为查处等情况，依法向社会公布并及时更新；对有不良信用记录的，增加监督检查频次，并可以按照国家规定实施联合惩戒。

第一百零六条　药品监督管理部门应当公布本部门的电子邮件地址、电话，接受咨询、投诉、举报，并依法及时答复、核实、处理。对查证属实的举报，按照有关规定给予举报人奖励。

药品监督管理部门应当对举报人的信息予以保密，保护举报人的合法权益。举报人举报所在单位的，该单位不得以解除、变更劳动合同或者其他方式对举报人进行打击报复。

第一百零七条　国家实行药品安全信息统一公布制度。国家药品安全总体情况、药品安全风险警示信息、重大药品安全事件及其调查处理信息和国务院确定需要统一公布的其他信息由国务院药品监督管理部门统一公布。药品安全风险警示信息和重大药品安全事件及其调查处理信息的影响限于特定区域的，也可以由有关省、自治区、直辖市人民政府药品监督管理部门公布。未经授权不得发布上述信息。

公布药品安全信息，应当及时、准确、全面，并进行必要的说明，避免误导。

任何单位和个人不得编造、散布虚假药品安全信息。

第一百零八条　县级以上人民政府应当制定药品安全事件应急预案。药品上市许可持有人、药品生产企业、药品经营企业和医疗机构等应当制定本单位的药品安全事件处置方案，并组织开展培训和应急演练。

发生药品安全事件，县级以上人民政府应当按照应急预案立即组织开展应对工作；有关单位应当立即采取有效措施进行处置，防止危害扩大。

第一百零九条　药品监督管理部门未及时发现药品安全系统性风险，未及时消除监督管理区域内药品安全隐患的，本级人民政府或者上级人民政府药品监督管理部门应当对其主要负责人进行约谈。

地方人民政府未履行药品安全职责，未及时消除区域性重大药品安全隐患的，上级人民政府或者上级人民政府药品监督管理部门应当对其主要负责人进行约谈。

被约谈的部门和地方人民政府应当立即采取措施，对药品监督管理工作进行整改。

约谈情况和整改情况应当纳入有关部门和地方人民政府药品监督管理工作评议、考核记录。

第一百一十条　地方人民政府及其药品监督管理部门不得以要求实施药品检验、审批等手段限制或者排斥非本地区药品上市许可持有人、药品生产企业生产的药品进入本地区。

第一百一十一条　药品监督管理部门及其设置或者指定的药品专业技术机构不得参与药品生产经营活动，不得以其名义推荐或者监制、监销药品。

药品监督管理部门及其设置或者指定的药品专业技术机构的工作人员不得参与药品生产经营活动。

第一百一十二条　国务院对麻醉药品、精神药品、医疗用毒性药品、放射性药品、药品类易制毒化学品等有其他特殊管理规定的，依照其规定。

第一百一十三条　药品监督管理部门发现药品违法行为涉嫌犯罪的，应当及时将案件移送公安机关。

对依法不需要追究刑事责任或者免予刑事处罚，但应当追究行政责任的，公安机关、人民检察院、人民法院应当及时将案件移送药品监督管理部门。

公安机关、人民检察院、人民法院商请药品监督管理部门、生态环境主管部门等部门提供检验结论、认定意见以及对涉案药品进行无害化处理等协助的，有关部门应当及时提供，予以协助。

第十一章　法律责任

第一百一十四条　违反本法规定，构成犯罪的，依法追究刑事责任。

第一百一十五条　未取得药品生产许可证、药品经营许可证或者医疗机构制剂许可证生产、销售药品的，责令关闭，没收违法生产、销售的药品和违法所得，并处违法生产、销售的药品（包括已售出和未售出的药品，下同）货值金额十五倍以上三十倍以下的罚款；货值金额不足十万元的，按十万元计算。

第一百一十六条　生产、销售假药的，没收违法生产、销售的药品和违法所得，责令停产停业整顿，吊销药品批准证明文件，并处违法生产、销售的药品货值金额十五倍以上三十倍以下的罚款；货值金额不足十万元的，按十万元计算；情节严重的，吊销药品生产许可证、药品经营许可证或者医疗机构制剂许可证，十年内不受理其相应申请；药品上市许可持有人为境外企业的，十年内禁止其药品进口。

第一百一十七条　生产、销售劣药的，没收违法生产、销售的药品和违法所得，并处违法生产、销售的药品货值金额十倍以上二十倍以下的罚款；违法生产、批发的药品货值金额不足十万元的，按十万元计算，违法零售的药品货值金额不足一万元的，按一万元计算；情节严重的，责令停产停业整顿直至吊销药品批准证明文件、药品生产许可证、药品经营许可证或者医疗机构制剂许可证。

生产、销售的中药饮片不符合药品标准，尚不影响安全性、有效性的，责令限期改正，给予警告；可以处十万元以上五十万元以下的罚款。

第一百一十八条　生产、销售假药，或者生产、销售劣药且情节严重的，对法定代表人、主要负责人、直接负责的主管人员和其他责任人员，没收违法行为发生期间自本单位所获收入，并处所获收入百分之三十以上三倍以下的罚款，终身禁止从事药品生产经营活动，并可以由公安机关处五日以上十五日以下的拘留。

对生产者专门用于生产假药、劣药的原料、辅料、包装材料、生产设备予以没收。

第一百一十九条　药品使用单位使用假药、劣药的，按照销售假药、零售劣药的规定处罚；情节严重的，法定代表人、主要负责人、直接负责的主管人员和其他责任人员有医疗卫生人员执业证书的，还应当吊销执业证书。

第一百二十条　知道或者应当知道属于假药、劣药或者本法第一百二十四条第一款第一项至第五项规定的药品，而为其提供储存、运输等便利条件的，没收全部储存、运输收入，并处违法收入一倍以上五倍以下的罚款；情节严重的，并处违法收入五倍以上十五倍以下的罚款；违法收入不足五万元的，按五万元计算。

第一百二十一条　对假药、劣药的处罚决定，应当依法载明药品检验机构的质量检验结论。

第一百二十二条　伪造、变造、出租、出借、非法买卖许可证或者药品批准证明文件的，没收违法所得，并处违法所得一倍以上五倍以下的罚款；情节严重的，并处违法所得五倍以上十五倍以下的罚款，吊销药品生产许可证、药品经营许可证、医疗机构制剂许可证或者药品批准证明文件，对法定代表人、主要负责人、直接负责的主管人员和其他责任人员，处二万元以上二十万元以下的罚款，十年内禁止从事药品生产经营活动，并可以由公安机关处五日以上十五日以下的拘留；违法所得不足十万元的，按十万元计算。

第一百二十三条　提供虚假的证明、数据、资料、样品或者采取其他手段骗取临床试验许可、药品生产许可、药品经营许可、医疗机构制剂许可或者药品注册等许可的，撤销相关许可，十年内不受理其相应申请，并处五十万元以上五百万元以下的罚款；情节严重的，对法定代表人、主要负责人、直接负责的主管人员和其他责任人员，处二万元以上二十万元以下的罚款，十年内禁止从事药品生产经营活动，并可以由公安机关处五日以上十五日以下的拘留。

第一百二十四条　违反本法规定，有下列行为之一的，没收违法生产、进口、销售的药品和违法所得以及专门用于违法生产的原料、辅料、包装材料和生产设备，责令停产停业整顿，并处违法生产、进口、销售的药品货值金额十五倍以上三十倍以下的罚款；货值金额不足十万元的，按十万元计算；情节严重的，吊销药品批准证明文件直至吊销药品生产许可证、药品经营许可证或者医疗机构制剂许可证，对法定代表人、主要负责人、直接负责的主管人员和其他责任人员，没收违法行为发生期间自本单位所获收入，并处所获收入百分之三十以上三倍以下的罚款，十年直至终身禁止从事药品生产经营活动，并可以由公安机关处五日以上十五日以下的拘留：

（一）未取得药品批准证明文件生产、进口药品；

（二）使用采取欺骗手段取得的药品批准证明文件生产、进口药品；

（三）使用未经审评审批的原料药生产药品；

（四）应当检验而未经检验即销售药品；

（五）生产、销售国务院药品监督管理部门禁止使用的药品；

（六）编造生产、检验记录；

（七）未经批准在药品生产过程中进行重大变更。

销售前款第一项至第三项规定的药品，或者药品使用单位使用前款第一项至第五项规定的药品的，依照前款规定处罚；情节严重的，药品使用单位的法定代表人、主要负责人、直接负责的主管人员和其他责任人员有医疗卫生人员执业证书的，还应当吊销执业证书。

未经批准进口少量境外已合法上市的药品，情节较轻的，可以依法减轻或者免予处罚。

第一百二十五条　违反本法规定，有下列行为之一的，没收违法生产、销售的药品和违法所得以及包装材料、容器，责令停产停业整顿，并处五十万元以上五百万元以下的罚款；情节严重的，吊销药品批准证明文件、药品生产许可证、药品经营许可证，对法定代表人、主要负责人、直接负责的主管人员和其他责任人员处二万元以上二十万元以下的罚款，十年直至终身禁止从事药品生产经营活动：

（一）未经批准开展药物临床试验；

（二）使用未经审评的直接接触药品的包装材料或者容器生产药品，或者销售该类药品；

（三）使用未经核准的标签、说明书。

第一百二十六条　除本法另有规定的情形外，药品上市许可持有人、药品生产企业、药品经营企业、药物非临床安全性评价研究机构、药物临床试验机构等未遵守药品生产质量管理规范、药品经营质量管理规范、药物非临床研究质量管理规范、药物临床试验质量管理规范等的，责令限期改正，给予警告；逾期不改正的，处十万元以上五十万元以下的罚款；情节严重的，处五十万元以上二百万元以下的罚款，责令停产停业整顿直至吊销药品批准证明文件、药品生产许可证、药品经营许可证等，药物非临床安全性评价研究机构、药物临床试验机构等五年内不得开展药物非临床安全性评价研究、药物临床试验，对法定代表人、主要负责人、直接负责的主管人员和其他责任人员，没收违法行为发生期间自本单位所获收入，并处所获收入百分之十以上百分之五十以下的罚款，十年直至终身禁止从事药品生产经营等活动。

第一百二十七条　违反本法规定，有下列行为之一的，责令限期改正，给予警告；逾期不改正的，处十万元以上五十万元以下的罚款：

（一）开展生物等效性试验未备案；

（二）药物临床试验期间，发现存在安全性问题或者其他风险，临床试验申办者未及时调整临床试验方案、暂停或者终止临床试验，或者未向国务院药品监督管理部门报告；

（三）未按照规定建立并实施药品追溯制度；

（四）未按照规定提交年度报告；

（五）未按照规定对药品生产过程中的变更进行备案或者报告；

（六）未制定药品上市后风险管理计划；

（七）未按照规定开展药品上市后研究或者上市后评价。

第一百二十八条　除依法应当按照假药、劣药处罚的外，药品包装未按照规定印有、贴有标签或者附有说明书，标签、说明书未按照规定注明相关信息或者印有规定标志的，责令改正，给予警告；情节严重的，吊销药品注册证书。

第一百二十九条　违反本法规定，药品上市许可持有人、药品生产企业、药品经营企业或者医疗机构未从药品上市许可持有人或者具有药品生产、经营资格的企业购进药品的，责令改正，没收违法购进的药品和违法所得，并处违法购进药品货值金额二倍以上十倍以下的罚款；情节严重的，并处货值金额十倍以上三十倍以下的罚款，吊销药品批准证明文件、药品生产许可证、药品经营许可证或者医疗机构执业许可证；货值金额不足五万元的，按五万元计算。

第一百三十条　违反本法规定，药品经营企业购销药品未按照规定进行记录，零售药品未正确说明用法、用量等事项，或者未按照规定调配处方的，责令改正，给予警告；情节严重的，吊销药品经营许可证。

第一百三十一条　违反本法规定，药品网络交易第三方平台提供者未履行资质审核、报告、停止提供网络交易平台服务等义务的，责令改正，没收违法所得，并处二十万元以上二百万元以下的罚款；情节严重的，责令停业整顿，并处二百万元以上五百万元以下的罚款。

第一百三十二条　进口已获得药品注册证书的药品，未按照规定向允许药品进口的口岸所在地药品监督管理部门备案的，责令限期改正，给予警告；逾期不改正的，吊销药品注册证书。

第一百三十三条　违反本法规定，医疗机构将其配制的制剂在市场上销售的，责令改正，没收违法销售的制剂和违法所得，并处违法销售制剂货值金额二倍以上五倍以下的罚款；情节严重的，并处货值金额五倍以上十五倍以下的罚款；货值金额不足五万元的，按五万元计算。

第一百三十四条　药品上市许可持有人未按照规定开展药品不良反应监测或者报告疑似药品不良反应的，责令限期改正，给予警告；逾期不改正的，责令停产停业整顿，并处十万元以上一百万元以下的罚款。

药品经营企业未按照规定报告疑似药品不良反应的，责令限期改正，给予警告；逾期不改正的，责令停产停业整顿，并处五万元以上五十万元以下的罚款。

医疗机构未按照规定报告疑似药品不良反应的，责令限期改正，给予警告；逾期不改正的，处五万元以上五十万元以下的罚款。

第一百三十五条　药品上市许可持有人在省、自治区、直辖市人民政府药品监督管理部门责令其召回后，拒不召回的，处应召回药品货值金额五倍以上十倍以下的罚款；货值金额不足十万元的，按十万元计算；情节严重的，吊销药品批准证明文件、药品生产许可证、药品经营许可证，对法定代表人、主要负责人、直接负责的主管人员和其他责任人员，处二万元以上二十万元以下的罚款。药品生产企业、药品经营企业、医疗机构拒不配合召回的，处十万元以上五十万元以下的罚款。

第一百三十六条　药品上市许可持有人为境外企业的，其指定的在中国境内的企业法人未依照本法规定履行相关义务的，适用本法有关药品上市许可持有人法律责任的规定。

第一百三十七条　有下列行为之一的，在本法规定的处罚幅度内从重处罚：

（一）以麻醉药品、精神药品、医疗用毒性药品、放射性药品、药品类易制毒化学品冒充其他药品，或者以其他药品冒充上述药品；

（二）生产、销售以孕产妇、儿童为主要使用对象的假药、劣药；

（三）生产、销售的生物制品属于假药、劣药；

（四）生产、销售假药、劣药，造成人身伤害后果；

（五）生产、销售假药、劣药，经处理后再犯；

（六）拒绝、逃避监督检查，伪造、销毁、隐匿有关证据材料，或者擅自动用查封、扣押物品。

第一百三十八条 药品检验机构出具虚假检验报告的，责令改正，给予警告，对单位并处二十万元以上一百万元以下的罚款；对直接负责的主管人员和其他直接责任人员依法给予降级、撤职、开除处分，没收违法所得，并处五万元以下的罚款；情节严重的，撤销其检验资格。药品检验机构出具的检验结果不实，造成损失的，应当承担相应的赔偿责任。

第一百三十九条 本法第一百一十五条至第一百三十八条规定的行政处罚，由县级以上人民政府药品监督管理部门按照职责分工决定；撤销许可、吊销许可证件的，由原批准、发证的部门决定。

第一百四十条 药品上市许可持有人、药品生产企业、药品经营企业或者医疗机构违反本法规定聘用人员的，由药品监督管理部门或者卫生健康主管部门责令解聘，处五万元以上二十万元以下的罚款。

第一百四十一条 药品上市许可持有人、药品生产企业、药品经营企业或者医疗机构在药品购销中给予、收受回扣或者其他不正当利益的，药品上市许可持有人、药品生产企业、药品经营企业或者代理人给予使用其药品的医疗机构的负责人、药品采购人员、医师、药师等有关人员财物或者其他不正当利益的，由市场监督管理部门没收违法所得，并处三十万元以上三百万元以下的罚款；情节严重的，吊销药品上市许可持有人、药品生产企业、药品经营企业营业执照，并由药品监督管理部门吊销药品批准证明文件、药品生产许可证、药品经营许可证。

药品上市许可持有人、药品生产企业、药品经营企业在药品研制、生产、经营中向国家工作人员行贿的，对法定代表人、主要负责人、直接负责的主管人员和其他责任人员终身禁止从事药品生产经营活动。

第一百四十二条 药品上市许可持有人、药品生产企业、药品经营企业的负责人、采购人员等有关人员在药品购销中收受其他药品上市许可持有人、药品生产企业、药品经营企业或者代理人给予的财物或者其他不正当利益的，没收违法所得，依法给予处罚；情节严重的，五年内禁止从事药品生产经营活动。

医疗机构的负责人、药品采购人员、医师、药师等有关人员收受药品上市许可持有人、药品生产企业、药品经营企业或者代理人给予的财物或者其他不正当利益的，由卫生健康主管部门或者本单位给予处分，没收违法所得；情节严重的，还应当吊销其执业证书。

第一百四十三条 违反本法规定，编造、散布虚假药品安全信息，构成违反治安管理行为的，由公安机关依法给予治安管理处罚。

第一百四十四条 药品上市许可持有人、药品生产企业、药品经营企业或者医疗机构违反本法规定，给用药者造成损害的，依法承担赔偿责任。

因药品质量问题受到损害的，受害人可以向药品上市许可持有人、药品生产企业请求赔偿损失，也可以向药品经营企业、医疗机构请求赔偿损失。接到受害人赔偿请求的，应当实行首负责任制，先行赔付；先行赔付后，可以依法追偿。

生产假药、劣药或者明知是假药、劣药仍然销售、使用的，受害人或者其近亲属除请求赔偿损失外，还可以请求支付价款十倍或者损失三倍的赔偿金；增加赔偿的金额不足一千元的，为一千元。

第一百四十五条 药品监督管理部门或者其设置、指定的药品专业技术机构参与药品生产经营活动的，由其上级主管机关责令改正，没收违法收入；情节严重的，对直接负责的主管人员和其他直接责任人员依法给予处分。

药品监督管理部门或者其设置、指定的药品专业技术机构的工作人员参与药品生产经营活动的，依法给予处分。

第一百四十六条　药品监督管理部门或者其设置、指定的药品检验机构在药品监督检验中违法收取检验费用的，由政府有关部门责令退还，对直接负责的主管人员和其他直接责任人员依法给予处分；情节严重的，撤销其检验资格。

第一百四十七条　违反本法规定，药品监督管理部门有下列行为之一的，应当撤销相关许可，对直接负责的主管人员和其他直接责任人员依法给予处分：

（一）不符合条件而批准进行药物临床试验；

（二）对不符合条件的药品颁发药品注册证书；

（三）对不符合条件的单位颁发药品生产许可证、药品经营许可证或者医疗机构制剂许可证。

第一百四十八条　违反本法规定，县级以上地方人民政府有下列行为之一的，对直接负责的主管人员和其他直接责任人员给予记过或者记大过处分；情节严重的，给予降级、撤职或者开除处分：

（一）瞒报、谎报、缓报、漏报药品安全事件；

（二）未及时消除区域性重大药品安全隐患，造成本行政区域内发生特别重大药品安全事件，或者连续发生重大药品安全事件；

（三）履行职责不力，造成严重不良影响或者重大损失。

第一百四十九条　违反本法规定，药品监督管理等部门有下列行为之一的，对直接负责的主管人员和其他直接责任人员给予记过或者记大过处分；情节较重的，给予降级或者撤职处分；情节严重的，给予开除处分：

（一）瞒报、谎报、缓报、漏报药品安全事件；

（二）对发现的药品安全违法行为未及时查处；

（三）未及时发现药品安全系统性风险，或者未及时消除监督管理区域内药品安全隐患，造成严重影响；

（四）其他不履行药品监督管理职责，造成严重不良影响或者重大损失。

第一百五十条　药品监督管理人员滥用职权、徇私舞弊、玩忽职守的，依法给予处分。

查处假药、劣药违法行为有失职、渎职行为的，对药品监督管理部门直接负责的主管人员和其他直接责任人员依法从重给予处分。

第一百五十一条　本章规定的货值金额以违法生产、销售药品的标价计算；没有标价的，按照同类药品的市场价格计算。

第十二章　附　则

第一百五十二条　中药材种植、采集和饲养的管理，依照有关法律、法规的规定执行。

第一百五十三条　地区性民间习用药材的管理办法，由国务院药品监督管理部门会同国务院中医药主管部门制定。

第一百五十四条　中国人民解放军和中国人民武装警察部队执行本法的具体办法，由国务院、中央军事委员会依据本法制定。

第一百五十五条　本法自2019年12月1日起施行。

附录二　中华人民共和国疫苗管理法

（2019年6月29日第十三届全国人民代表大会常务委员会第十一次会议通过）

目　录

第一章　总　则

第一条　为了加强疫苗管理，保证疫苗质量和供应，规范预防接种，促进疫苗行业发展，保障公众健康，维护公共卫生安全，制定本法。

第二条　在中华人民共和国境内从事疫苗研制、生产、流通和预防接种及其监督管理活动，适用本法。本法未作规定的，适用《中华人民共和国药品管理法》《中华人民共和国传染病防治法》等法律、行政法规的规定。

本法所称疫苗，是指为预防、控制疾病的发生、流行，用于人体免疫接种的预防性生物制品，包括免疫规划疫苗和非免疫规划疫苗。

第三条　国家对疫苗实行最严格的管理制度，坚持安全第一、风险管理、全程管控、科学监管、社会共治。

第四条　国家坚持疫苗产品的战略性和公益性。

国家支持疫苗基础研究和应用研究，促进疫苗研制和创新，将预防、控制重大疾病的疫苗研制、生产和储备纳入国家战略。

国家制定疫苗行业发展规划和产业政策，支持疫苗产业发展和结构优化，鼓励疫苗生产规模化、集约化，不断提升疫苗生产工艺和质量水平。

第五条　疫苗上市许可持有人应当加强疫苗全生命周期质量管理，对疫苗的安全性、有效性和质量可控性负责。

从事疫苗研制、生产、流通和预防接种活动的单位和个人，应当遵守法律、法规、规章、标准和规范，保证全过程信息真实、准确、完整和可追溯，依法承担责任，接受社会监督。

第六条　国家实行免疫规划制度。

居住在中国境内的居民，依法享有接种免疫规划疫苗的权利，履行接种免疫规划疫苗的义务。政府免费向居民提供免疫规划疫苗。

县级以上人民政府及其有关部门应当保障适龄儿童接种免疫规划疫苗。监护人应当依法保证适龄儿童按时接种免疫规划疫苗。

第七条　县级以上人民政府应当将疫苗安全工作和预防接种工作纳入本级国民经济和社会发展规划，加强疫苗监督管理能力建设，建立健全疫苗监督管理工作机制。

县级以上地方人民政府对本行政区域疫苗监督管理工作负责，统一领导、组织、协调本行政区域疫苗监督管理工作。

第八条　国务院药品监督管理部门负责全国疫苗监督管理工作。国务院卫生健康主管部门负责全国预防接种监督管理工作。国务院其他有关部门在各自职责范围内负责与疫苗有关的监督管理工作。

省、自治区、直辖市人民政府药品监督管理部门负责本行政区域疫苗监督管理工作。设区的市级、县级人民政府承担药品监督管理职责的部门（以下称药品监督管理部门）负责本行政区域疫苗监督管理工作。县级以上地方人民政府卫生健康主管部门负责本行政区域预防接种监督管理工作。县级以上地方人民政府其他有关部门在各自职责范围内负责与疫苗有关的监督管理工作。

第九条　国务院和省、自治区、直辖市人民政府建立部门协调机制，统筹协调疫苗监督管理有关工作，定期分析疫苗安全形势，加强疫苗监督管理，保障疫苗供应。

第十条　国家实行疫苗全程电子追溯制度。

国务院药品监督管理部门会同国务院卫生健康主管部门制定统一的疫苗追溯标准和规范，建立全国疫苗电子追溯协同平台，整合疫苗生产、流通和预防接种全过程追溯信息，实现疫苗可追溯。

疫苗上市许可持有人应当建立疫苗电子追溯系统，与全国疫苗电子追溯协同平台相衔接，实现生产、流通和预防接种全过程最小包装单位疫苗可追溯、可核查。

疾病预防控制机构、接种单位应当依法如实记录疫苗流通、预防接种等情况，并按照规定向全国疫苗电子追溯协同平台提供追溯信息。

第十一条　疫苗研制、生产、检验等过程中应当建立健全生物安全管理制度，严格控制生物安全风险，加强菌毒株等病原微生物的生物安全管理，保护操作人员和公众的健康，保证菌毒株等病原微生物用途合法、正当。

疫苗研制、生产、检验等使用的菌毒株和细胞株，应当明确历史、生物学特征、代次，建立详细档案，保证来源合法、清晰、可追溯；来源不明的，不得使用。

第十二条　各级人民政府及其有关部门、疾病预防控制机构、接种单位、疫苗上市许可持有人和疫苗行业协会等应当通过全国儿童预防接种日等活动定期开展疫苗安全法律、法规以及预防接种知识等的宣传教育、普及工作。

新闻媒体应当开展疫苗安全法律、法规以及预防接种知识等的公益宣传，并对疫苗违法行为进行舆论监督。有关疫苗的宣传报道应当全面、科学、客观、公正。

第十三条　疫苗行业协会应当加强行业自律，建立健全行业规范，推动行业诚信体系建设，引导和督促会员依法开展生产经营等活动。

第二章　疫苗研制和注册

第十四条　国家根据疾病流行情况、人群免疫状况等因素，制定相关研制规划，安排必要资金，支持多联多价等新型疫苗的研制。

国家组织疫苗上市许可持有人、科研单位、医疗卫生机构联合攻关，研制疾病预防、控制急需的疫苗。

第十五条　国家鼓励疫苗上市许可持有人加大研制和创新资金投入，优化生产工艺，提升质量控制水平，推动疫苗技术进步。

第十六条　开展疫苗临床试验，应当经国务院药品监督管理部门依法批准。

疫苗临床试验应当由符合国务院药品监督管理部门和国务院卫生健康主管部门规定条件的三级医疗机构或者省级以上疾病预防控制机构实施或者组织实施。

国家鼓励符合条件的医疗机构、疾病预防控制机构等依法开展疫苗临床试验。

第十七条　疫苗临床试验申办者应当制定临床试验方案，建立临床试验安全监测与评价制度，审慎选择受试者，合理设置受试者群体和年龄组，并根据风险程度采取有效措施，保护受试者合法权益。

第十八条　开展疫苗临床试验，应当取得受试者的书面知情同意；受试者为无民事行为能力人的，应当取得其监护人的书面知情同意；受试者为限制民事行为能力人的，应当取得本人及其监护人的书面知情同意。

第十九条　在中国境内上市的疫苗应当经国务院药品监督管理部门批准，取得药品注册证书；申请疫苗注册，应当提供真实、充分、可靠的数据、资料和样品。

对疾病预防、控制急需的疫苗和创新疫苗，国务院药品监督管理部门应当予以优先审评审批。

第二十条　应对重大突发公共卫生事件急需的疫苗或者国务院卫生健康主管部门认定急需的其他疫苗，经评估获益大于风险的，国务院药品监督管理部门可以附条件批准疫苗注册申请。

出现特别重大突发公共卫生事件或者其他严重威胁公众健康的紧急事件，国务院卫生健康主管部门根据传染病预防、控制需要提出紧急使用疫苗的建议，经国务院药品监督管理部门组织论证同意后可以在一定范围和期限内紧急使用。

第二十一条　国务院药品监督管理部门在批准疫苗注册申请时，对疫苗的生产工艺、质量控制标准和说明书、标签予以核准。

国务院药品监督管理部门应当在其网站上及时公布疫苗说明书、标签内容。

第三章　疫苗生产和批签发

第二十二条　国家对疫苗生产实行严格准入制度。

从事疫苗生产活动，应当经省级以上人民政府药品监督管理部门批准，取得药品生产许可证。

从事疫苗生产活动，除符合《中华人民共和国药品管理法》规定的从事药品生产活动的条件外，还应当具备下列条件：

（一）具备适度规模和足够的产能储备；

（二）具有保证生物安全的制度和设施、设备；

（三）符合疾病预防、控制需要。

疫苗上市许可持有人应当具备疫苗生产能力；超出疫苗生产能力确需委托生产的，应当经国务院药品监督管理部门批准。接受委托生产的，应当遵守本法规定和国家有关规定，保证疫苗质量。

第二十三条　疫苗上市许可持有人的法定代表人、主要负责人应当具有良好的信用记录，生产管理负责人、质量管理负责人、质量受权人等关键岗位人员应当具有相关专业背景和从业经历。

疫苗上市许可持有人应当加强对前款规定人员的培训和考核，及时将其任职和变更情况向省、自治区、直辖市人民政府药品监督管理部门报告。

第二十四条　疫苗应当按照经核准的生产工艺和质量控制标准进行生产和检验，生产全过程应当符合药品生产质量管理规范的要求。

疫苗上市许可持有人应当按照规定对疫苗生产全过程和疫苗质量进行审核、检验。

第二十五条　疫苗上市许可持有人应当建立完整的生产质量管理体系，持续加强偏差管理，采用信息化手段如实记录生产、检验过程中形成的所有数据，确保生产全过程持续符合法定要求。

第二十六条　国家实行疫苗批签发制度。

每批疫苗销售前或者进口时，应当经国务院药品监督管理部门指定的批签发机构按照相关技术要求进行审核、检验。符合要求的，发给批签发证明；不符合要求的，发给不予批签发通知书。

不予批签发的疫苗不得销售，并应当由省、自治区、直辖市人民政府药品监督管理部门监督销毁；不予批签发的进口疫苗应当由口岸所在地药品监督管理部门监督销毁或者依法进行其他处理。

国务院药品监督管理部门、批签发机构应当及时公布上市疫苗批签发结果，供公众查询。

第二十七条　申请疫苗批签发应当按照规定向批签发机构提供批生产及检验记录摘要等资料和同批号产品等样品。进口疫苗还应当提供原产地证明、批签发证明；在原产地免予批签发的，应当提供免予批签发证明。

第二十八条　预防、控制传染病疫情或者应对突发事件急需的疫苗，经国务院药品监督管理部门批准，免予批签发。

第二十九条　疫苗批签发应当逐批进行资料审核和抽样检验。疫苗批签发检验项目和检验频次应当根据疫苗质量风险评估情况进行动态调整。

对疫苗批签发申请资料或者样品的真实性有疑问，或者存在其他需要进一步核实的情况的，批签发机构应当予以核实，必要时应当采用现场抽样检验等方式组织开展现场核实。

第三十条　批签发机构在批签发过程中发现疫苗存在重大质量风险的，应当及时向国务院药品监督管理部门和省、自治区、直辖市人民政府药品监督管理部门报告。

接到报告的部门应当立即对疫苗上市许可持有人进行现场检查，根据检查结果通知批签发机构对疫苗上市许可持有人的相关产品或者所有产品不予批签发或者暂停批签发，并责令疫苗上市许可持有人整改。疫苗上市许可持有人应当立即整改，并及时将整改情况向责令其整改的部门报告。

第三十一条　对生产工艺偏差、质量差异、生产过程中的故障和事故以及采取的措施，疫苗上市许可持有人应当如实记录，并在相应批产品申请批签发的文件中载明；可能影响疫苗质量的，疫苗上市许可持有人应当立即采取措施，并向省、自治区、直辖市人民政府药品监督管理部门报告。

第四章　疫苗流通

第三十二条　国家免疫规划疫苗由国务院卫生健康主管部门会同国务院财政部门等组织集中招标或者统一谈判，形成并公布中标价格或者成交价格，各省、自治区、直辖市实行统一采购。

国家免疫规划疫苗以外的其他免疫规划疫苗、非免疫规划疫苗由各省、自治区、直辖市通过省级公共资源交易平台组织采购。

第三十三条　疫苗的价格由疫苗上市许可持有人依法自主合理制定。疫苗的价格水平、差价率、利润率应当保持在合理幅度。

第三十四条　省级疾病预防控制机构应当根据国家免疫规划和本行政区域疾病预防、控制需要，制定本行政区域免疫规划疫苗使用计划，并按照国家有关规定向组织采购疫苗的部门报告，同时报省、自治区、直辖市人民政府卫生健康主管部门备案。

第三十五条　疫苗上市许可持有人应当按照采购合同约定，向疾病预防控制机构供应疫苗。

疾病预防控制机构应当按照规定向接种单位供应疫苗。

疾病预防控制机构以外的单位和个人不得向接种单位供应疫苗，接种单位不得接收该疫苗。

第三十六条　疫苗上市许可持有人应当按照采购合同约定，向疾病预防控制机构或者疾病预防控制机构指定的接种单位配送疫苗。

疫苗上市许可持有人、疾病预防控制机构自行配送疫苗应当具备疫苗冷链储存、运输条件，也可以委托符合条件的疫苗配送单位配送疫苗。

疾病预防控制机构配送非免疫规划疫苗可以收取储存、运输费用，具体办法由国务院财政部门会同国务院价格主管部门制定，收费标准由省、自治区、直辖市人民政府价格主管部门会同财政部门制定。

第三十七条　疾病预防控制机构、接种单位、疫苗上市许可持有人、疫苗配送单位应当遵守疫苗储存、运输管理规范，保证疫苗质量。

疫苗在储存、运输全过程中应当处于规定的温度环境，冷链储存、运输应当符合要求，并定时监测、记录温度。

疫苗储存、运输管理规范由国务院药品监督管理部门、国务院卫生健康主管部门共同制定。

第三十八条　疫苗上市许可持有人在销售疫苗时，应当提供加盖其印章的批签发证明复印件或者电子文件；销售进口疫苗的，还应当提供加盖其印章的进口药品通关单复印件或者电子文件。

疾病预防控制机构、接种单位在接收或者购进疫苗时，应当索取前款规定的证明文件，并保存至疫苗有效期满后不少于五年备查。

第三十九条　疫苗上市许可持有人应当按照规定，建立真实、准确、完整的销售记录，并保存至疫苗有效期满后不少于五年备查。

疾病预防控制机构、接种单位、疫苗配送单位应当按照规定，建立真实、准确、完整的接收、购进、储存、配送、供应记录，并保存至疫苗有效期满后不少于五年备查。

疾病预防控制机构、接种单位接收或者购进疫苗时，应当索取本次运输、储存全过程温度监测记录，并保存至疫苗有效期满后不少于五年备查；对不能提供本次运输、储存全过程温度监测记录或者温度控制不符合要求的，不得接收或者购进，并应当立即向县级以上地方人民政府药品监督管理部门、卫生健康主管部门报告。

第四十条　疾病预防控制机构、接种单位应当建立疫苗定期检查制度，对存在包装无法识别、储存温度不符合要求、超过有效期等问题的疫苗，采取隔离存放、设置警示标志等措施，并按照国务院药品监督管理部门、卫生健康主管部门、生态环境主管部门的规定处置。疾病预防控制机构、接种单位应当如实记录处置情况，处置记录应当保存至疫苗有效期满后不少于五年备查。

第五章　预防接种

第四十一条　国务院卫生健康主管部门制定国家免疫规划；国家免疫规划疫苗种类由国务院卫生健康主管部门会同国务院财政部门拟订，报国务院批准后公布。

国务院卫生健康主管部门建立国家免疫规划专家咨询委员会，并会同国务院财政部门建立国家免疫规划疫苗种类动态调整机制。

省、自治区、直辖市人民政府在执行国家免疫规划时，可以根据本行政区域疾病预防、控制需要，增加免疫规划疫苗种类，报国务院卫生健康主管部门备案并公布。

第四十二条　国务院卫生健康主管部门应当制定、公布预防接种工作规范，强化预防接种规范化管理。

国务院卫生健康主管部门应当制定、公布国家免疫规划疫苗的免疫程序和非免疫规划疫苗的使用指导原则。

省、自治区、直辖市人民政府卫生健康主管部门应当结合本行政区域实际情况制定接种方案，并报国务院卫生健康主管部门备案。

第四十三条　各级疾病预防控制机构应当按照各自职责，开展与预防接种相关的宣传、培训、技术指导、监测、评价、流行病学调查、应急处置等工作。

第四十四条　接种单位应当具备下列条件：

（一）取得医疗机构执业许可证；

（二）具有经过县级人民政府卫生健康主管部门组织的预防接种专业培训并考核合格的医师、护士或者乡村医生；

（三）具有符合疫苗储存、运输管理规范的冷藏设施、设备和冷藏保管制度。

县级以上地方人民政府卫生健康主管部门指定符合条件的医疗机构承担责任区域内免疫规划疫苗接种工作。符合条件的医疗机构可以承担非免疫规划疫苗接种工作，并应当报颁发其医疗机构执业许可证的卫生健康主管部门备案。

接种单位应当加强内部管理，开展预防接种工作应当遵守预防接种工作规范、免疫程序、疫苗使用指导原则和接种方案。

各级疾病预防控制机构应当加强对接种单位预防接种工作的技术指导和疫苗使用的管理。

第四十五条　医疗卫生人员实施接种，应当告知受种者或者其监护人所接种疫苗的品种、作用、禁忌、不良反应以及现场留观等注意事项，询问受种者的健康状况以及是否有接种禁忌等情况，并如实记录告知和询问情况。受种者或者其监护人应当如实提供受种者的健康状况和接种禁忌等情况。有接种禁忌不能接种的，医疗卫生人员应当向受种者或者其监护人提出医学建议，并如实记录提出医学建议情况。

医疗卫生人员在实施接种前，应当按照预防接种工作规范的要求，检查受种者健康状况、核查接种禁忌，查对预防接种证，检查疫苗、注射器的外观、批号、有效期，核对受种者的姓名、年龄和疫苗的品名、规格、剂量、接种部位、接种途径，做到受种者、预防接种证和疫苗信息相一致，确认无误后方可实施接种。

医疗卫生人员应当对符合接种条件的受种者实施接种。受种者在现场留观期间出现不良反应的，医疗卫生人员应当按照预防接种工作规范的要求，及时采取救治等措施。

第四十六条　医疗卫生人员应当按照国务院卫生健康主管部门的规定，真实、准确、完整记录疫苗的品种、上市许可持有人、最小包装单位的识别信息、有效期、接种时间、实施接种的医疗卫生人员、受种者等接种信息，确保接种信息可追溯、可查询。接种记录应当保存至疫苗有效期满后不少于五年备查。

第四十七条　国家对儿童实行预防接种证制度。在儿童出生后一个月内，其监护人应当到儿童居住地承担预防接种工作的接种单位或者出生医院为其办理预防接种证。接种单位或者出生医院不得拒绝办理。监护人应当妥善保管预防接种证。

预防接种实行居住地管理，儿童离开原居住地期间，由现居住地承担预防接种工作的接种单位负责对其实施接种。

预防接种证的格式由国务院卫生健康主管部门规定。

第四十八条　儿童入托、入学时，托幼机构、学校应当查验预防接种证，发现未按照规定接种免疫规划疫苗的，应当向儿童居住地或者托幼机构、学校所在地承担预防接种工作的接种单位报告，并配合接种单位督促其监护人按照规定补种。疾病预防控制机构应当为托幼机构、学校查验预防接种证等提供技术指导。

儿童入托、入学预防接种证查验办法由国务院卫生健康主管部门会同国务院教育行政部门制定。

第四十九条　接种单位接种免疫规划疫苗不得收取任何费用。

接种单位接种非免疫规划疫苗，除收取疫苗费用外，还可以收取接种服务费。接种服务费的收费标准由省、自治区、直辖市人民政府价格主管部门会同财政部门制定。

第五十条　县级以上地方人民政府卫生健康主管部门根据传染病监测和预警信息，为预防、控制传染病暴发、流行，报经本级人民政府决定，并报省级以上人民政府卫生健康主管部门备案，可以在本行政区域进行群体性预防接种。

需要在全国范围或者跨省、自治区、直辖市范围内进行群体性预防接种的，应当由国务院卫生健康主管部门决定。

作出群体性预防接种决定的县级以上地方人民政府或者国务院卫生健康主管部门应当组织有关部门做好人员培训、宣传教育、物资调用等工作。

任何单位和个人不得擅自进行群体性预防接种。

第五十一条　传染病暴发、流行时，县级以上地方人民政府或者其卫生健康主管部门需要采取应急接种措施的，依照法律、行政法规的规定执行。

第六章　异常反应监测和处理

第五十二条　预防接种异常反应，是指合格的疫苗在实施规范接种过程中或者实施规范接种后造成受种者机体组织器官、功能损害，相关各方均无过错的药品不良反应。

下列情形不属于预防接种异常反应：

（一）因疫苗本身特性引起的接种后一般反应；

（二）因疫苗质量问题给受种者造成的损害；

（三）因接种单位违反预防接种工作规范、免疫程序、疫苗使用指导原则、接种方案给受种者造成的损害；

（四）受种者在接种时正处于某种疾病的潜伏期或者前驱期，接种后偶合发病；

（五）受种者有疫苗说明书规定的接种禁忌，在接种前受种者或者其监护人未如实提供受种者的健康状况和接种禁忌等情况，接种后受种者原有疾病急性复发或者病情加重；

（六）因心理因素发生的个体或者群体的心因性反应。

第五十三条　国家加强预防接种异常反应监测。预防接种异常反应监测方案由国务院卫生健康主管部门会同国务院药品监督管理部门制定。

第五十四条　接种单位、医疗机构等发现疑似预防接种异常反应的，应当按照规定向疾病预防控制机构报告。

疫苗上市许可持有人应当设立专门机构，配备专职人员，主动收集、跟踪分析疑似预防接种异常反应，及时采取风险控制措施，将疑似预防接种异常反应向疾病预防控制机构报告，将质量分析报告提交省、自治区、直辖市人民政府药品监督管理部门。

第五十五条 对疑似预防接种异常反应，疾病预防控制机构应当按照规定及时报告，组织调查、诊断，并将调查、诊断结论告知受种者或者其监护人。对调查、诊断结论有争议的，可以根据国务院卫生健康主管部门制定的鉴定办法申请鉴定。

因预防接种导致受种者死亡、严重残疾，或者群体性疑似预防接种异常反应等对社会有重大影响的疑似预防接种异常反应，由设区的市级以上人民政府卫生健康主管部门、药品监督管理部门按照各自职责组织调查、处理。

第五十六条 国家实行预防接种异常反应补偿制度。实施接种过程中或者实施接种后出现受种者死亡、严重残疾、器官组织损伤等损害，属于预防接种异常反应或者不能排除的，应当给予补偿。补偿范围实行目录管理，并根据实际情况进行动态调整。

接种免疫规划疫苗所需的补偿费用，由省、自治区、直辖市人民政府财政部门在预防接种经费中安排；接种非免疫规划疫苗所需的补偿费用，由相关疫苗上市许可持有人承担。国家鼓励通过商业保险等多种形式对预防接种异常反应受种者予以补偿。

预防接种异常反应补偿应当及时、便民、合理。预防接种异常反应补偿范围、标准、程序由国务院规定，省、自治区、直辖市制定具体实施办法。

第七章 疫苗上市后管理

第五十七条 疫苗上市许可持有人应当建立健全疫苗全生命周期质量管理体系，制定并实施疫苗上市后风险管理计划，开展疫苗上市后研究，对疫苗的安全性、有效性和质量可控性进行进一步确证。

对批准疫苗注册申请时提出进一步研究要求的疫苗，疫苗上市许可持有人应当在规定期限内完成研究；逾期未完成研究或者不能证明其获益大于风险的，国务院药品监督管理部门应当依法处理，直至注销该疫苗的药品注册证书。

第五十八条 疫苗上市许可持有人应当对疫苗进行质量跟踪分析，持续提升质量控制标准，改进生产工艺，提高生产工艺稳定性。

生产工艺、生产场地、关键设备等发生变更的，应当进行评估、验证，按照国务院药品监督管理部门有关变更管理的规定备案或者报告；变更可能影响疫苗安全性、有效性和质量可控性的，应当经国务院药品监督管理部门批准。

第五十九条 疫苗上市许可持有人应当根据疫苗上市后研究、预防接种异常反应等情况持续更新说明书、标签，并按照规定申请核准或者备案。

国务院药品监督管理部门应当在其网站上及时公布更新后的疫苗说明书、标签内容。

第六十条 疫苗上市许可持有人应当建立疫苗质量回顾分析和风险报告制度，每年将疫苗生产流通、上市后研究、风险管理等情况按照规定如实向国务院药品监督管理部门报告。

第六十一条 国务院药品监督管理部门可以根据实际情况，责令疫苗上市许可持有人开展上市后评价或者直接组织开展上市后评价。

对预防接种异常反应严重或者其他原因危害人体健康的疫苗，国务院药品监督管理部门应当注销该疫苗的药品注册证书。

第六十二条 国务院药品监督管理部门可以根据疾病预防、控制需要和疫苗行业发展情况，组织对疫苗品种开展上市后评价，发现该疫苗品种的产品设计、生产工艺、安全性、有效性或者质量可控性明显劣于预防、控制同种疾病的其他疫苗品种的，应当注销该品种所有疫苗的药品注册证书并废止相应的国家药品标准。

第八章 保障措施

第六十三条 县级以上人民政府应当将疫苗安全工作、购买免疫规划疫苗和预防接种工作以及信息化建设等所需经费纳入本级政府预算，保证免疫规划制度的实施。

县级人民政府按照国家有关规定对从事预防接种工作的乡村医生和其他基层医疗卫生人员给予补助。

国家根据需要对经济欠发达地区的预防接种工作给予支持。省、自治区、直辖市人民政府和设区的市级人民政府应当对经济欠发达地区的县级人民政府开展与预防接种相关的工作给予必要的经费补助。

第六十四条 省、自治区、直辖市人民政府根据本行政区域传染病流行趋势，在国务院卫生健康主管部门确定的传染病预防、控制项目范围内，确定本行政区域与预防接种相关的项目，并保证项目的实施。

第六十五条 国务院卫生健康主管部门根据各省、自治区、直辖市国家免疫规划疫苗使用计划，向疫苗上市许可持有人提供国家免疫规划疫苗需求信息，疫苗上市许可持有人根据疫苗需求信息合理安排生产。

疫苗存在供应短缺风险时，国务院卫生健康主管部门、国务院药品监督管理部门提出建议，国务院工业和信息化主管部门、国务院财政部门应当采取有效措施，保障疫苗生产、供应。

疫苗上市许可持有人应当依法组织生产，保障疫苗供应；疫苗上市许可持有人停止疫苗生产的，应当及时向国务院药品监督管理部门或者省、自治区、直辖市人民政府药品监督管理部门报告。

第六十六条 国家将疫苗纳入战略物资储备，实行中央和省级两级储备。

国务院工业和信息化主管部门、财政部门会同国务院卫生健康主管部门、公安部门、市场监督管理部门和药品监督管理部门，根据疾病预防、控制和公共卫生应急准备的需要，加强储备疫苗的产能、产品管理，建立动态调整机制。

第六十七条 各级财政安排用于预防接种的经费应当专款专用，任何单位和个人不得挪用、挤占。

有关单位和个人使用预防接种的经费应当依法接受审计机关的审计监督。

第六十八条 国家实行疫苗责任强制保险制度。

疫苗上市许可持有人应当按照规定投保疫苗责任强制保险。因疫苗质量问题造成受种者损害的，保险公司在承保的责任限额内予以赔付。

疫苗责任强制保险制度的具体实施办法，由国务院药品监督管理部门会同国务院卫生健康主管部门、保险监督管理机构等制定。

第六十九条 传染病暴发、流行时，相关疫苗上市许可持有人应当及时生产和供应预防、控制传染病的疫苗。交通运输单位应当优先运输预防、控制传染病的疫苗。县级以上人民政府及其有关部门应当做好组织、协调、保障工作。

第九章 监督管理

第七十条 药品监督管理部门、卫生健康主管部门按照各自职责对疫苗研制、生产、流通和预防接种全过程进行监督管理，监督疫苗上市许可持有人、疾病预防控制机构、接种单位等依法履行义务。

　　药品监督管理部门依法对疫苗研制、生产、储存、运输以及预防接种中的疫苗质量进行监督检查。卫生健康主管部门依法对免疫规划制度的实施、预防接种活动进行监督检查。

　　药品监督管理部门应当加强对疫苗上市许可持有人的现场检查；必要时，可以对为疫苗研制、生产、流通等活动提供产品或者服务的单位和个人进行延伸检查；有关单位和个人应当予以配合，不得拒绝和隐瞒。

　　第七十一条　国家建设中央和省级两级职业化、专业化药品检查员队伍，加强对疫苗的监督检查。

　　省、自治区、直辖市人民政府药品监督管理部门选派检查员入驻疫苗上市许可持有人。检查员负责监督检查药品生产质量管理规范执行情况，收集疫苗质量风险和违法违规线索，向省、自治区、直辖市人民政府药品监督管理部门报告情况并提出建议，对派驻期间的行为负责。

　　第七十二条　疫苗质量管理存在安全隐患，疫苗上市许可持有人等未及时采取措施消除的，药品监督管理部门可以采取责任约谈、限期整改等措施。

　　严重违反药品相关质量管理规范的，药品监督管理部门应当责令暂停疫苗生产、销售、配送，立即整改；整改完成后，经药品监督管理部门检查符合要求的，方可恢复生产、销售、配送。

　　药品监督管理部门应当建立疫苗上市许可持有人及其相关人员信用记录制度，纳入全国信用信息共享平台，按照规定公示其严重失信信息，实施联合惩戒。

　　第七十三条　疫苗存在或者疑似存在质量问题的，疫苗上市许可持有人、疾病预防控制机构、接种单位应当立即停止销售、配送、使用，必要时立即停止生产，按照规定向县级以上人民政府药品监督管理部门、卫生健康主管部门报告。卫生健康主管部门应当立即组织疾病预防控制机构和接种单位采取必要的应急处置措施，同时向上级人民政府卫生健康主管部门报告。药品监督管理部门应当依法采取查封、扣押等措施。对已经销售的疫苗，疫苗上市许可持有人应当及时通知相关疾病预防控制机构、疫苗配送单位、接种单位，按照规定召回，如实记录召回和通知情况，疾病预防控制机构、疫苗配送单位、接种单位应当予以配合。

　　未依照前款规定停止生产、销售、配送、使用或者召回疫苗的，县级以上人民政府药品监督管理部门、卫生健康主管部门应当按照各自职责责令停止生产、销售、配送、使用或者召回疫苗。

　　疫苗上市许可持有人、疾病预防控制机构、接种单位发现存在或者疑似存在质量问题的疫苗，不得瞒报、谎报、缓报、漏报，不得隐匿、伪造、毁灭有关证据。

　　第七十四条　疫苗上市许可持有人应当建立信息公开制度，按照规定在其网站上及时公开疫苗产品信息、说明书和标签、药品相关质量管理规范执行情况、批签发情况、召回情况、接受检查和处罚情况以及投保疫苗责任强制保险情况等信息。

　　第七十五条　国务院药品监督管理部门会同国务院卫生健康主管部门等建立疫苗质量、预防接种等信息共享机制。

　　省级以上人民政府药品监督管理部门、卫生健康主管部门等应当按照科学、客观、及时、公开的原则，组织疫苗上市许可持有人、疾病预防控制机构、接种单位、新闻媒体、科研单位等，就疫苗质量和预防接种等信息进行交流沟通。

　　第七十六条　国家实行疫苗安全信息统一公布制度。

　　疫苗安全风险警示信息、重大疫苗安全事故及其调查处理信息和国务院确定需要统一公布的其他疫苗安全信息，由国务院药品监督管理部门会同有关部门公布。全国预防接种异常反应报告情况，由国务院卫生健康主管部门会同国务院药品监督管理部门统一公布。未经授权不得发布上述信息。公布重大疫苗安全信息，应当及时、准确、全面，并按照规定进行科学评估，作出必要的解释说明。

县级以上人民政府药品监督管理部门发现可能误导公众和社会舆论的疫苗安全信息，应当立即会同卫生健康主管部门及其他有关部门、专业机构、相关疫苗上市许可持有人等进行核实、分析，并及时公布结果。

任何单位和个人不得编造、散布虚假疫苗安全信息。

第七十七条　任何单位和个人有权依法了解疫苗信息，对疫苗监督管理工作提出意见、建议。

任何单位和个人有权向卫生健康主管部门、药品监督管理部门等部门举报疫苗违法行为，对卫生健康主管部门、药品监督管理部门等部门及其工作人员未依法履行监督管理职责的情况有权向本级或者上级人民政府及其有关部门、监察机关举报。有关部门、机关应当及时核实、处理；对查证属实的举报，按照规定给予举报人奖励；举报人举报所在单位严重违法行为，查证属实的，给予重奖。

第七十八条　县级以上人民政府应当制定疫苗安全事件应急预案，对疫苗安全事件分级、处置组织指挥体系与职责、预防预警机制、处置程序、应急保障措施等作出规定。

疫苗上市许可持有人应当制定疫苗安全事件处置方案，定期检查各项防范措施的落实情况，及时消除安全隐患。

发生疫苗安全事件，疫苗上市许可持有人应当立即向国务院药品监督管理部门或者省、自治区、直辖市人民政府药品监督管理部门报告；疾病预防控制机构、接种单位、医疗机构应当立即向县级以上人民政府卫生健康主管部门、药品监督管理部门报告。药品监督管理部门应当会同卫生健康主管部门按照应急预案的规定，成立疫苗安全事件处置指挥机构，开展医疗救治、风险控制、调查处理、信息发布、解释说明等工作，做好补种等善后处置工作。因质量问题造成的疫苗安全事件的补种费用由疫苗上市许可持有人承担。

有关单位和个人不得瞒报、谎报、缓报、漏报疫苗安全事件，不得隐匿、伪造、毁灭有关证据。

第十章　法律责任

第七十九条　违反本法规定，构成犯罪的，依法从重追究刑事责任。

第八十条　生产、销售的疫苗属于假药的，由省级以上人民政府药品监督管理部门没收违法所得和违法生产、销售的疫苗以及专门用于违法生产疫苗的原料、辅料、包装材料、设备等物品，责令停产停业整顿，吊销药品注册证书，直至吊销药品生产许可证等，并处违法生产、销售疫苗货值金额十五倍以上五十倍以下的罚款，货值金额不足五十万元的，按五十万元计算。

生产、销售的疫苗属于劣药的，由省级以上人民政府药品监督管理部门没收违法所得和违法生产、销售的疫苗以及专门用于违法生产疫苗的原料、辅料、包装材料、设备等物品，责令停产停业整顿，并处违法生产、销售疫苗货值金额十倍以上三十倍以下的罚款，货值金额不足五十万元的，按五十万元计算；情节严重的，吊销药品注册证书，直至吊销药品生产许可证等。

生产、销售的疫苗属于假药，或者生产、销售的疫苗属于劣药且情节严重的，由省级以上人民政府药品监督管理部门对法定代表人、主要负责人、直接负责的主管人员和关键岗位人员以及其他责任人员，没收违法行为发生期间自本单位所获收入，并处所获收入一倍以上十倍以下的罚款，终身禁止从事药品生产经营活动，由公安机关处五日以上十五日以下拘留。

第八十一条　有下列情形之一的，由省级以上人民政府药品监督管理部门没收违法所得和违法生产、销售的疫苗以及专门用于违法生产疫苗的原料、辅料、包装材料、设备等物品，责令停产停业整顿，并处违法生产、销售疫苗货值金额十五倍以上五十倍以下的罚款，货值金额不足五十万元的，按五十万元计算；情节严重的，吊销药品相关批准证明文件，直至吊销药品生产许可证等，对法定代表人、主要负责人、直接负责的主管人员和关键岗位人员以及其他责任人员，没收违法行为发生期间自本单位所获收入，并处所获收入百分之五十以上十倍以下的罚款，十年内直至终身禁止从事药品生产经营活动，由公安机关处五日以上十五日以下拘留：

（一）申请疫苗临床试验、注册、批签发提供虚假数据、资料、样品或者有其他欺骗行为；

（二）编造生产、检验记录或者更改产品批号；

（三）疾病预防控制机构以外的单位或者个人向接种单位供应疫苗；

（四）委托生产疫苗未经批准；

（五）生产工艺、生产场地、关键设备等发生变更按照规定应当经批准而未经批准；

（六）更新疫苗说明书、标签按照规定应当经核准而未经核准。

第八十二条　除本法另有规定的情形外，疫苗上市许可持有人或者其他单位违反药品相关质量管理规范的，由县级以上人民政府药品监督管理部门责令改正，给予警告；拒不改正的，处二十万元以上五十万元以下的罚款；情节严重的，处五十万元以上三百万元以下的罚款，责令停产停业整顿，直至吊销药品相关批准证明文件、药品生产许可证等，对法定代表人、主要负责人、直接负责的主管人员和关键岗位人员以及其他责任人员，没收违法行为发生期间自本单位所获收入，并处所获收入百分之五十以上五倍以下的罚款，十年内直至终身禁止从事药品生产经营活动。

第八十三条　违反本法规定，疫苗上市许可持有人有下列情形之一的，由省级以上人民政府药品监督管理部门责令改正，给予警告；拒不改正的，处二十万元以上五十万元以下的罚款；情节严重的，责令停产停业整顿，并处五十万元以上二百万元以下的罚款：

（一）未按照规定建立疫苗电子追溯系统；

（二）法定代表人、主要负责人和生产管理负责人、质量管理负责人、质量受权人等关键岗位人员不符合规定条件或者未按照规定对其进行培训、考核；

（三）未按照规定报告或者备案；

（四）未按照规定开展上市后研究，或者未按照规定设立机构、配备人员主动收集、跟踪分析疑似预防接种异常反应；

（五）未按照规定投保疫苗责任强制保险；

（六）未按照规定建立信息公开制度。

第八十四条　违反本法规定，批签发机构有下列情形之一的，由国务院药品监督管理部门责令改正，给予警告，对主要负责人、直接负责的主管人员和其他直接责任人员依法给予警告直至降级处分：

（一）未按照规定进行审核和检验；

（二）未及时公布上市疫苗批签发结果；

（三）未按照规定进行核实；

（四）发现疫苗存在重大质量风险未按照规定报告。

违反本法规定，批签发机构未按照规定发给批签发证明或者不予批签发通知书的，由国务院药品监督管理部门责令改正，给予警告，对主要负责人、直接负责的主管人员和其他直接责任人员依法给予降级或者撤职处分；情节严重的，对主要负责人、直接负责的主管人员和其他直接责任人员依法给予开除处分。

第八十五条　疾病预防控制机构、接种单位、疫苗上市许可持有人、疫苗配送单位违反疫苗储存、运输管理规范有关冷链储存、运输要求的，由县级以上人民政府药品监督管理部门责令改正，给予警告，对违法储存、运输的疫苗予以销毁，没收违法所得；拒不改正的，对接种单位、疫苗上市许可持有人、疫苗配送单位处二十万元以上一百万元以下的罚款；情节严重的，对接种单位、疫苗上市许可持有人、疫苗配送单位处违法储存、运输疫苗货值金额十倍以上三十倍以下的罚款，货值金额不足十万元的，按十万元计算，责令疫苗上市许可持有人、疫苗配送单位停产停业整顿，直至吊销药品相关批准证明文件、药品生产许可证等，对疫苗上市许可持有人、疫苗配送单位的法定代表人、主要负责人、直接负责的主管人员和关键岗位人员以及其他责任人员依照本法第八十二条规定给予处罚。

疾病预防控制机构、接种单位有前款规定违法行为的，由县级以上人民政府卫生健康主管部门对主要负责人、直接负责的主管人员和其他直接责任人员依法给予警告直至撤职处分，责令负有责任的医疗卫生人员暂停一年以上十八个月以下执业活动；造成严重后果的，对主要负责人、直接负责的主管人员和其他直接责任人员依法给予开除处分，并可以吊销接种单位的接种资格，由原发证部门吊销负有责任的医疗卫生人员的执业证书。

第八十六条　疾病预防控制机构、接种单位、疫苗上市许可持有人、疫苗配送单位有本法第八十五条规定以外的违反疫苗储存、运输管理规范行为的，由县级以上人民政府药品监督管理部门责令改正，给予警告，没收违法所得；拒不改正的，对接种单位、疫苗上市许可持有人、疫苗配送单位处十万元以上三十万元以下的罚款；情节严重的，对接种单位、疫苗上市许可持有人、疫苗配送单位处违法储存、运输疫苗货值金额三倍以上十倍以下的罚款，货值金额不足十万元的，按十万元计算。

疾病预防控制机构、接种单位有前款规定违法行为的，县级以上人民政府卫生健康主管部门可以对主要负责人、直接负责的主管人员和其他直接责任人员依法给予警告直至撤职处分，责令负有责任的医疗卫生人员暂停六个月以上一年以下执业活动；造成严重后果的，对主要负责人、直接负责的主管人员和其他直接责任人员依法给予开除处分，由原发证部门吊销负有责任的医疗卫生人员的执业证书。

第八十七条　违反本法规定，疾病预防控制机构、接种单位有下列情形之一的，由县级以上人民政府卫生健康主管部门责令改正，给予警告，没收违法所得；情节严重的，对主要负责人、直接负责的主管人员和其他直接责任人员依法给予警告直至撤职处分，责令负有责任的医疗卫生人员暂停一年以上十八个月以下执业活动；造成严重后果的，对主要负责人、直接负责的主管人员和其他直接责任人员依法给予开除处分，由原发证部门吊销负有责任的医疗卫生人员的执业证书：

（一）未按照规定供应、接收、采购疫苗；

（二）接种疫苗未遵守预防接种工作规范、免疫程序、疫苗使用指导原则、接种方案；

（三）擅自进行群体性预防接种。

第八十八条　违反本法规定，疾病预防控制机构、接种单位有下列情形之一的，由县级以上人民政府卫生健康主管部门责令改正，给予警告；情节严重的，对主要负责人、直接负责的主管人员和其他直接责任人员依法给予警告直至撤职处分，责令负有责任的医疗卫生人员暂停六个月以上一年以下执业活动；造成严重后果的，对主要负责人、直接负责的主管人员和其他直接责任人员依法给予开除处分，由原发证部门吊销负有责任的医疗卫生人员的执业证书：

（一）未按照规定提供追溯信息；

（二）接收或者购进疫苗时未按照规定索取并保存相关证明文件、温度监测记录；

（三）未按照规定建立并保存疫苗接收、购进、储存、配送、供应、接种、处置记录；

（四）未按照规定告知、询问受种者或者其监护人有关情况。

第八十九条　疾病预防控制机构、接种单位、医疗机构未按照规定报告疑似预防接种异常反应、疫苗安全事件等，或者未按照规定对疑似预防接种异常反应组织调查、诊断等的，由县级以上人民政府卫生健康主管部门责令改正，给予警告；情节严重的，对接种单位、医疗机构处五万元以上五十万元以下的罚款，对疾病预防控制机构、接种单位、医疗机构的主要负责人、直接负责的主管人员和其他直接责任人员依法给予警告直至撤职处分；造成严重后果的，对主要负责人、直接负责的主管人员和其他直接责任人员依法给予开除处分，由原发证部门吊销负有责任的医疗卫生人员的执业证书。

第九十条　疾病预防控制机构、接种单位违反本法规定收取费用的，由县级以上人民政府卫生健康主管部门监督其将违法收取的费用退还给原缴费的单位或者个人，并由县级以上人民政府市场监督管理部门依法给予处罚。

第九十一条　违反本法规定，未经县级以上地方人民政府卫生健康主管部门指定擅自从事免疫规划疫苗接种工作、从事非免疫规划疫苗接种工作不符合条件或者未备案的，由县级以上人民政府卫生健康主管部门责令改正，给予警告，没收违法所得和违法持有的疫苗，责令停业整顿，并处十万元以上一百万元以下的罚款，对主要负责人、直接负责的主管人员和其他直接责任人员依法给予处分。

违反本法规定，疾病预防控制机构、接种单位以外的单位或者个人擅自进行群体性预防接种的，由县级以上人民政府卫生健康主管部门责令改正，没收违法所得和违法持有的疫苗，并处违法持有的疫苗货值金额十倍以上三十倍以下的罚款，货值金额不足五万元的，按五万元计算。

第九十二条　监护人未依法保证适龄儿童按时接种免疫规划疫苗的，由县级人民政府卫生健康主管部门批评教育，责令改正。

托幼机构、学校在儿童入托、入学时未按照规定查验预防接种证，或者发现未按照规定接种的儿童后未向接种单位报告的，由县级以上地方人民政府教育行政部门责令改正，给予警告，对主要负责人、直接负责的主管人员和其他直接责任人员依法给予处分。

第九十三条　编造、散布虚假疫苗安全信息，或者在接种单位寻衅滋事，构成违反治安管理行为的，由公安机关依法给予治安管理处罚。

报纸、期刊、广播、电视、互联网站等传播媒介编造、散布虚假疫苗安全信息的，由有关部门依法给予处罚，对主要负责人、直接负责的主管人员和其他直接责任人员依法给予处分。

第九十四条　县级以上地方人民政府在疫苗监督管理工作中有下列情形之一的，对直接负责的主管人员和其他直接责任人员依法给予降级或者撤职处分；情节严重的，依法给予开除处分；造成严重后果的，其主要负责人应当引咎辞职：

（一）履行职责不力，造成严重不良影响或者重大损失；

（二）瞒报、谎报、缓报、漏报疫苗安全事件；

（三）干扰、阻碍对疫苗违法行为或者疫苗安全事件的调查；

（四）本行政区域发生特别重大疫苗安全事故，或者连续发生重大疫苗安全事故。

第九十五条　药品监督管理部门、卫生健康主管部门等部门在疫苗监督管理工作中有下列情形之一的，对直接负责的主管人员和其他直接责任人员依法给予降级或者撤职处分；情节严重的，依法给予开除处分；造成严重后果的，其主要负责人应当引咎辞职：

（一）未履行监督检查职责，或者发现违法行为不及时查处；

（二）擅自进行群体性预防接种；

（三）瞒报、谎报、缓报、漏报疫苗安全事件；

（四）干扰、阻碍对疫苗违法行为或者疫苗安全事件的调查；

（五）泄露举报人的信息；

（六）接到疑似预防接种异常反应相关报告，未按照规定组织调查、处理；

（七）其他未履行疫苗监督管理职责的行为，造成严重不良影响或者重大损失。

第九十六条　因疫苗质量问题造成受种者损害的，疫苗上市许可持有人应当依法承担赔偿责任。

疾病预防控制机构、接种单位因违反预防接种工作规范、免疫程序、疫苗使用指导原则、接种方案，造成受种者损害的，应当依法承担赔偿责任。

第十一章　附　则

第九十七条　本法下列用语的含义是：

免疫规划疫苗，是指居民应当按照政府的规定接种的疫苗，包括国家免疫规划确定的疫苗，省、自治区、直辖市人民政府在执行国家免疫规划时增加的疫苗，以及县级以上人民政府或者其卫生健康主管部门组织的应急接种或者群体性预防接种所使用的疫苗。

非免疫规划疫苗，是指由居民自愿接种的其他疫苗。

疫苗上市许可持有人，是指依法取得疫苗药品注册证书和药品生产许可证的企业。

第九十八条　国家鼓励疫苗生产企业按照国际采购要求生产、出口疫苗。

出口的疫苗应当符合进口国（地区）的标准或者合同要求。

第九十九条　出入境预防接种及所需疫苗的采购，由国境卫生检疫机关商国务院财政部门另行规定。

第一百条　本法自 2019 年 12 月 1 日起施行。

附录三　　中华人民共和国刑法（140-150 条及相关司法解释）

（根据《刑法修正案（十一）》修正）

第三章　破坏社会主义市场经济秩序罪

第一节　生产、销售伪劣商品罪

第一百四十条　【生产、销售伪劣产品罪】生产者、销售者在产品中掺杂、掺假，以假充真，以次充好或者以不合格产品冒充合格产品，销售金额五万元以上不满二十万元的，处二年以下有期徒刑或者拘役，并处或者单处销售金额百分之五十以上二倍以下罚金；销售金额二十万元以上不满五十万元的，处二年以上七年以下有期徒刑，并处销售金额百分之五十以上二倍以下罚金；销售金额五十万元以上不满二百万元的，处七年以上有期徒刑，并处销售金额百分之五十以上二倍以下罚金；销售金额二百万元以上的，处十五年有期徒刑或者无期徒刑，并处销售金额百分之五十以上二倍以下罚金或者没收财产。

第一百四十一条　【生产、销售假药罪】生产、销售假药的，处三年以下有期徒刑或者拘役，并处罚金；对人体健康造成严重危害或者有其他严重情节的，处三年以上十年以下有期徒刑，并处罚金；致人死亡或者有其他特别严重情节的，处十年以上有期徒刑、无期徒刑或者死刑，并处罚金或者没收财产。

药品使用单位的人员明知是假药而提供给他人使用的，依照前款的规定处罚。

第一百四十二条【生产、销售劣药罪】生产、销售劣药，对人体健康造成严重危害的，处三年以上十年以下有期徒刑，并处罚金；后果特别严重的，处十年以上有期徒刑或者无期徒刑，并处罚金或者没收财产。

药品使用单位的人员明知是劣药而提供给他人使用的，依照前款的规定处罚。

第一百四十二条之一违反药品管理法规，有下列情形之一，足以严重危害人体健康的，处三年以下有期徒刑或者拘役，并处或者单处罚金；对人体健康造成严重危害或者有其他严重情节的，处三年以上七年以下有期徒刑，并处罚金：

（一）生产、销售国务院药品监督管理部门禁止使用的药品的；

（二）未取得药品相关批准证明文件生产、进口药品或者明知是上述药品而销售的；

（三）药品申请注册中提供虚假的证明、数据、资料、样品或者采取其他欺骗手段的；

（四）编造生产、检验记录的。

有前款行为，同时又构成本法第一百四十一条、第一百四十二条规定之罪或者其他犯罪的，依照处罚较重的规定定罪处罚。"

第一百四十三条【生产、销售不符合安全标准的食品罪】生产、销售不符合食品安全标准的食品，足以造成严重食物中毒事故或者其他严重食源性疾病的，处三年以下有期徒刑或者拘役，并处罚金；对人体健康造成严重危害或者有其他严重情节的，处三年以上七年以下有期徒刑，并处罚金；后果特别严重的，处七年以上有期徒刑或者无期徒刑，并处罚金或者没收财产。

第一百四十四条【生产、销售有毒、有害食品罪】在生产、销售的食品中掺入有毒、有害的非食品原料的，或者销售明知掺有有毒、有害的非食品原料的食品的，处五年以下有期徒刑，并处罚金；对人体健康造成严重危害或者有其他严重情节的，处五年以上十年以下有期徒刑，并处罚金；致人死亡或者有其他特别严重情节的，依照本法第一百四十一条的规定处罚。

第一百四十五条【生产、销售不符合标准的卫生器材罪】生产不符合保障人体健康的国家标准、行业标准的医疗器械、医用卫生材料，或者销售明知是不符合保障人体健康的国家标准、行业标准的医疗器械、医用卫生材料，足以严重危害人体健康的，处三年以下有期徒刑或者拘役，并处销售金额百分之五十以上二倍以下罚金；对人体健康造成严重危害的，处三年以上十年以下有期徒刑，并处销售金额百分之五十以上二倍以下罚金；后果特别严重的，处十年以上有期徒刑或者无期徒刑，并处销售金额百分之五十以上二倍以下罚金或者没收财产。

第一百四十六条【生产、销售不符合安全标准的产品罪】生产不符合保障人身、财产安全的国家标准、行业标准的电器、压力容器、易燃易爆产品或者其他不符合保障人身、财产安全的国家标准、行业标准的产品，或者销售明知是以上不符合保障人身、财产安全的国家标准、行业标准的产品，造成严重后果的，处五年以下有期徒刑，并处销售金额百分之五十以上二倍以下罚金；后果特别严重的，处五年以上有期徒刑，并处销售金额百分之五十以上二倍以下罚金。

第一百四十七条【生产、销售伪劣农药、兽药、化肥、种子罪】生产假农药、假兽药、假化肥，销售明知是假的或者失去使用效能的农药、兽药、化肥、种子，或者生产者、销售者以不合格的农药、兽药、化肥、种子冒充合格的农药、兽药、化肥、种子，使生产遭受较大损失的，处三年以下有期徒刑或者拘役，并处或者单处销售金额百分之五十以上二倍以下罚金；使生产遭受重大损失的，处三年以上七年以下有期徒刑，并处销售金额百分之五十以上二倍以下罚金；使生产遭受特别重大损失的，处七年以上有期徒刑或者无期徒刑，并处销售金额百分之五十以上二倍以下罚金或者没收财产。

第一百四十八条 【生产、销售不符合卫生标准的化妆品罪】生产不符合卫生标准的化妆品，或者销售明知是不符合卫生标准的化妆品，造成严重后果的，处三年以下有期徒刑或者拘役，并处或者单处销售金额百分之五十以上二倍以下罚金。

第一百四十九条 【对生产、销售伪劣商品行为的法条适用原则】生产、销售本节第一百四十一条至第一百四十八条所列产品，不构成各该条规定的犯罪，但是销售金额在五万元以上的，依照本节第一百四十条的规定定罪处罚。

生产、销售本节第一百四十一条至第一百四十八条所列产品，构成各该条规定的犯罪，同时又构成本节第一百四十条规定之罪的，依照处罚较重的规定定罪处罚。

第一百五十条 【单位犯本节规定之罪的处罚规定】单位犯本节第一百四十条至第一百四十八条规定之罪的，对单位判处罚金，并对其直接负责的主管人员和其他直接责任人员，依照各该条的规定处罚。

附录四 最高人民法院 最高人民检察院关于办理危害药品安全刑事案件适用法律若干问题的解释

（2014年9月22日最高人民法院审判委员会第1626次会议、
2014年3月17日最高人民检察院第十二届检察委员会第18次会议通过）

为依法惩治危害药品安全犯罪，保障人民群众生命健康安全，维护药品市场秩序，根据《中华人民共和国刑法》的规定，现就办理这类刑事案件适用法律的若干问题解释如下：

第一条 生产、销售假药，具有下列情形之一的，应当酌情从重处罚：

（一）生产、销售的假药以孕产妇、婴幼儿、儿童或者危重病人为主要使用对象的；

（二）生产、销售的假药属于麻醉药品、精神药品、医疗用毒性药品、放射性药品、避孕药品、血液制品、疫苗的；

（三）生产、销售的假药属于注射剂药品、急救药品的；

（四）医疗机构、医疗机构工作人员生产、销售假药的；

（五）在自然灾害、事故灾难、公共卫生事件、社会安全事件等突发事件期间，生产、销售用于应对突发事件的假药的；

（六）两年内曾因危害药品安全违法犯罪活动受过行政处罚或者刑事处罚的；

（七）其他应当酌情从重处罚的情形。

第二条 生产、销售假药，具有下列情形之一的，应当认定为刑法第一百四十一条规定的"对人体健康造成严重危害"：

（一）造成轻伤或者重伤的；

（二）造成轻度残疾或者中度残疾的；

（三）造成器官组织损伤导致一般功能障碍或者严重功能障碍的；

（四）其他对人体健康造成严重危害的情形。

第三条 生产、销售假药，具有下列情形之一的，应当认定为刑法第一百四十一条规定的"其他严重情节"：

（一）造成较大突发公共卫生事件的；

（二）生产、销售金额二十万元以上不满五十万元的；

（三）生产、销售金额十万元以上不满二十万元，并具有本解释第一条规定情形之一的；

（四）根据生产、销售的时间、数量、假药种类等，应当认定为情节严重的。

第四条　生产、销售假药，具有下列情形之一的，应当认定为刑法第一百四十一条规定的"其他特别严重情节"：

（一）致人重度残疾的；

（二）造成三人以上重伤、中度残疾或者器官组织损伤导致严重功能障碍的；

（三）造成五人以上轻度残疾或者器官组织损伤导致一般功能障碍的；

（四）造成十人以上轻伤的；

（五）造成重大、特别重大突发公共卫生事件的；

（六）生产、销售金额五十万元以上的；

（七）生产、销售金额二十万元以上不满五十万元，并具有本解释第一条规定情形之一的；

（八）根据生产、销售的时间、数量、假药种类等，应当认定为情节特别严重的。

第五条　生产、销售劣药，具有本解释第二条规定情形之一的，应当认定为刑法第一百四十二条规定的"对人体健康造成严重危害"。

生产、销售劣药，致人死亡，或者具有本解释第四条第一项至第五项规定情形之一的，应当认定为刑法第一百四十二条规定的"后果特别严重"。

生产、销售劣药，具有本解释第一条规定情形之一的，应当酌情从重处罚。

第六条　以生产、销售假药、劣药为目的，实施下列行为之一的，应当认定为刑法第一百四十一条、第一百四十二条规定的"生产"：

（一）合成、精制、提取、储存、加工炮制药品原料的行为；

（二）将药品原料、辅料、包装材料制成成品过程中，进行配料、混合、制剂、储存、包装的行为；

（三）印制包装材料、标签、说明书的行为。

医疗机构、医疗机构工作人员明知是假药、劣药而有偿提供给他人使用，或者为出售而购买、储存的行为，应当认定为刑法第一百四十一条、第一百四十二条规定的"销售"。

第七条　违反国家药品管理法律法规，未取得或者使用伪造、变造的药品经营许可证，非法经营药品，情节严重的，依照刑法第二百二十五条的规定以非法经营罪定罪处罚。

以提供给他人生产、销售药品为目的，违反国家规定，生产、销售不符合药用要求的非药品原料、辅料，情节严重的，依照刑法第二百二十五条的规定以非法经营罪定罪处罚。

实施前两款行为，非法经营数额在十万元以上，或者违法所得数额在五万元以上的，应当认定为刑法第二百二十五条规定的"情节严重"；非法经营数额在五十万元以上，或者违法所得数额在二十五万元以上的，应当认定为刑法第二百二十五条规定的"情节特别严重"。

实施本条第二款行为，同时又构成生产、销售伪劣产品罪、以危险方法危害公共安全罪等犯罪的，依照处罚较重的规定定罪处罚。

第八条　明知他人生产、销售假药、劣药，而有下列情形之一的，以共同犯罪论处：

（一）提供资金、贷款、账号、发票、证明、许可证件的；

（二）提供生产、经营场所、设备或者运输、储存、保管、邮寄、网络销售渠道等便利条件的；

（三）提供生产技术或者原料、辅料、包装材料、标签、说明书的；

（四）提供广告宣传等帮助行为的。

第九条　广告主、广告经营者、广告发布者违反国家规定，利用广告对药品作虚假宣传，情节严重的，依照刑法第二百二十二条的规定以虚假广告罪定罪处罚。

第十条　实施生产、销售假药、劣药犯罪，同时构成生产、销售伪劣产品、侵犯知识产权、非法经营、非法行医、非法采供血等犯罪的，依照处罚较重的规定定罪处罚。

第十一条　对实施本解释规定之犯罪的犯罪分子，应当依照刑法规定的条件，严格缓刑、免予刑事处罚的适用。对于适用缓刑的，应当同时宣告禁止令，禁止犯罪分子在缓刑考验期内从事药品生产、销售及相关活动。

销售少量根据民间传统配方私自加工的药品，或者销售少量未经批准进口的国外、境外药品，没有造成他人伤害后果或者延误诊治，情节显著轻微危害不大的，不认为是犯罪。

第十二条　犯生产、销售假药罪的，一般应当依法判处生产、销售金额二倍以上的罚金。共同犯罪的，对各共同犯罪人合计判处的罚金应当在生产、销售金额的二倍以上。

第十三条　单位犯本解释规定之罪的，对单位判处罚金，并对直接负责的主管人员和其他直接责任人员，依照本解释规定的自然人犯罪的定罪量刑标准处罚。

第十四条　是否属于刑法第一百四十一条、第一百四十二条规定的"假药""劣药"难以确定的，司法机关可以根据地市级以上药品监督管理部门出具的认定意见等相关材料进行认定。必要时，可以委托省级以上药品监督管理部门设置或者确定的药品检验机构进行检验。

第十五条　本解释所称"生产、销售金额"，是指生产、销售假药、劣药所得和可得的全部违法收入。

第十六条　本解释规定的"轻伤""重伤"按照《人体损伤程度鉴定标准》进行鉴定。

本解释规定的"轻度残疾""中度残疾""重度残疾"按照相关伤残等级评定标准进行评定。

第十七条　本解释发布施行后，《最高人民法院、最高人民检察院关于办理生产、销售假药、劣药刑事案件具体应用法律若干问题的解释》（法释〔2009〕9号）同时废止；之前发布的司法解释和规范性文件与本解释不一致的，以本解释为准。